본격 재활의학 만화

우당탕탕 박원장

글 박정욱 그림 최철규

도서출판
나무

우당탕탕 박원장

초판발행 | 2022년 11월 7일

지 은 이 | 박정욱, 최철규
발 행 처 | 도서출판 나무

등   록 | 제2022-000065호
주   소 | 경기도 용인시 기흥구 이현로 29번길
            72-22 122동 401호
홈페이지 | https://treenamu.modoo.at
전자우편 | choicholkyu@naver.com
구입문의 | 010-8206-6891

교정교열 | 신희정
편   집 | 이영이
인   쇄 | 영진문원

책 가격은 뒤표지에 있습니다.
ISBN 979-11-979496-1-6

저자의 허락 없이 이 책을 무단 복제, 전재,
발췌하면 저작권법에 의해 처벌을 받습니다.

예수님이 많은 무리에게 생명의 말씀을 나누었듯이,
도서출판 나무는 많은 무리에게 하늘의 가치를 나눕니다.

본격 재활의학 만화

우당탕탕 박원장

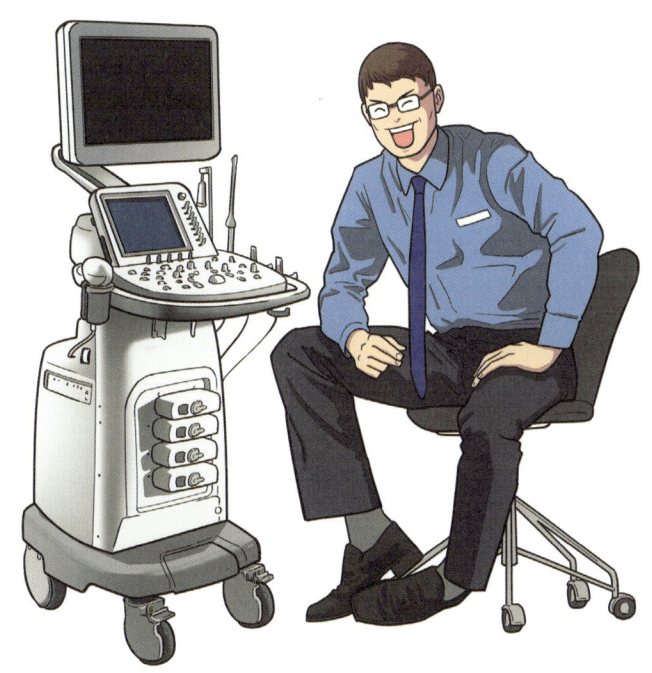

도서출판
나무

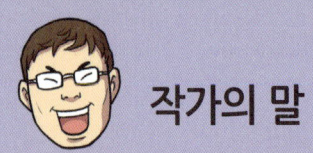
작가의 말

소득이 증가하며 삶의 질과 만족을 추구하는 사람들이 많이 늘었습니다. 더불어 스포츠를 즐기는 사람도 기하급수적으로 증가하고 있습니다. 이로 인해 근골격 손상이 발생하는 수도 증가하고 있습니다.

하지만 의학의 무게 중심은 여전히 뼈손상만을 중심으로 판단하고 생각하는 고식적 의학의 관념에 머물러 있습니다. 실제로는 뼈를 제외한 연부조직 그러니까 인대, 힘줄, 근육, 연골 등의 손상이 훨씬 많으며 이는 의사와 환우 모두에게서 애써 무시되거나 평가절하되고 있는 것이 사실입니다.

이에 재활의학과 전문의 박정욱 원장과 만화가 최철규 작가가 의기투합합니다. 근골격 손상의 이유와 역학을 이야기와 그림으로 쉽게 풀어내어 일반 독자들에게 전하는 의학 만화로 만들어 내기로 합니다. 만화에서는 주짓수 사범인 두 친구와 주변인들의 삶에서 발생하는 문제를 만화 속 박 원장이 해결하고 설명하는 방식을 이용해 이야기를 풀어 갑니다. 만화를 읽으면서 어려운 손상의학의 개념과 해결책을 쉽게 이해하고 접근하도록 돕습니다.

나아가 30화에 이르는 만화 사이사이에 전문적인 의학 정보를 얻을 수 있도록 동영상 강의와 재활운동 큐알 코드 링크를 실어 놓았습니다. 재미와 함께 더 깊은 내용과 안내를 원하는 독자들을 위해 박 원장이 직접 제작한 유튜브 영상을 제공해 보다 전문적인 의학정보에 접근할 수 있도록 기획했습니다.

이미 시장에 수많은 웹툰과 만화가 쏟아지고 있지만, 전문성이 가미된 시나리오라기보다는 단순 허구에 근거하고 극적 전개가 다수인 것이 현재 상황입니다. 이에 우리 두 작가는 기획 의도가 명확한 이 의학만화가 여러 작품 사이에서 더 두드러지며 여러 세대의 사람들에게 실질적이고 교육적인 도움을 제공할 것이라고 깊이 확신합니다.

재활의학과 전문의 **박정욱** 원장

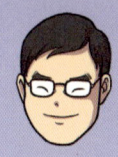

저의 직업은 만화가입니다. 한 자세로 장시간 의자에 앉아서 손과 어깨에 무리가 가도록 그림을 그려 왔습니다. 그러던 어느 날 갑자기 왼쪽 어깨에 극심한 통증이 오기 시작했습니다. 그렇게 시작된 통증이 나중에는 팔을 어깨 위로 올리지도 못하게 되었고 시시때때로 오는 통증으로 불면증에 시달렸습니다.

타인과 살짝 어깨라도 부딪힐라치면 경험해 보지 못한 엄청난 통증이 왔고, 결국에는 그림을 그릴 수 없는 상태가 되었습니다. 이 병의 심각성을 깨닫고 여러 병원을 전전하며 치료를 시작했습니다. 의사의 소견은 오십견 (유착성 관절낭염)이었습니다. 이때부터 잘한다는 한방병원, 정형외과, 재활의학과, 통증의학과 병원을 가 보았지만, 모든 병원의 치료 방법이 x-ray를 찍은 후 일반적인 주사나 물리치료 외에 특별히 다른 치료가 없었습니다. 시간이 갈수록 통증이 더 심해져 종합병원에서 MRI 촬영을 했습니다. 영상을 본 의사는 수술을 권했습니다. 수술 날짜를 잡고 고통에 힘들어하고 있을 때 그나마 멀쩡했던 오른쪽 어깨까지 통증이 오기 시작했습니다. 급기야 양쪽 어깨는 통증으로 눕지도 기대지도 못하는 상황이 되었습니다.

이렇게 통증으로 힘들어할 때, 한 지인으로부터 병원을 소개받았습니다. 탑팀재활의학과 박정욱 원장님이었습니다. 진단은 단순 오십견이 아니라 석회성 힘줄염과 힘줄 파열 소견이었습니다. 초음파로 어깨의 환부를 모니터를 통해 관찰하면서 정확한 부위에 주사치료를 시행해 주었으며, 소염제보다는 재생주사치료를 주로 사용하였습니다. 또 박 원장님께서 보내 준 유튜브 재활운동 동영상을 통해 저는 치료와 재활 운동을 빼놓지 않고 지속했습니다. 어깨에 낀 석회를 초음파로 보면서 주사로 쪼개고 흡입해서 제거하는 '핌스시술'로 어깨가 하루가 다르게 예전 상태로 돌아오고 있음을 경험할 수 있었습니다.

이렇게 제 어깨를 치료해 주신 박정욱 원장님의 시나리오와 저의 그림이 합쳐져 '우당탕탕 박원장'이라는 제목으로 만화책이 출간되었습니다. 무조건 수술만이 길은 아닌 듯합니다. 환자의 상태를 정확히 진단하여 치료와 꾸준한 재활 운동을 한다면 반드시 고통에서 벗어날 수 있습니다. 환자와 의사로 만나 친구가 되어 공동으로 작업한 이 책이 현재 골격계 통증으로 힘들어하시는 분들에게 작은 도움이 되기를 간절히 바랍니다.

만화가 **최철규**

차례

작가의 말
차례
등장 인물

PART 1

1화	발목 불안정성의 이유	12
2화	낫지 않는 척골 손목 통증 (TFCC)	16
3화	복병의 습격, 어깨 석회성 건염	20
4화	도대체, 인대강화치료가 뭐지? (1부)	24
5화	도대체, 인대강화주사가 뭐지? (2부)	29
6화	테니스엘보치료의 잃어버린 퍼즐	34
7화	이상한 허리 통증	39

PART 2

8화	성장통은 없다?	45
9화	젊은 성인들의 무릎 통증	50
10화	무릎연골 손상은 수술?	54
11화	발 안쪽이 너무 아파요.	58
12화	발레리나의 눈물	63
13화	반갑지 않은 손님	68
14화	필라테스 강사의 고통	72
15화	종아리 앞쪽이 아프면	76

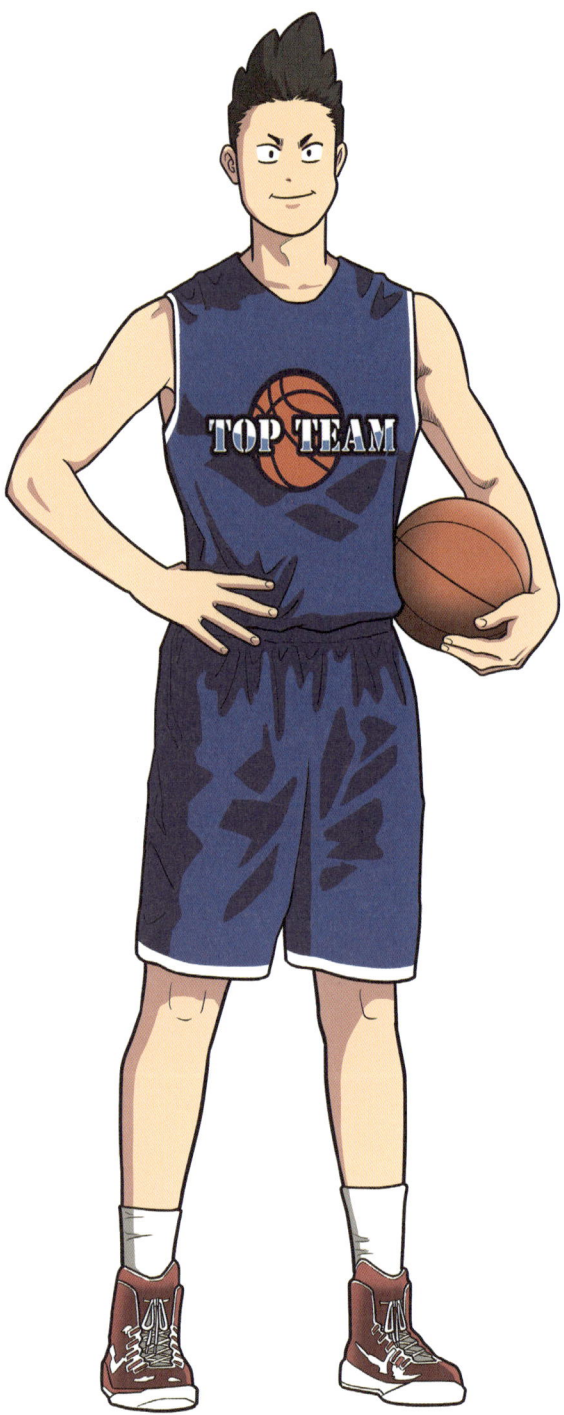

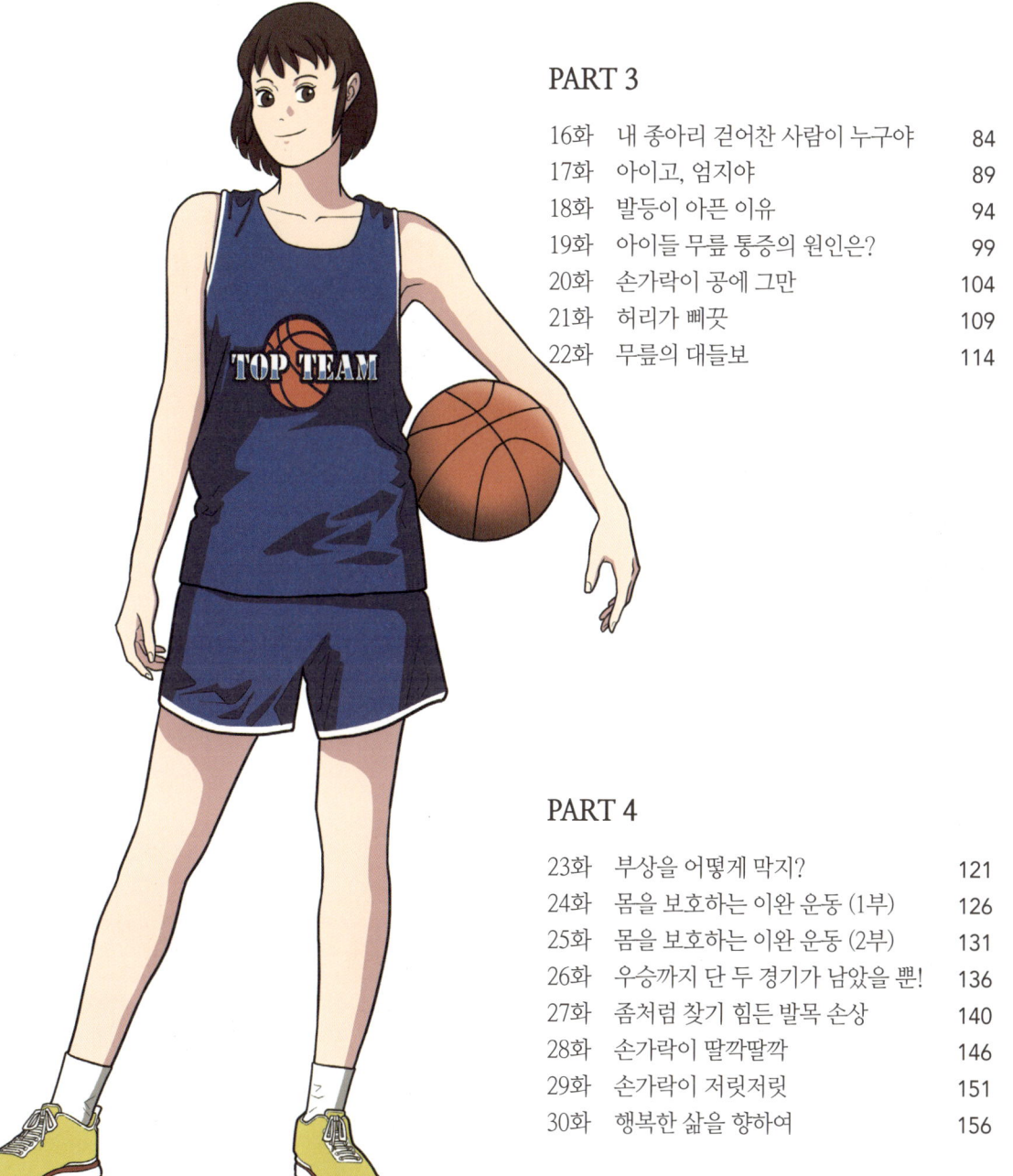

PART 3

16화	내 종아리 걷어찬 사람이 누구야	84
17화	아이고, 엄지야	89
18화	발등이 아픈 이유	94
19화	아이들 무릎 통증의 원인은?	99
20화	손가락이 공에 그만	104
21화	허리가 삐끗	109
22화	무릎의 대들보	114

PART 4

23화	부상을 어떻게 막지?	121
24화	몸을 보호하는 이완 운동 (1부)	126
25화	몸을 보호하는 이완 운동 (2부)	131
26화	우승까지 단 두 경기가 남았을 뿐!	136
27화	좀처럼 찾기 힘든 발목 손상	140
28화	손가락이 딸깍딸깍	146
29화	손가락이 저릿저릿	151
30화	행복한 삶을 향하여	156

등장 인물

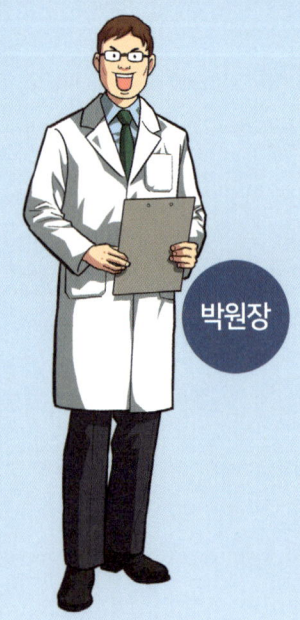
박원장

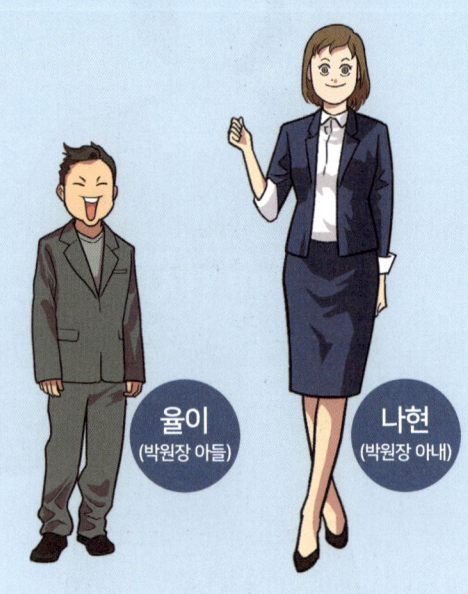
율이 (박원장 아들)
나현 (박원장 아내)

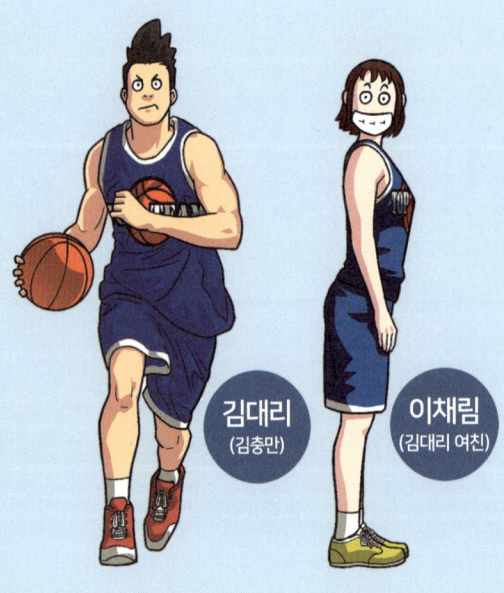
김대리 (김충만)
이채림 (김대리 여친)

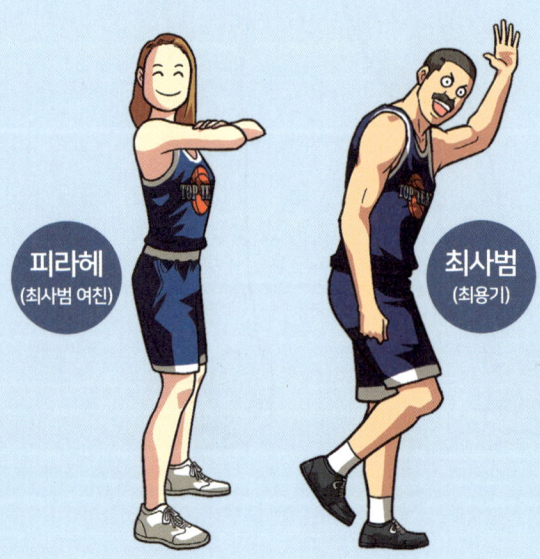
피라헤 (최사범 여친)
최사범 (최용기)

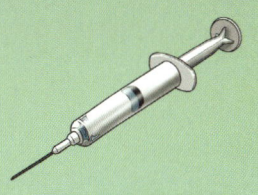
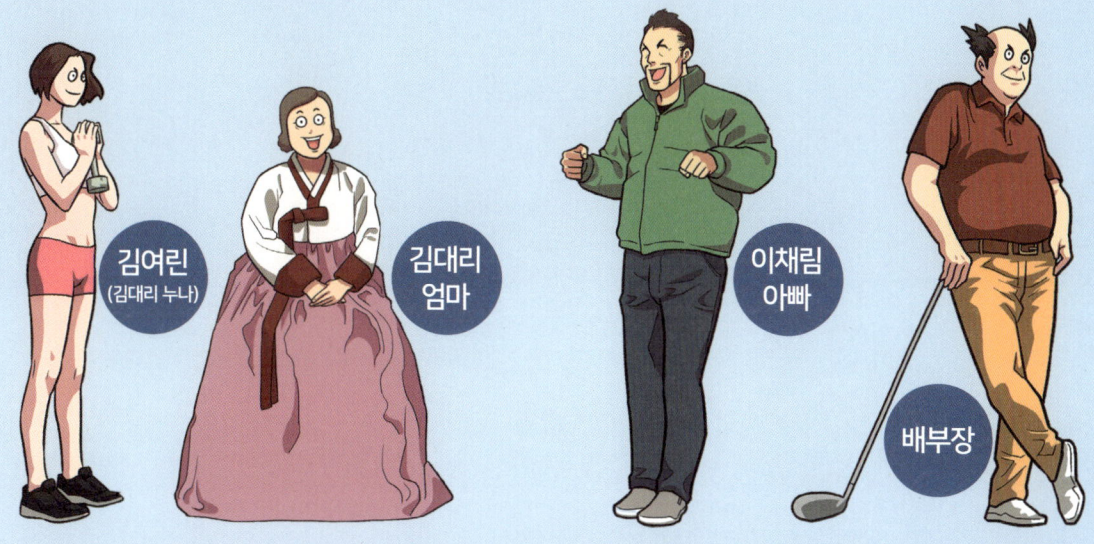
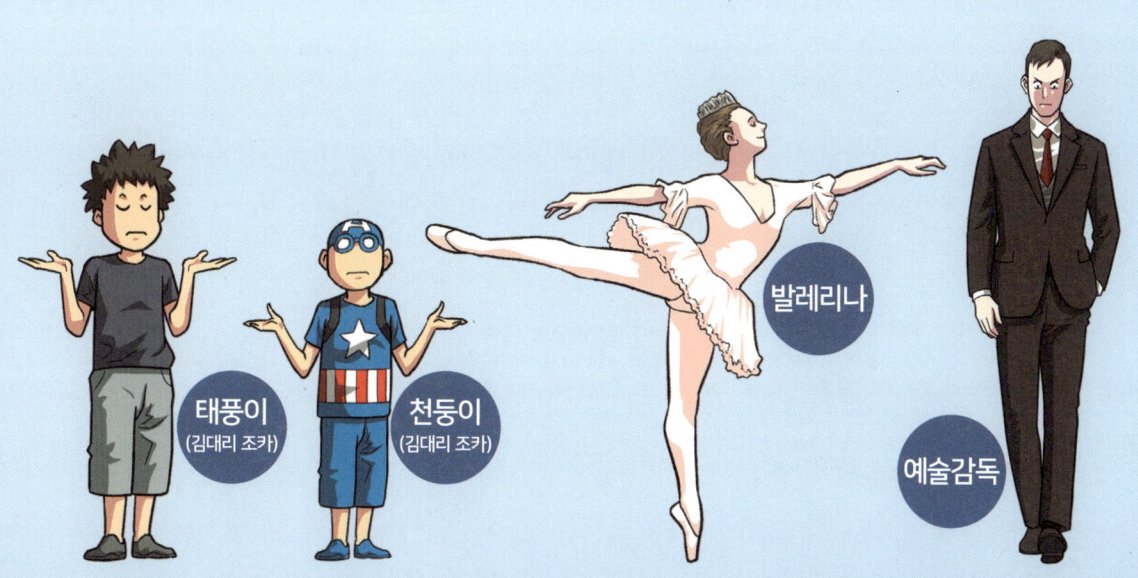

PART 1

"아들아, 환우들에게 당신은 이상이 없다는 말을 너무 쉽게 하지 않도록 하여라,
오히려 당신은 실제로 불편한데 제가 실력이 부족해서 잘 모르겠으나,
더 노력해서 알아보겠다고 말하는 의사가 되어라!"

-고인이 되신, 박 원장 부친의 가르침
(생전에 내과 전문의셨다.)

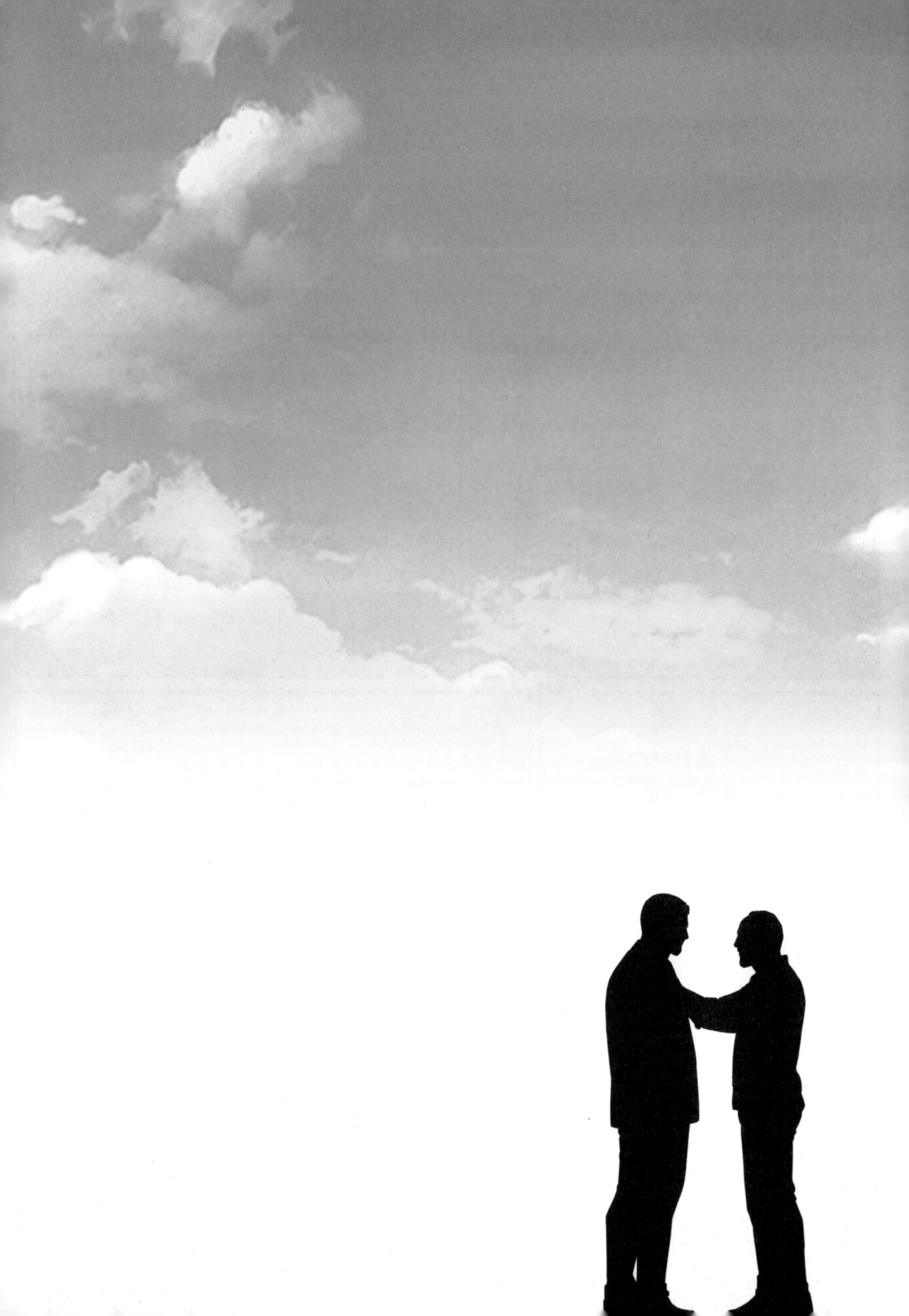

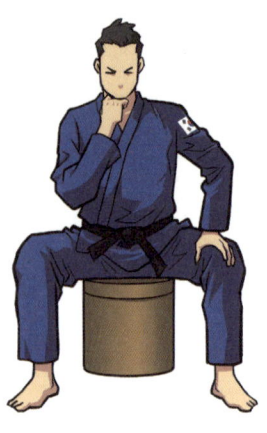

1화 발목 불안정성의 이유

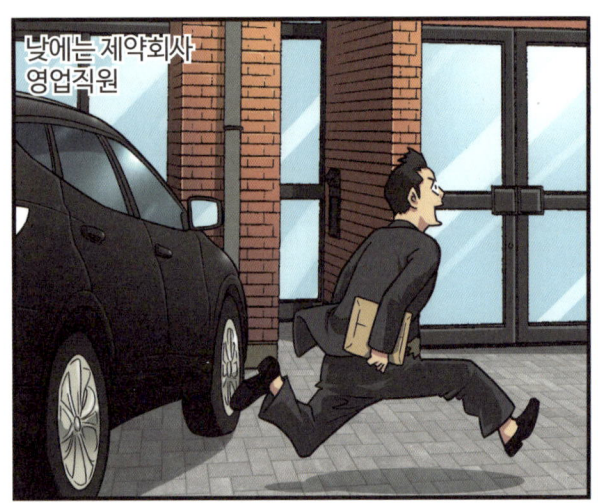

낮에는 제약회사 영업직원

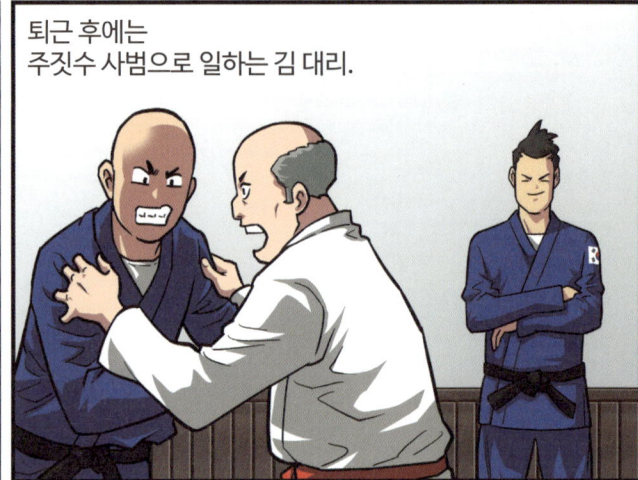

퇴근 후에는 주짓수 사범으로 일하는 김 대리.

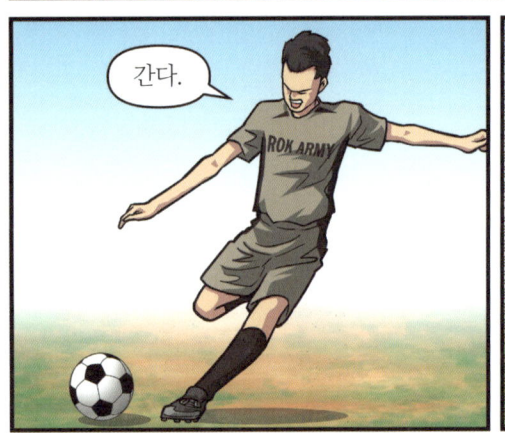

간다.

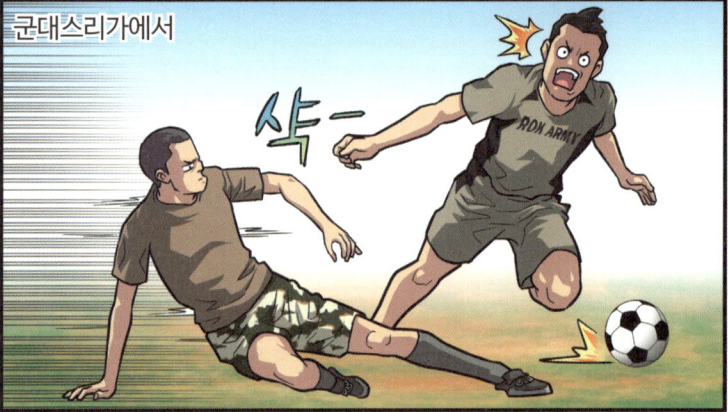

군대스리가에서

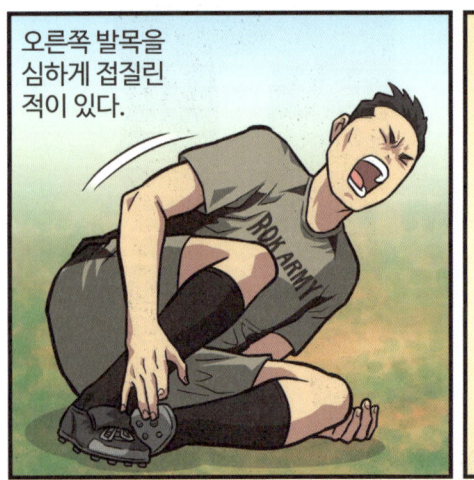

오른쪽 발목을 심하게 접질린 적이 있다.

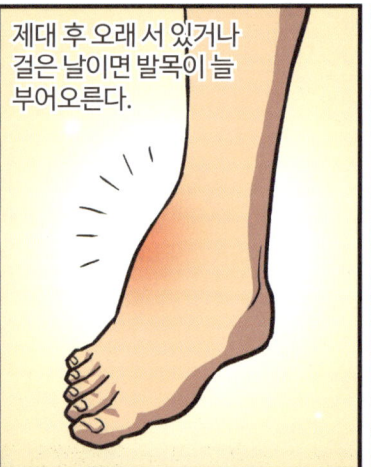

제대 후 오래 서 있거나 걸은 날이면 발목이 늘 부어오른다.

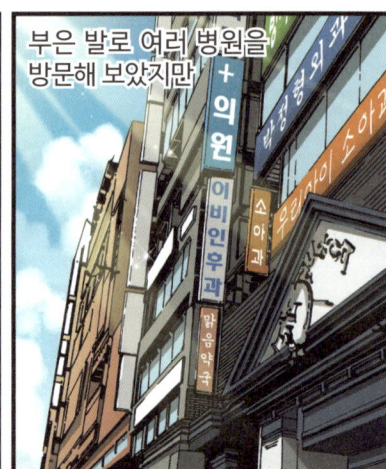

부은 발로 여러 병원을 방문해 보았지만

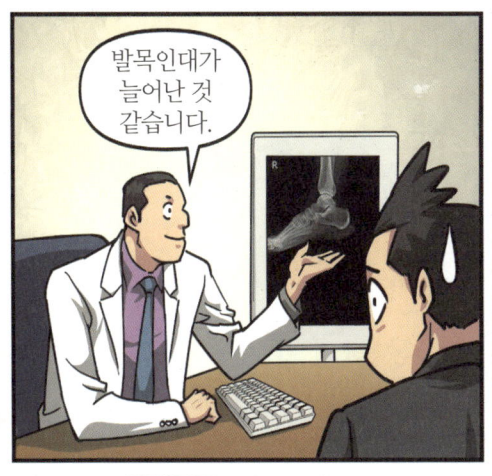
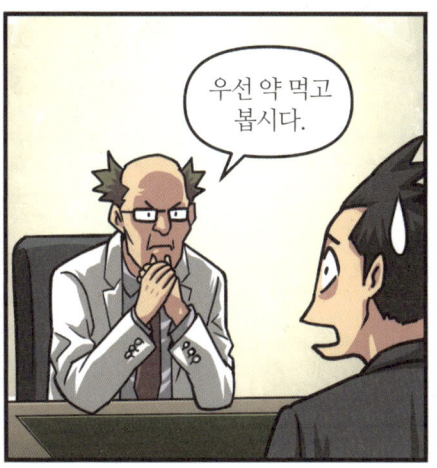
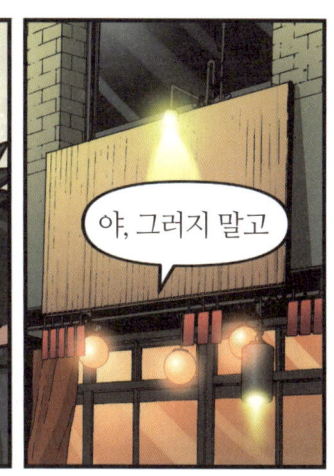
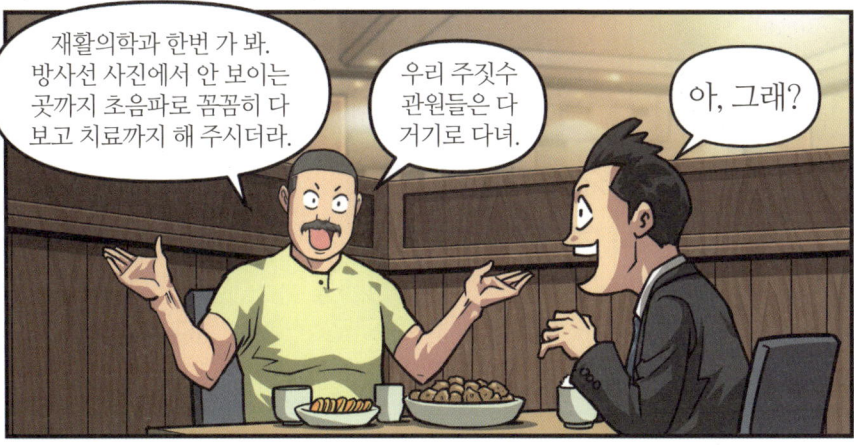
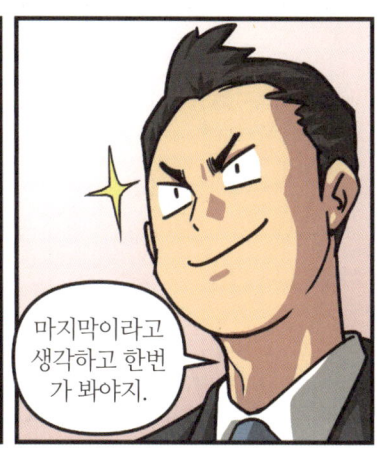
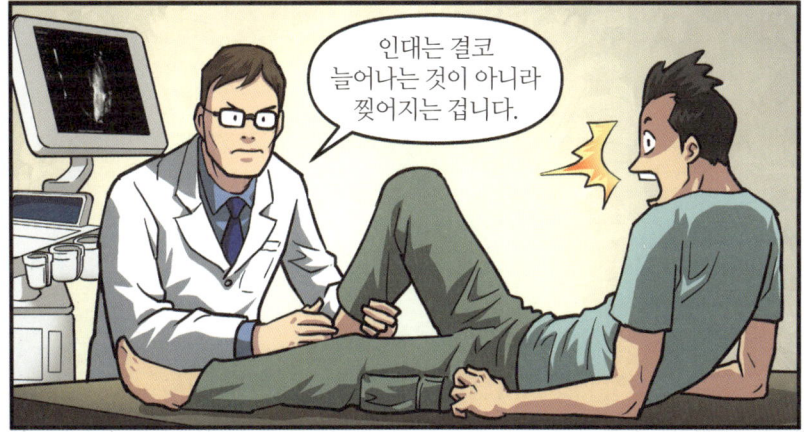
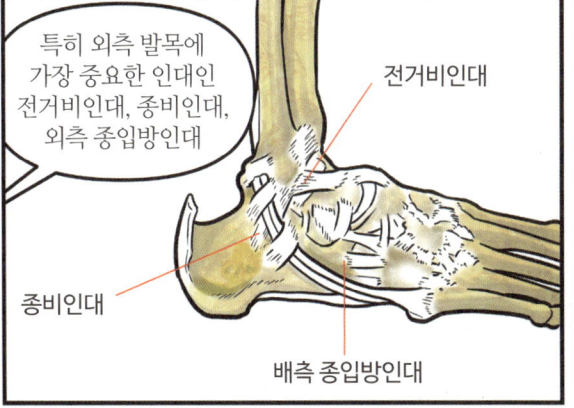
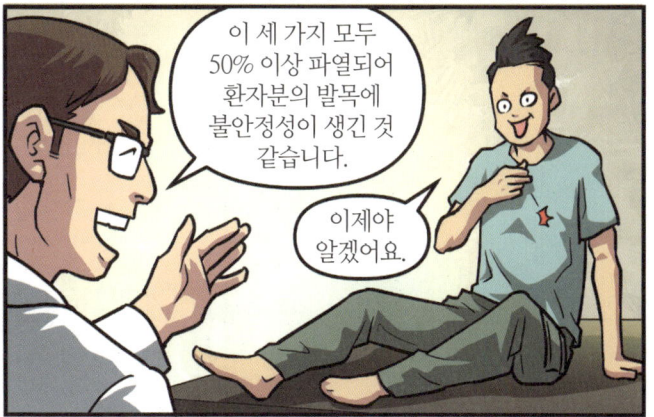

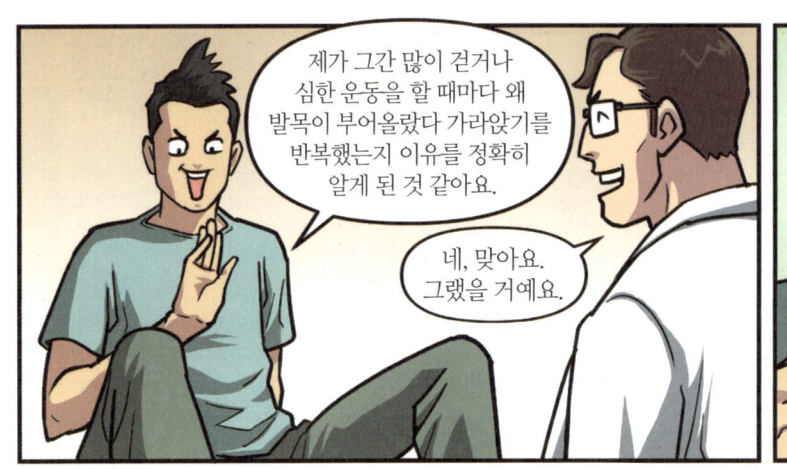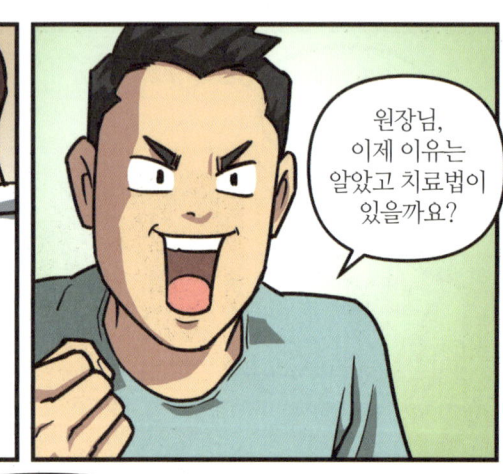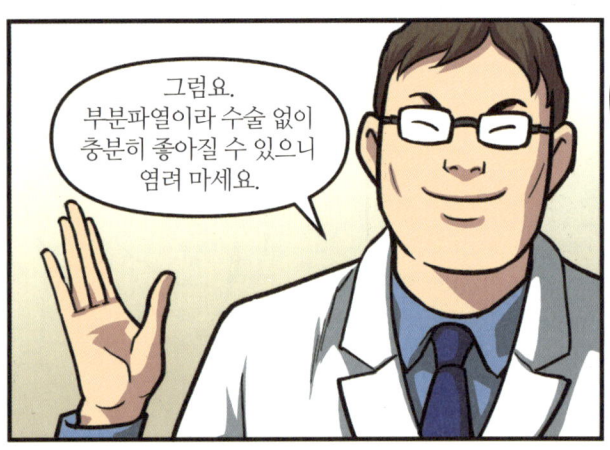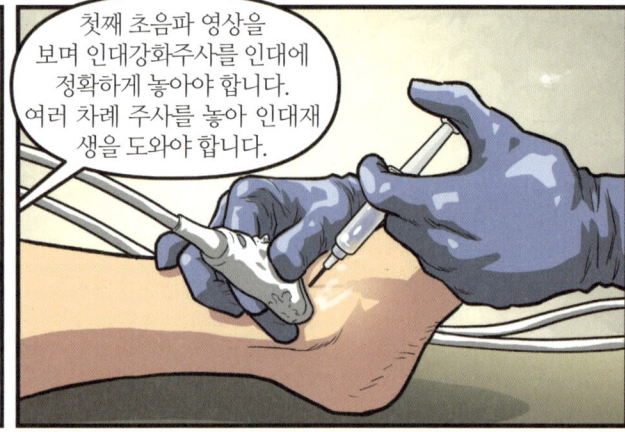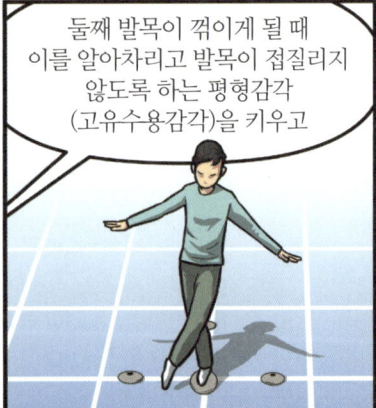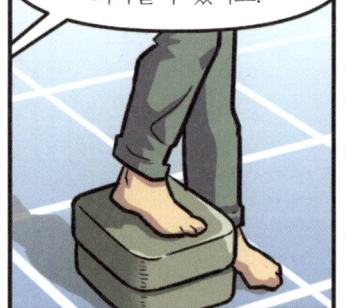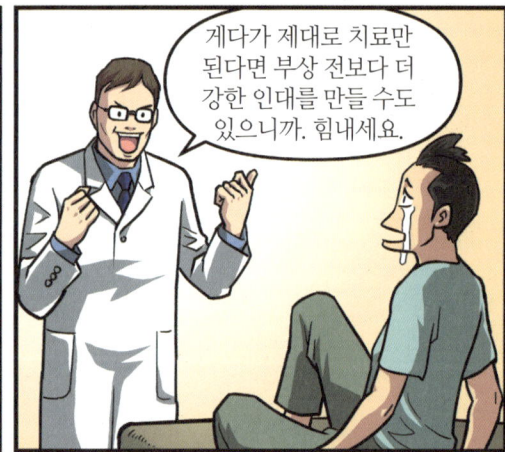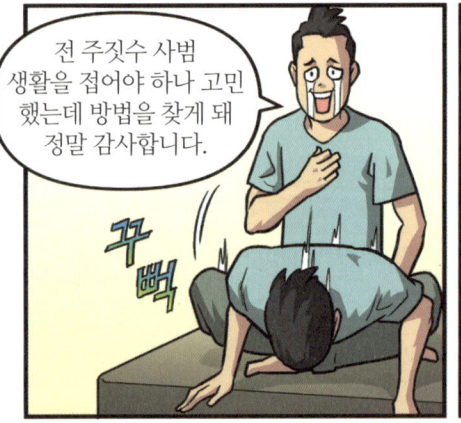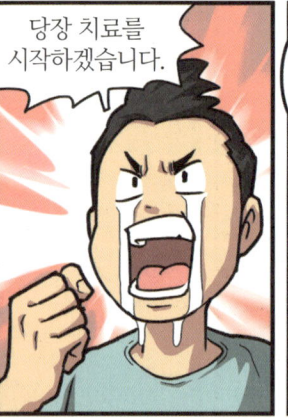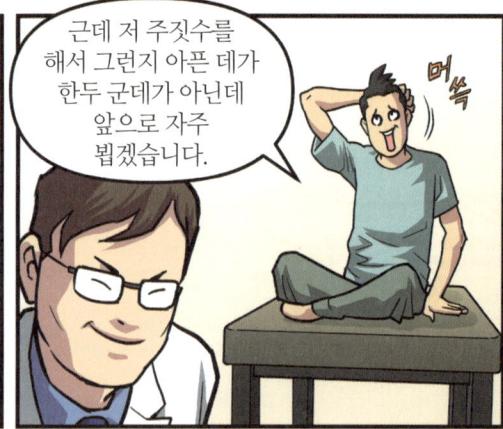

파열된 인대를 적극적으로 치료해야 하는 이유는 무엇일까요?

발목 염좌로 인해 인대가 파열되면 인대 주변에 엄청난 염증과 부종이 동반됩니다. 이어서 파열된 인대는 초기 염좌로 인한 손상보다 더 많은 염증성 손상을 겪게 된답니다. 그래서 부상 초기에 발목인대 주변의 염증과 부종을 최소화해야만 추가적 인대의 기능과 손상을 막을 수 있으며 빠른 회복을 유도할 수 있습니다. 그러므로 발목이 부어오르는데 그저 지켜만 보는 것은 결코 안 됩니다.

나아가 발목인대에는 균형감각을 유지할 수 있게 하는 신비의 센서가 들어 있답니다. 건강한 인대는 발목이 염좌가 생길 상황이 되면 저절로 이를 인지하고 제자리로 돌려주는 반사적인 기능을 하고 있습니다. 그러나 잦은 염좌로 헐거워지거나 파열된 인대는 마치 고장 난 가전제품처럼 전혀 이런 기능을 못 하게 됩니다. 이렇듯 발목의 염좌에 반복적인 부상이 더해져 발목은 점점 더 헐거워지고 만성 불안정성을 가지게 됩니다. 이렇게 만성적으로 불안정한 인대는 나아가 발목 관절염과 연골 손상으로 이어져 돌이키기 힘든 상태로 치닫게 된답니다.

그러므로 발목 상태에 맞추어 정확히 설계된 재활운동이 필요합니다. 또한, 정확한 영상에 근거해 재생치료가 병행되지 않고서는 인대의 기능이 이전으로 회복되기를 기대하는 것은 불가능하다고 할 수 있습니다.

따라서 반드시 초음파나 MRI 검사로 정확한 발목 상태를 진단받고 영상을 바탕으로 정확한 재생주사치료를 시행하는 것이 필수입니다. 나아가 취약한 부상 부위를 강화하는 재활운동을 한다면 가장 바람직한 치료가 될 것입니다.

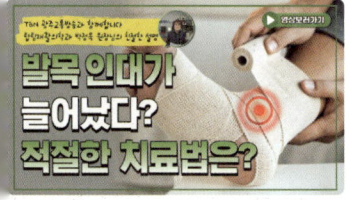  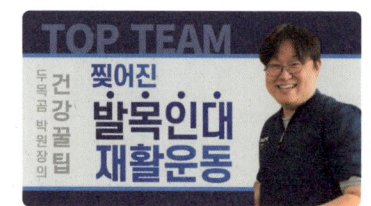 

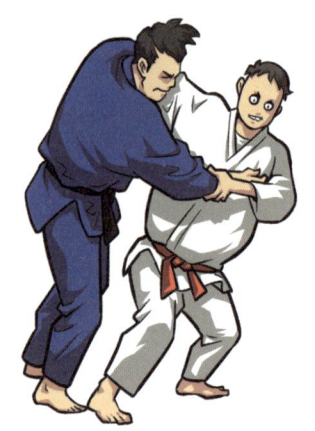

2화 낫지 않는 척골 손목 통증 (TFCC)

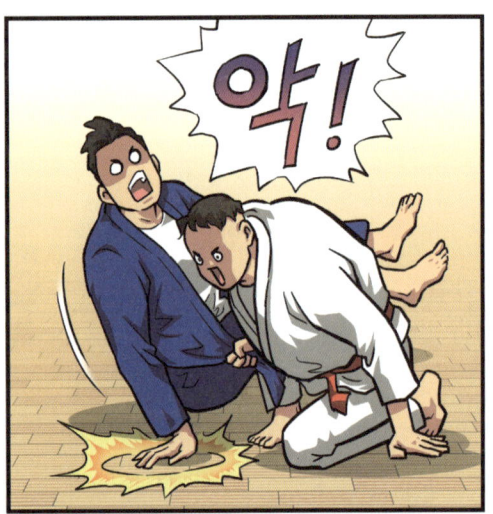
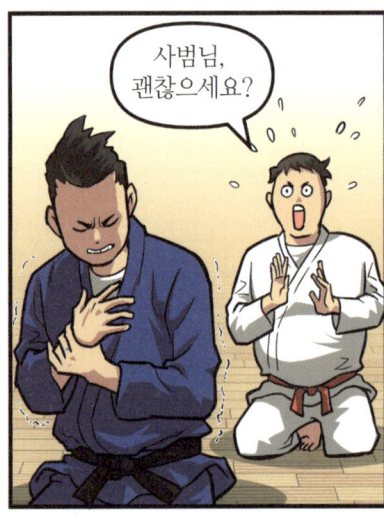
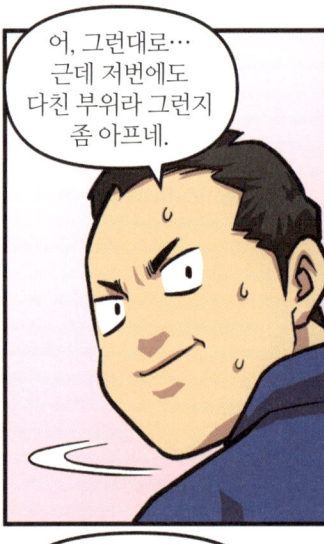
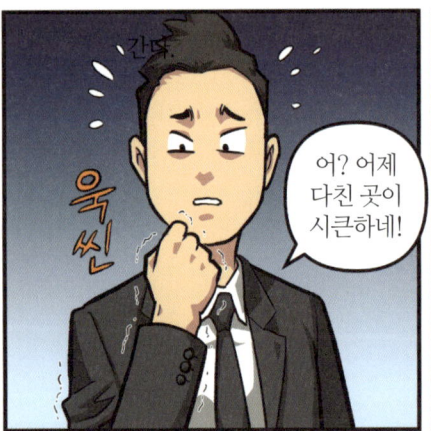
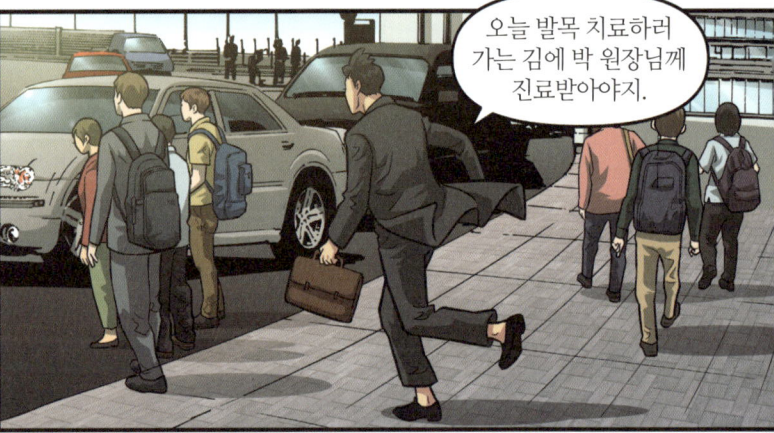
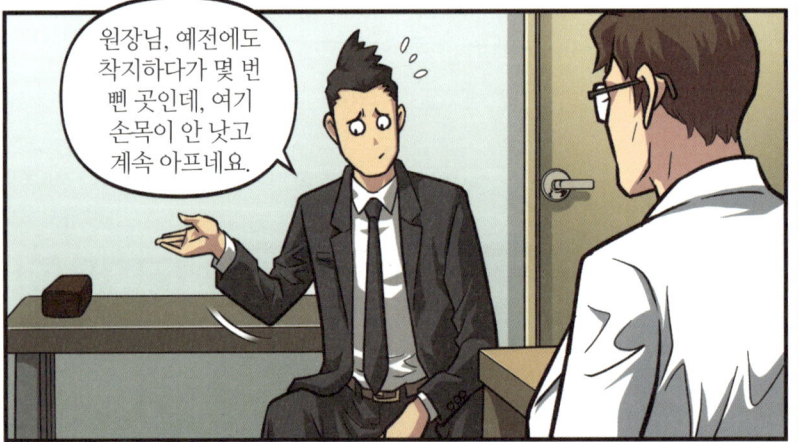
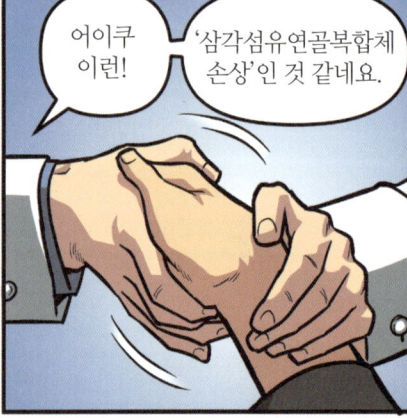

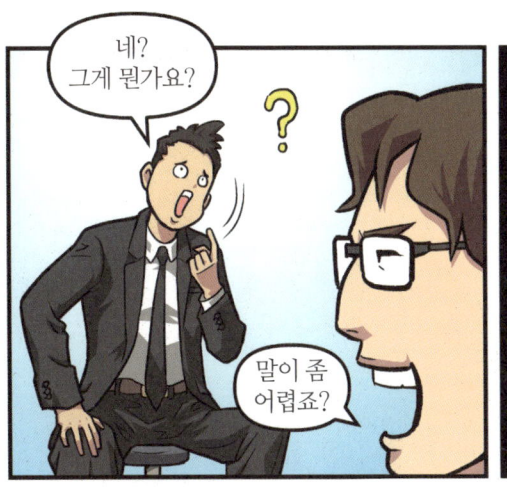
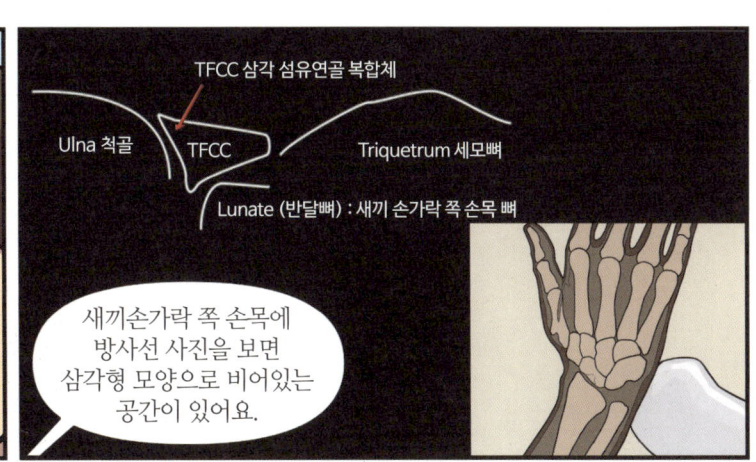
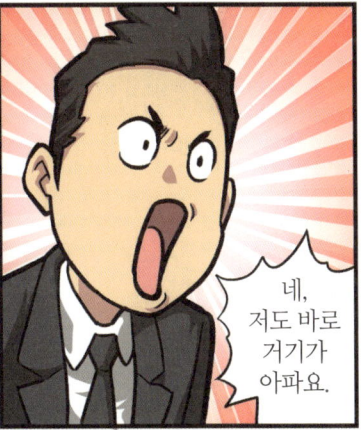
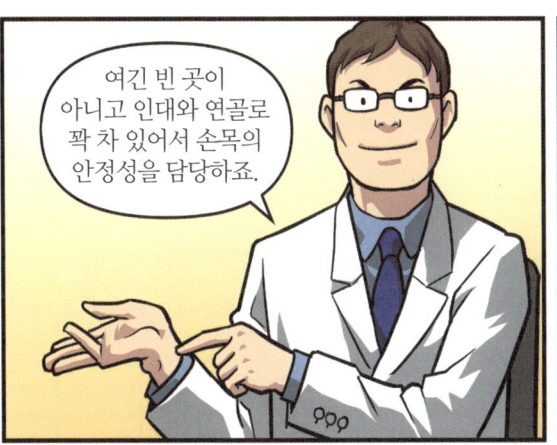
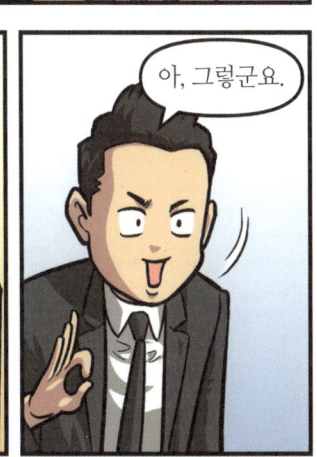
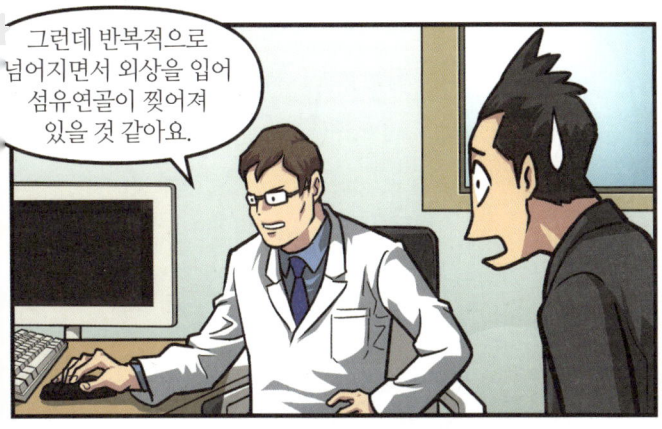
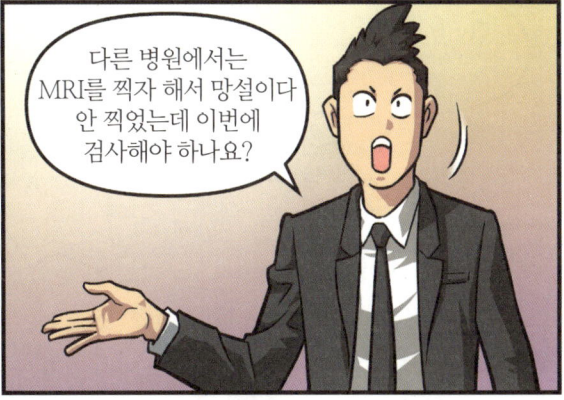
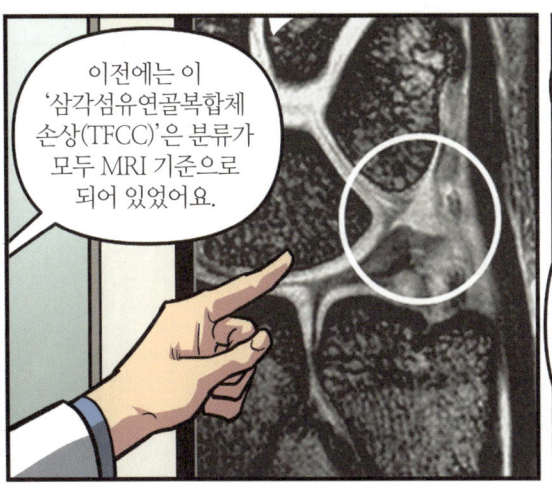
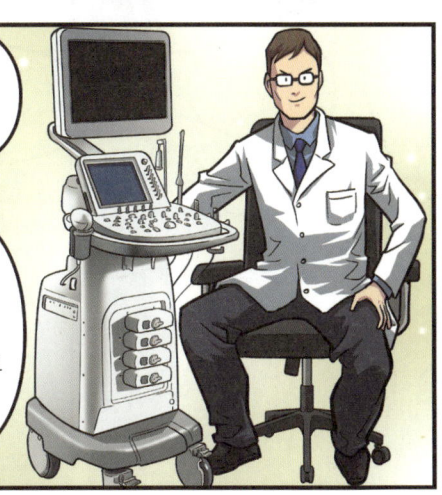

↑ MRI상 보이는 TFCC손상 사진

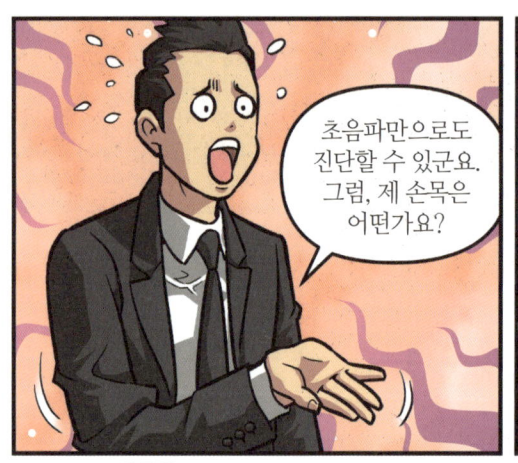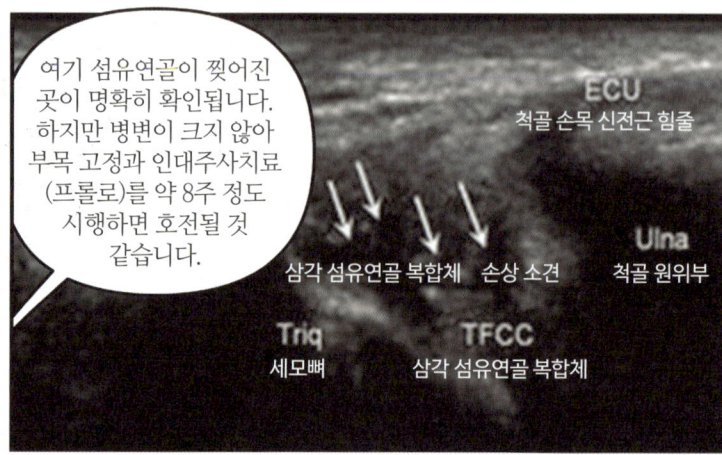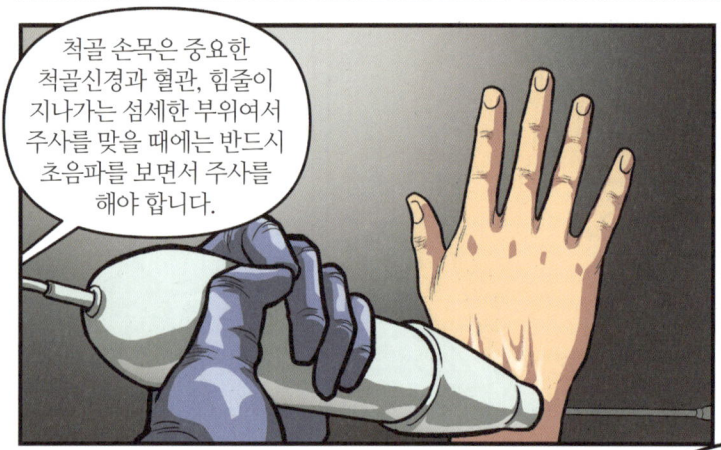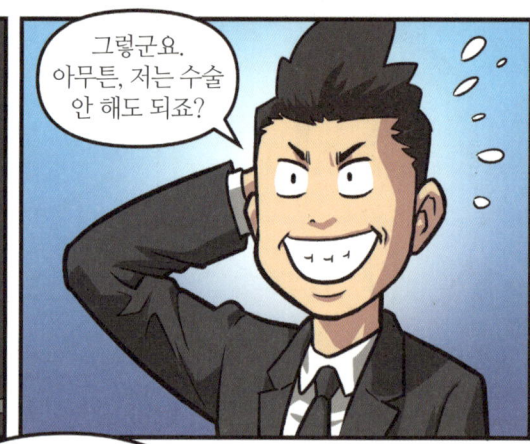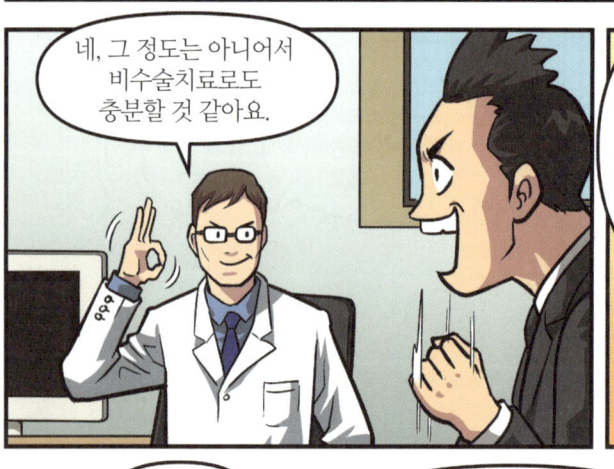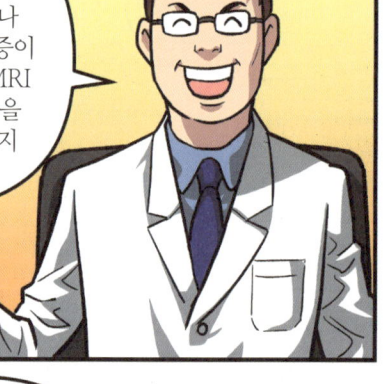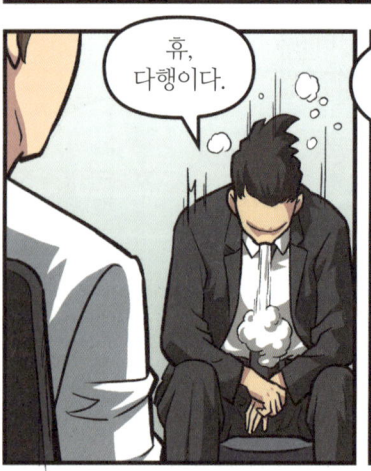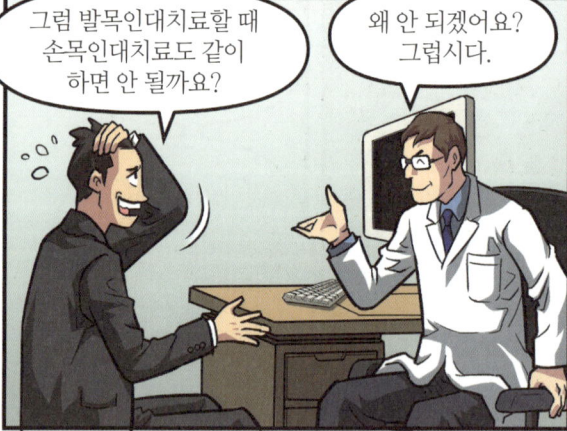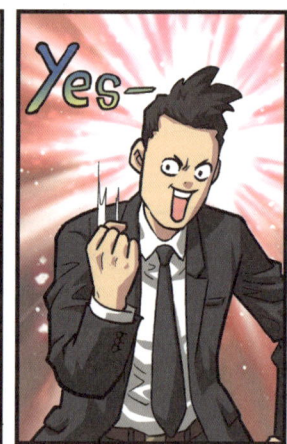

삼각섬유연골복합체 (TFCC) 손상은 왜 생기는 걸까요?

척골 손목 통증 중에서도 가장 치료가 힘든 삼각섬유연골복합체(TFCC) 손상의 원인은 두 가지로 나눌 수 있습니다.

첫째는 외상에 의한 손상입니다. 주로 젊은 연령층에서 발생합니다. 넘어지면서 손을 짚거나 과도하게 손목을 사용해 발생합니다. 최근에는 지나친 부하 운동 등으로 인해 그 빈도가 높아지고 있습니다. 이 경우에 가장 조심해야 할 점은 바로 추가손상입니다. 보통 부상 초기의 작은 손상을 간과하고 환우들이 지속해서 손목에 무리가 가는 동작을 하면서 추가손상이 발생하는 경우가 많습니다. 초기에 치료했다면 보존적인 주사치료 등으로 완치가 가능했을 병변이 손을 쓰기 힘들 정도로 악화된 뒤 방문하게 됩니다.

진단을 위해서 무조건 MRI를 촬영할 필요는 없으며 심각한 손상이나 회복이 더딜 때만 MRI 검사가 필요합니다. 부상 초기에는 초음파 검사로 상태를 확인하고 손목에 부목을 대고 재생치료를 시행하여 회복할 수 있습니다. 하지만 두 달 이내에 통증이 가라앉지 않고 악화될 때는 MRI 촬영 후 수술적 봉합을 고려하는 순서를 밟게 됩니다.

둘째는 주로 중년 이후에 발생하는 만성적이고 퇴행적인 손목 불안정 손상입니다. 단기간에 발생한 손상이 아니라 누적된 손상이 대부분입니다. 이를테면 타이어 교체를 수십 년간 지속해온 분들을 떠올리면 됩니다. 손상의 정도에 따라 치료 방법에 차이가 있을 수 있습니다. 다른 하나는 선천적으로 손목을 이루는 뼈 중 하나인 척골의 길이가 길거나 짧은 분들에게 발생하는 충돌과 불안정성에 의한 손상입니다. 이 경우는 수술치료가 필요합니다.

수술치료가 필요하지 않으면 고해상도 초음파를 이용한 비수술 최신 인대재생치료를 시행할 수 있습니다. 그 진단과 치료에 관한 내용은 아래 영상 링크를 통해 상세히 소개하겠습니다.

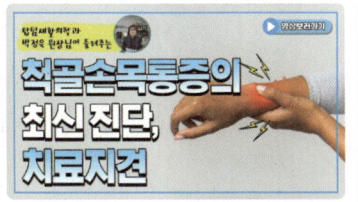  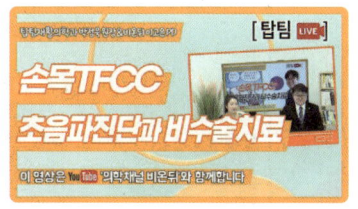 

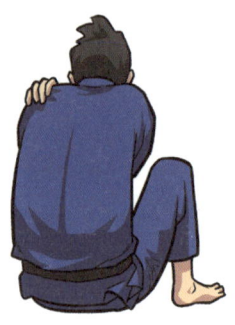

3화 복병의 습격, 어깨 석회성 건염

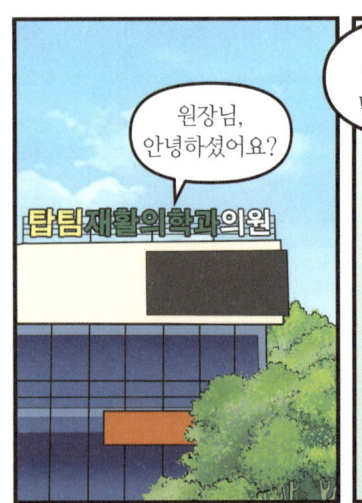
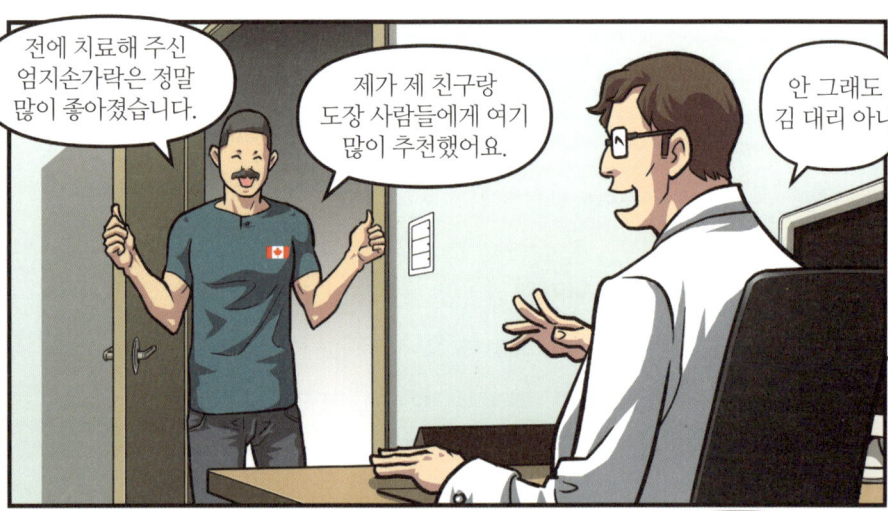
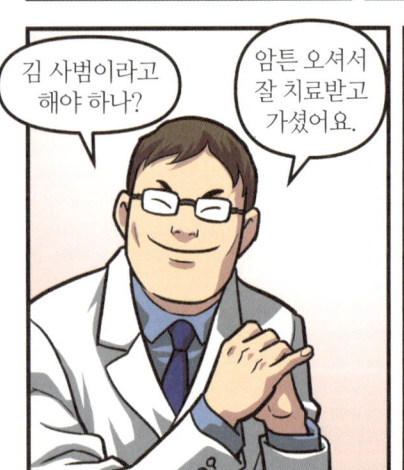
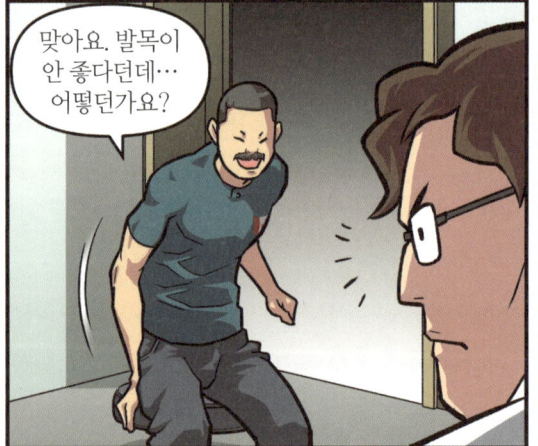
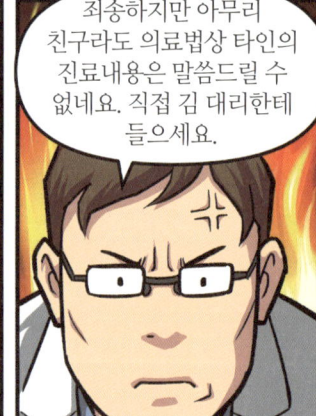
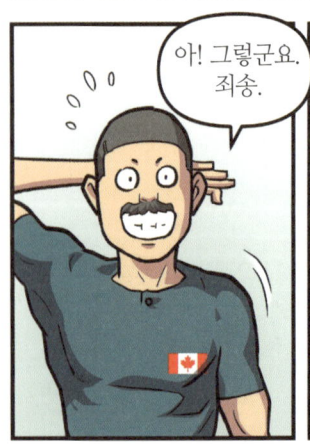
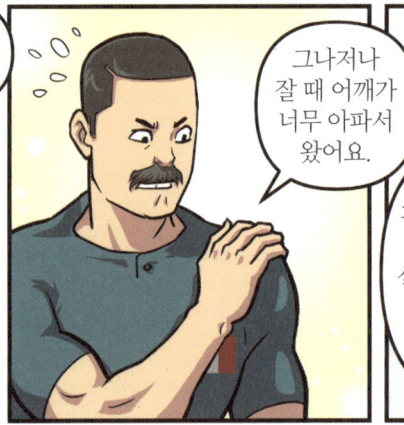

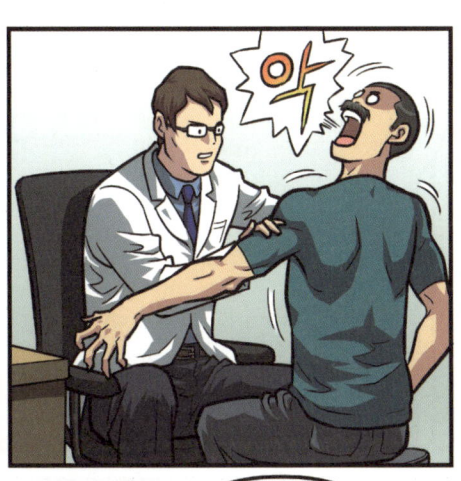
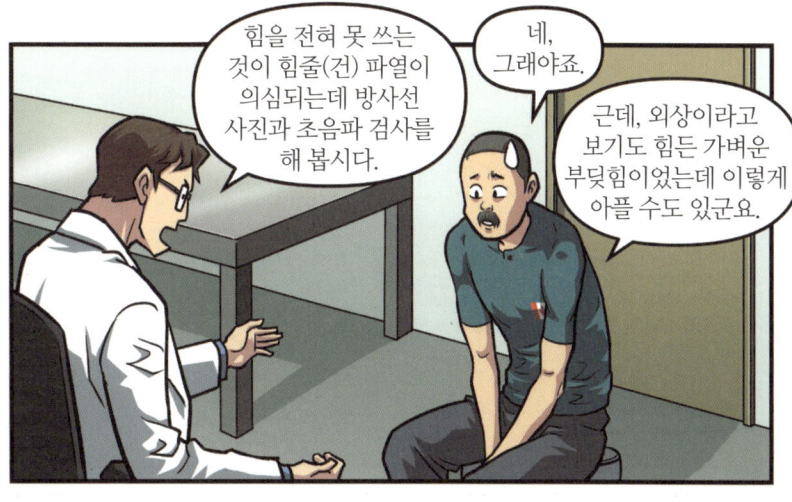
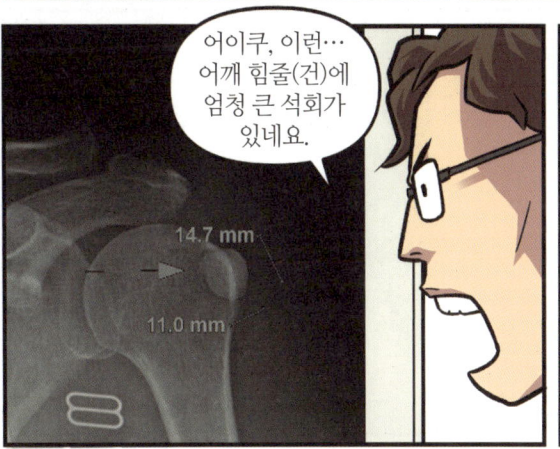
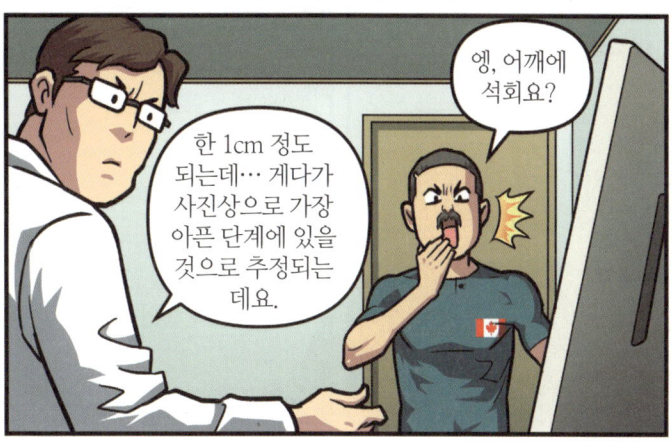
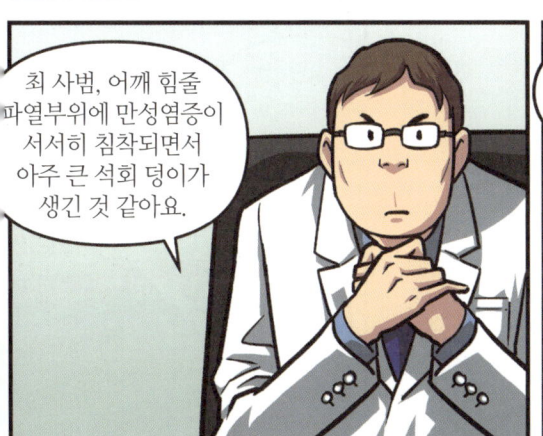
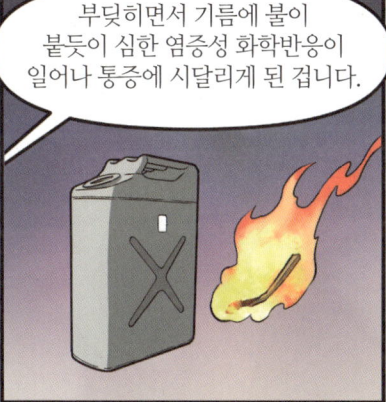
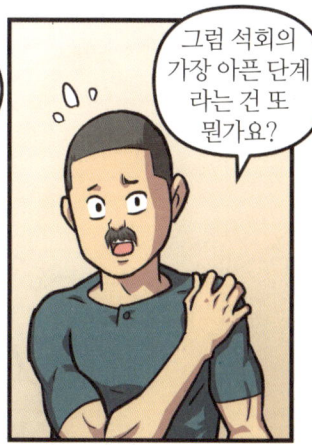
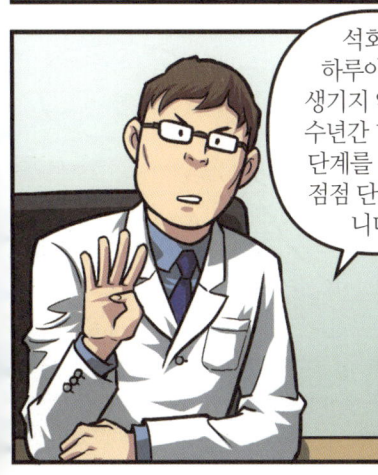

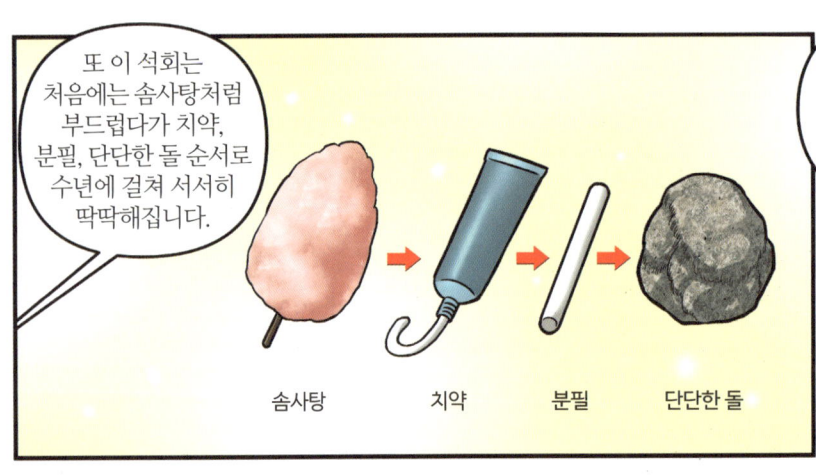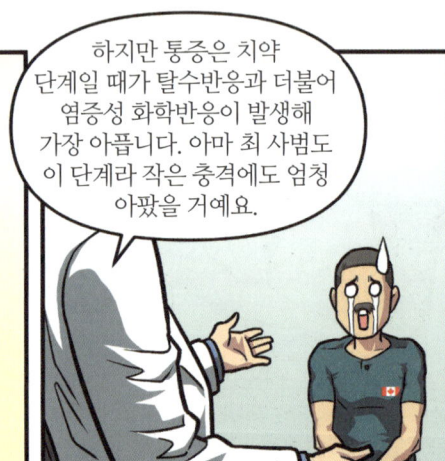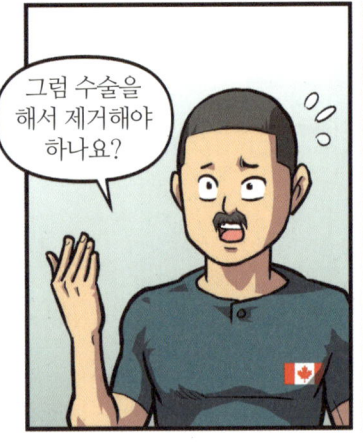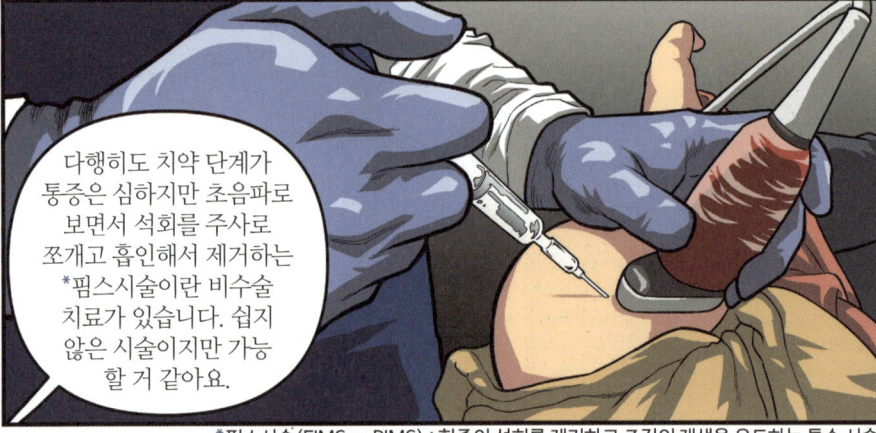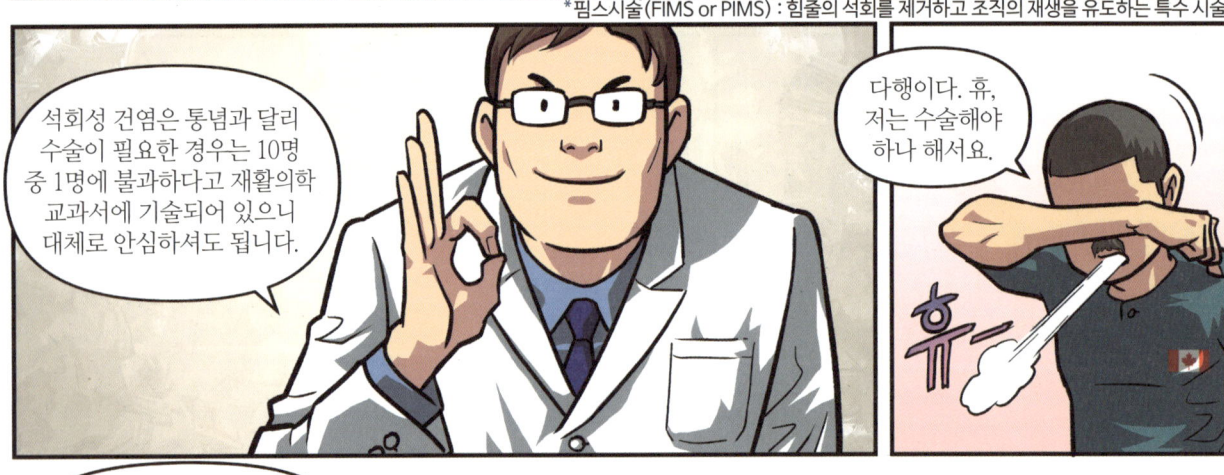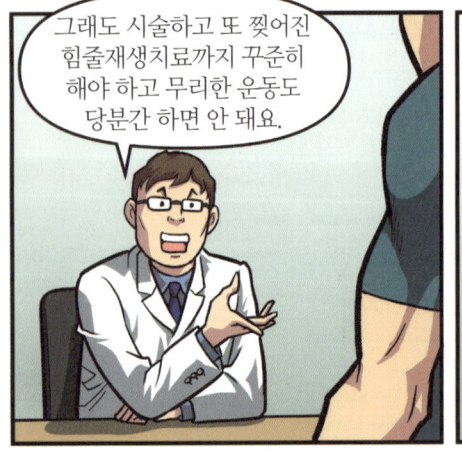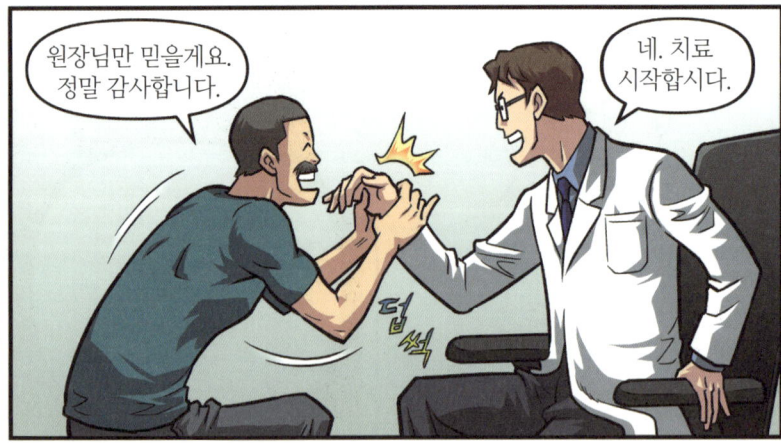

어깨 석회성 힘줄염을 수술 없이 치료하는 방법을 소개합니다.

어깨에 심한 통증을 일으키는 석회성 힘줄염은 꼭 수술치료가 필요한 것은 아닙니다. 최근에는 '최소침습 시술'이라는 개념이 의학에서 일상화되어 수술을 대체하는 방법으로 사용되고 있습니다. 이러한 방법 중 초음파 영상을 보며 석회를 쪼개고 식염수를 넣어 다시 흡인하는 과정의 이 시술은 다년간의 초음파 임상 경험을 가진 전문의들에게도 상당히 어려운 시술입니다.

그러다 보니 일반적인 병원에서는 수술만을 치료 옵션으로 추천받는 경우가 대부분입니다. 또는 초음파 영상을 보며 주사 시술을 받는다고 해도 실제로는 정확한 석회 제거 및 흡인술이 아닌 단순히 병변 주변에 소염제만을 주입하는 경우가 대부분입니다. 그러다 보니 이렇게 단순한 주사치료의 효과에 실망해 결국 수술을 선택하는 환자들이 많은 것이 사실입니다.

석회는 분포와 성상에 따라 모두 다른 전략이 필요하며 석회를 제거한 이후에도 석회에 존재했던 힘줄의 파열 혹은 손상 부위를 잘 재생하는 치료 또한 필요합니다. 석회만 제거한 후 통증이 사라졌다고 그 부위를 내버려 두면 파열과 염증이 재발해 다시 석회생성의 단계로 접어드는 경우가 많습니다. 그러므로 마치 석회를 제거하는 수술에 해당하는 흡인 제거술과 더불어 수술 후 봉합술에 해당하는 힘줄 재생 주사치료로 마무리를 하지 않으면 안 됩니다.

이와 더불어 체외충격파치료를 추가할 필요가 있습니다. 석회 흡인술 없이 체외충격파를 사용하는 경우가 많은데 이러면 효과를 보기는커녕 오히려 더 큰 통증을 겪는 경우가 많습니다. 그러므로 반드시 석회 제거흡인 후 남은 미세한 석회를 더 잘게 분쇄해 혈관에 흡수시키기 위해서만 체외충격파를 사용해야 합니다. 그리고 석회 제거 후 남은 조직의 재생을 돕기 위해 재생 주사치료와 더불어 고압산소치료까지 시행한다면 금상첨화일 것입니다. 점점 발전해 가는 어깨 석회성 힘줄염의 최신 비수술치료법을 통해 꼭 회복하시길 바랍니다.

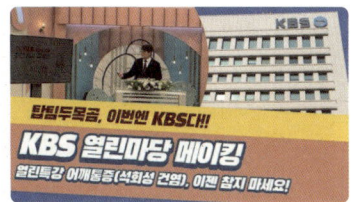  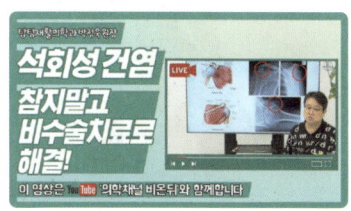 

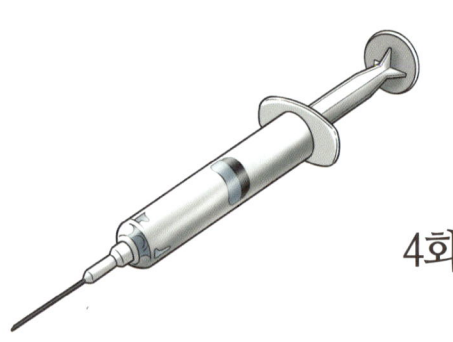

4화 도대체, 인대강화치료가 뭐지? (1부)

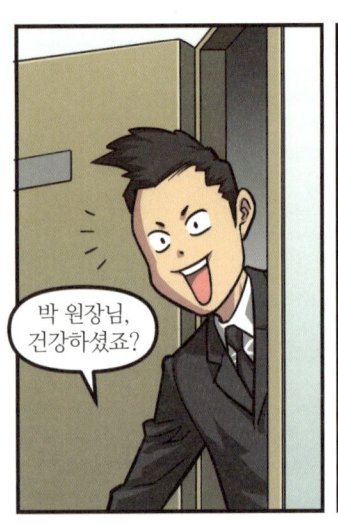
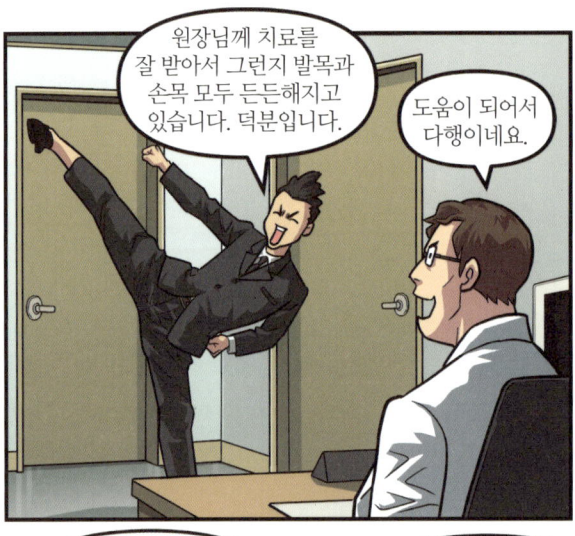
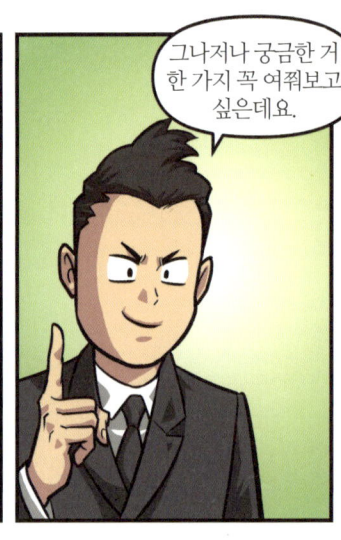
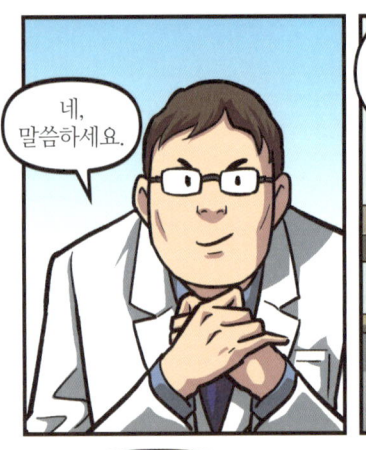
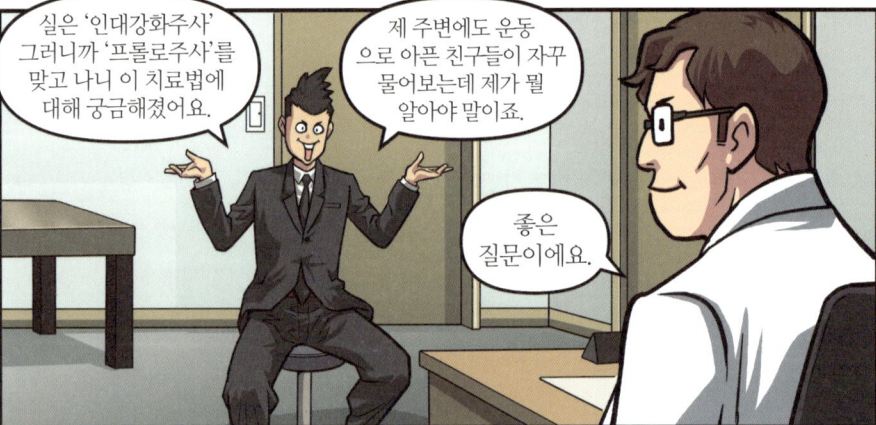
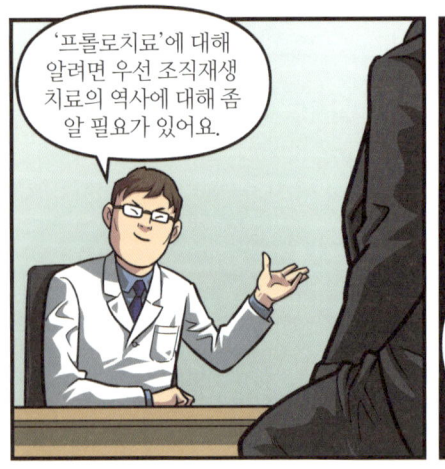
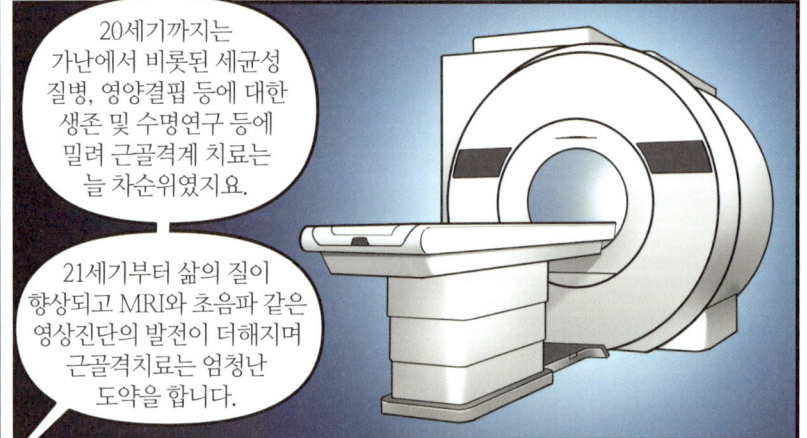

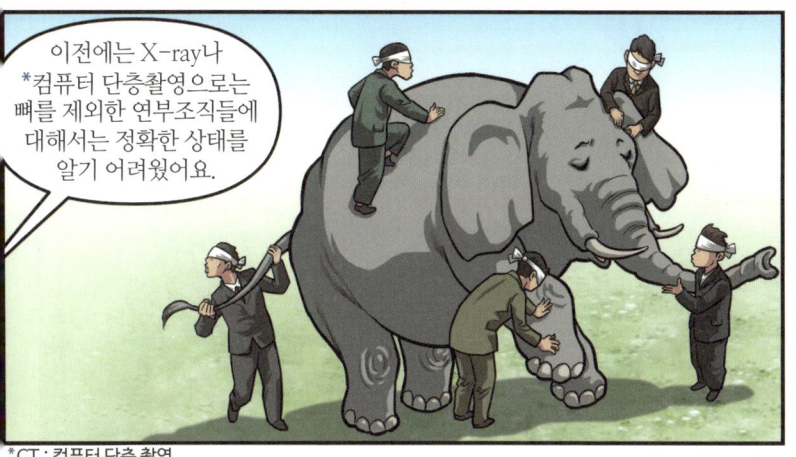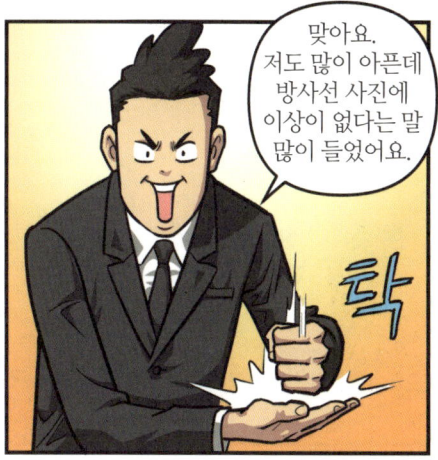

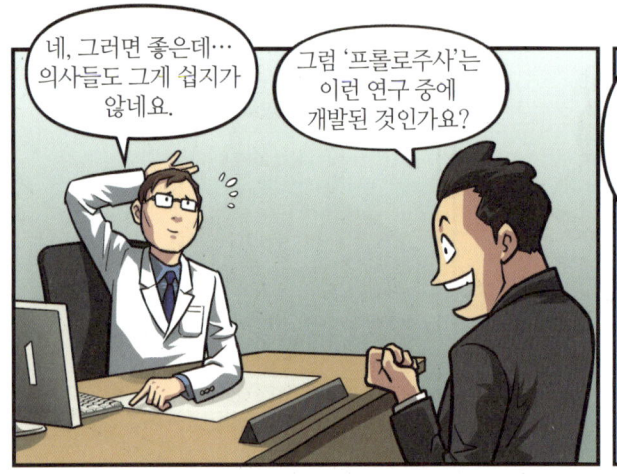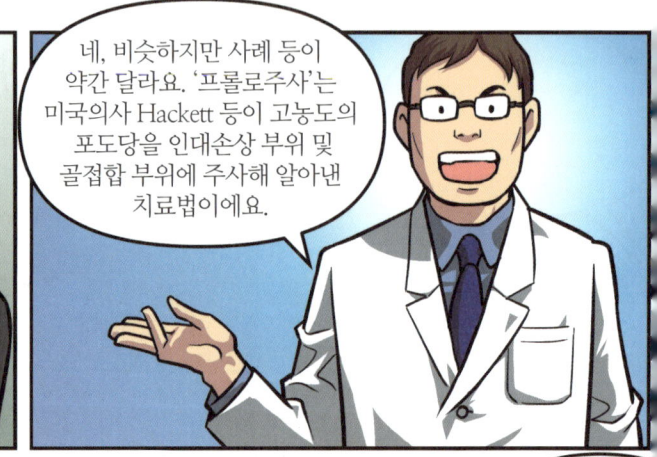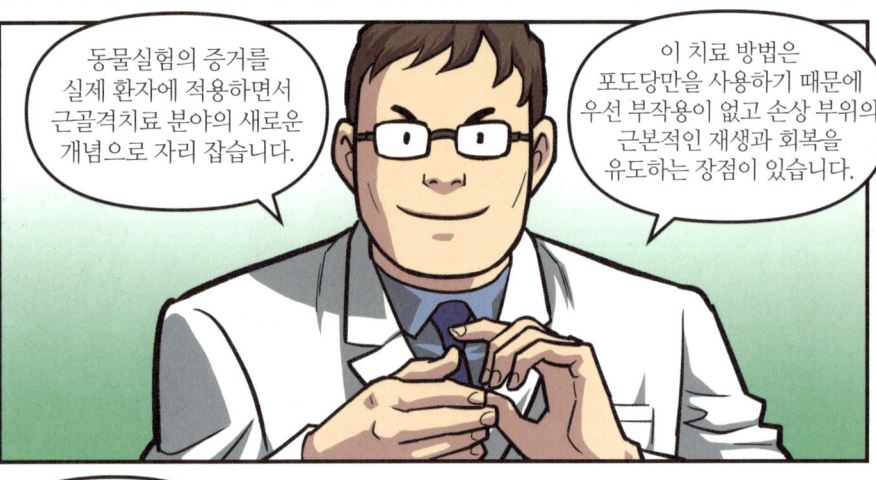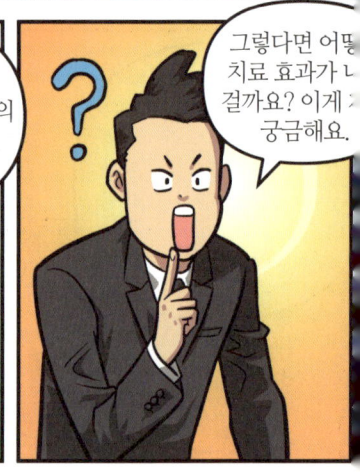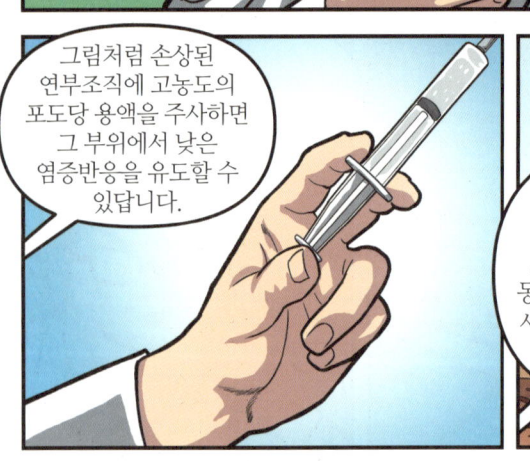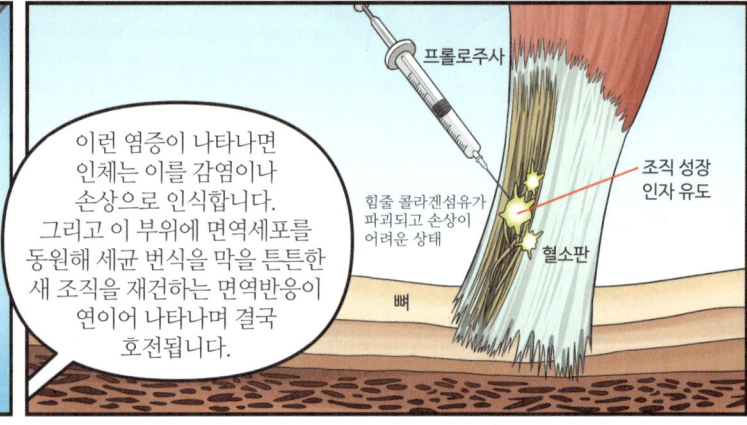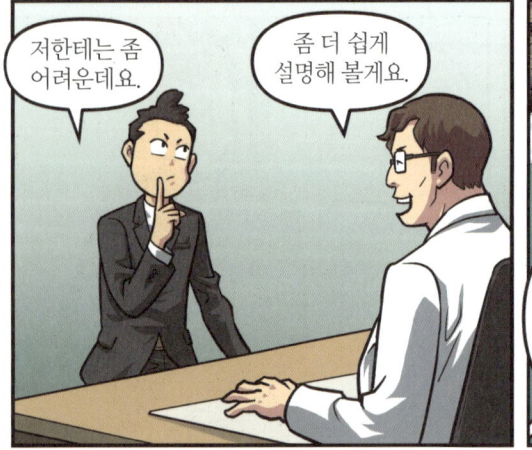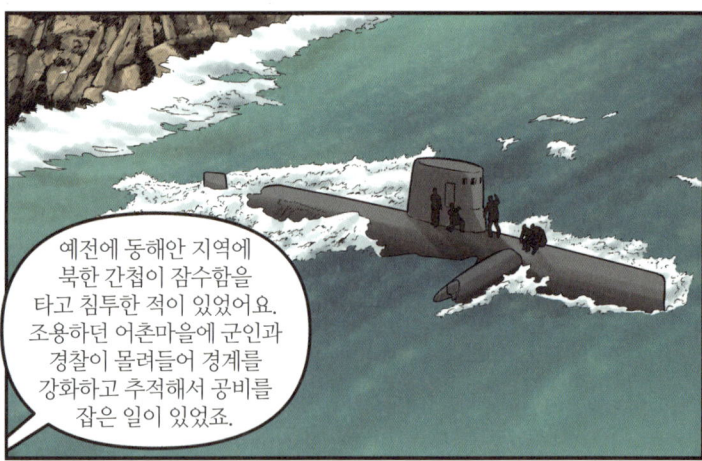

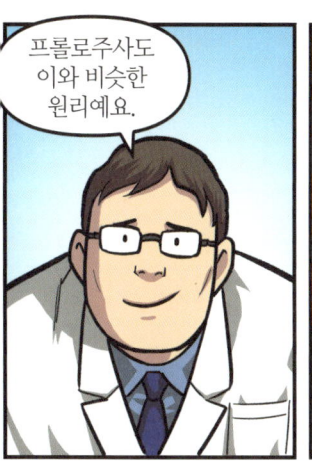
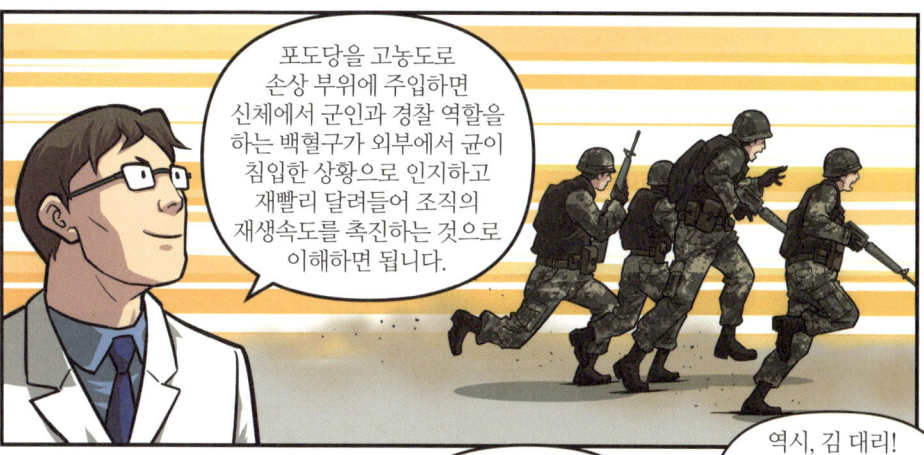

'프롤로치료'란 도대체 무엇인가요?

힘줄과 인대, 연골 등은 인체에서 유독 혈관발달이 적은 생체조직입니다. 그래서 회복이 쉽지 않답니다. 게다가 이 힘줄과 인대, 연골 등은 이전에는 방사선영상으로는 확인조차 어려웠죠. 그래서 이 부상은 주로 무시되기 일쑤였습니다. 하지만 초음파와 MRI 등 영상학적 기기의 발전으로 이를 확인하면서 치료방법에 관한 관심과 도전이 시작되었습니다.

하지만 혈관분포가 적어 치료가 어려운 바로 그 고민에 대한 대안들이 하나둘씩 제안되었습니다. 그중에서도 미국의 외상외과 의사였던 Hackett 등이 포도당을 인대손상 부위 및 골접합 부위에 주사해 얻은 동물실험의 증거와 임상 회복 사례 등을 근거로 삼아 이 분야의 새로운 개념 및 방식을 정립합니다. 바로 이 방법이 이 장의 주제로 언급된 프롤로주사치료법입니다.

프롤로치료로 포도당이 주입된 부위의 생체조직은 마치 이물질이나 균이 침범한 상태로 이를 인지합니다. 이어서 생체 내의 백혈구를 동원해 강력한 상처조직을 만들어 이에 대항합니다. 이러한 원리로 해당 부위의 조직이 증식되기를 반복해 결국은 느슨하고 불안정했던 조직이 다시 강화되고 그 안정성을 되찾는 치료법입니다. 이는 화학적 치료라기보다는 자가면역을 이용한 상처치유 촉진치료법으로 이해할 수 있습니다.

이 치료법은 주사 부위의 압통 이외에는 큰 부작용이 없는 진정한 의미의 친환경 치료라고 볼 수 있습니다. 최근에는 프롤로주사치료 이외에도 DNA주사, 콜라겐주사, 성장인자주사 등의 다양한 재생 주사 치료제들이 등장해 임상에서 활발히 사용되고 있습니다. 하지만 이 중 어떤 제제가 우월한 효과를 보이지는 않습니다. 다만 조직의 특성과 위치에 따라 장점이 더 있고 단점이 적은 주사제를 경험 많은 임상의가 잘 골라서 사용하는 지혜가 필요합니다. 가장 중요한 점은 주사제의 종류가 아니라 바로 초음파 유도하에 손상 부위에 얼마나 정확히 주사하느냐가 그 효과를 결정한다고 봅니다.

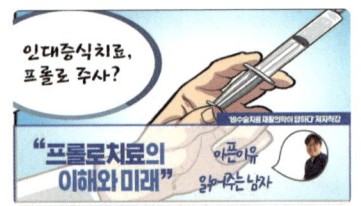  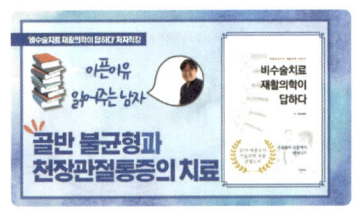 

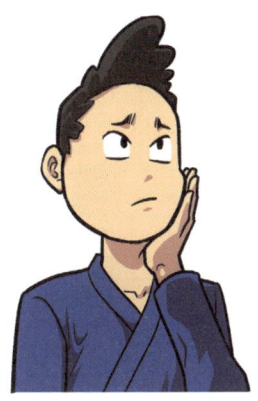

5화 도대체, 인대강화주사가 뭐지? (2부)

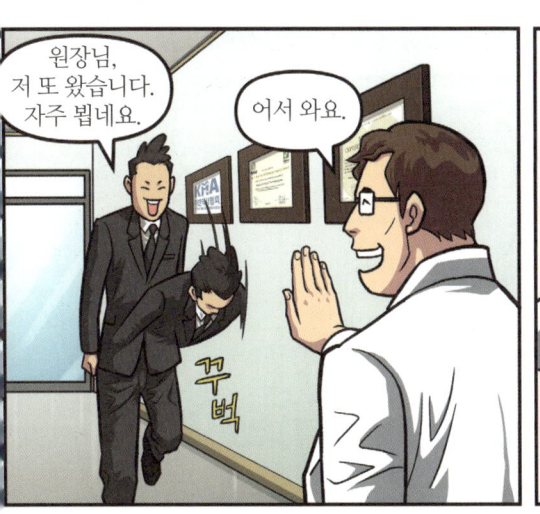
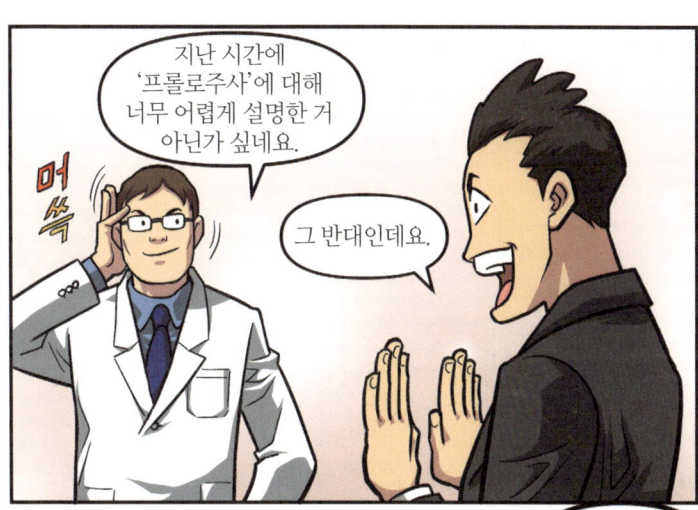
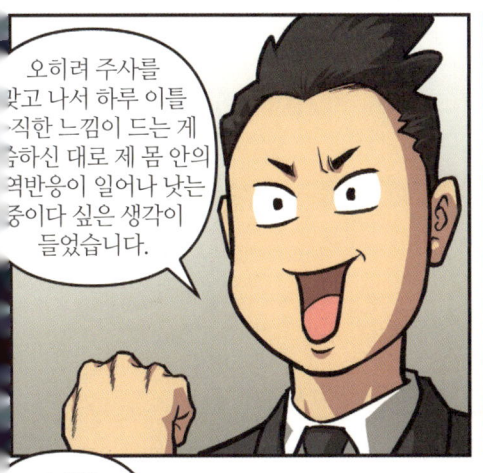
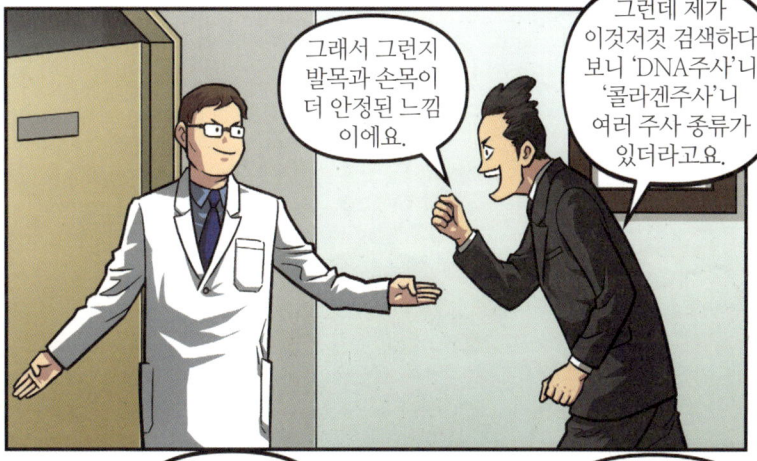
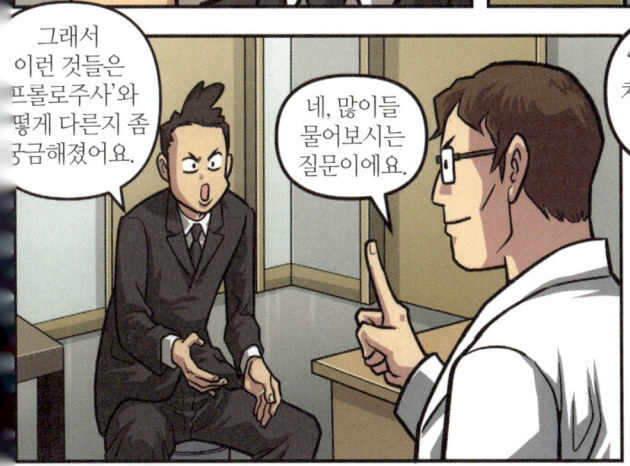
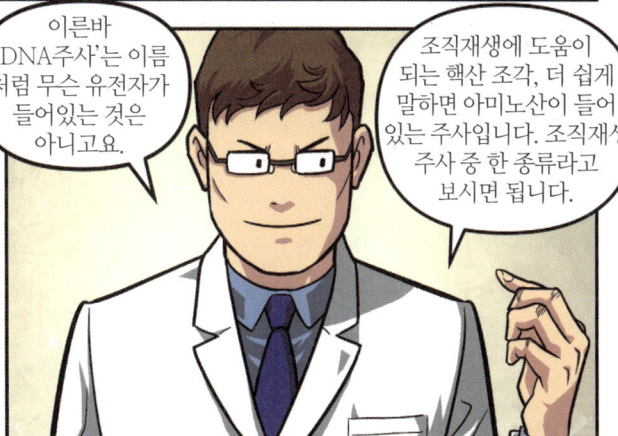

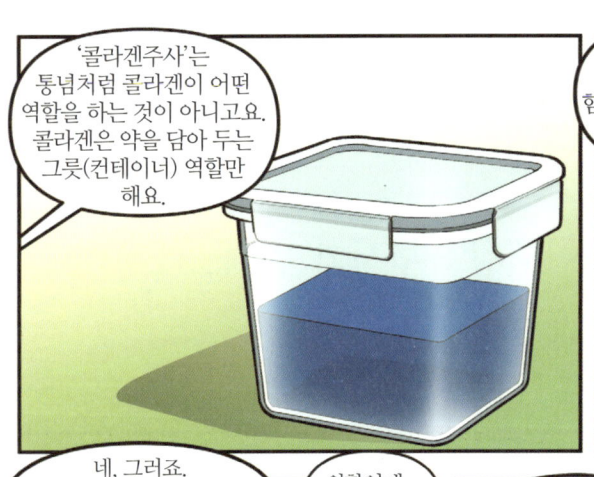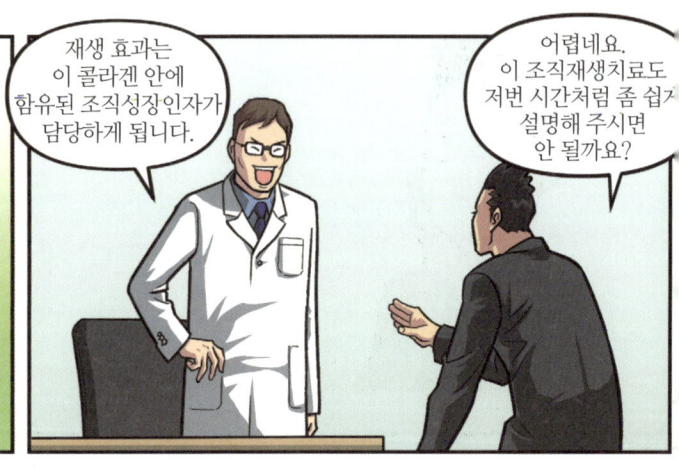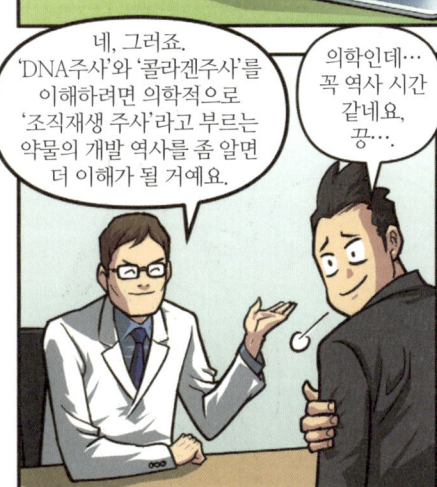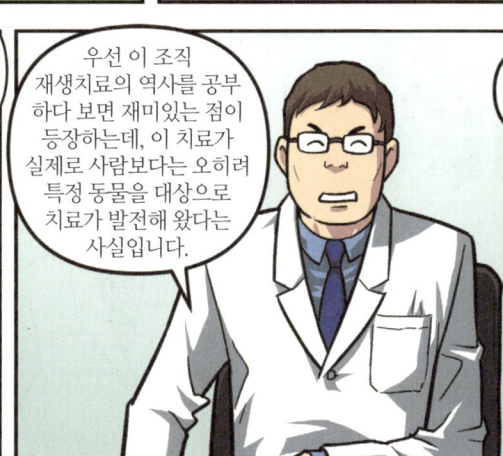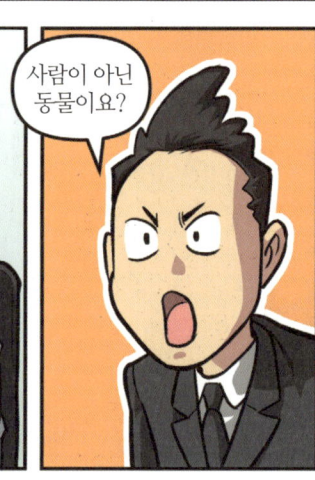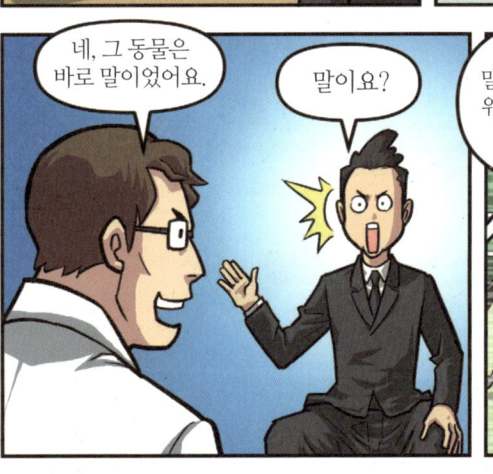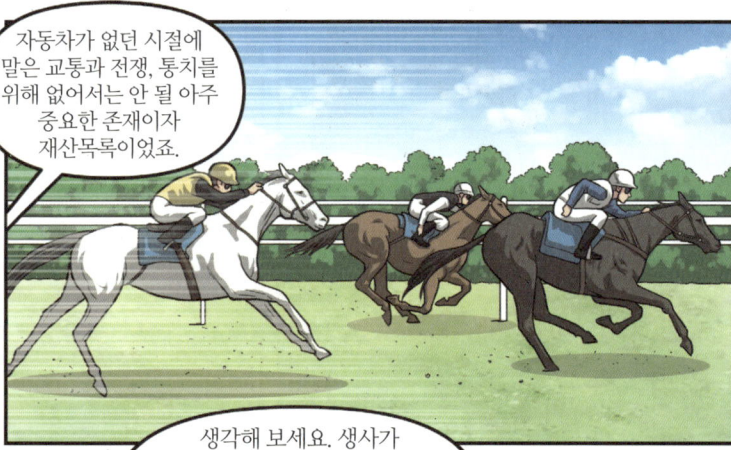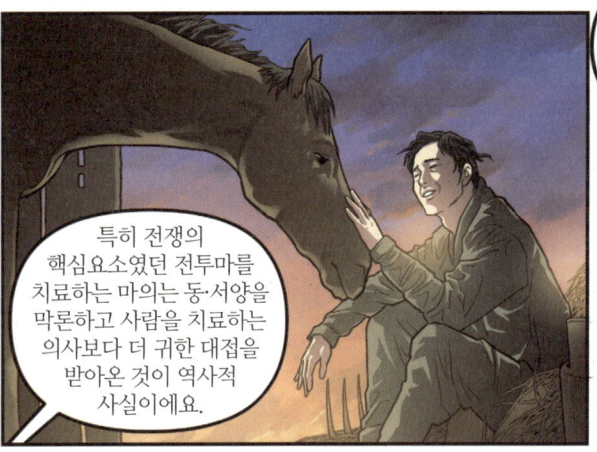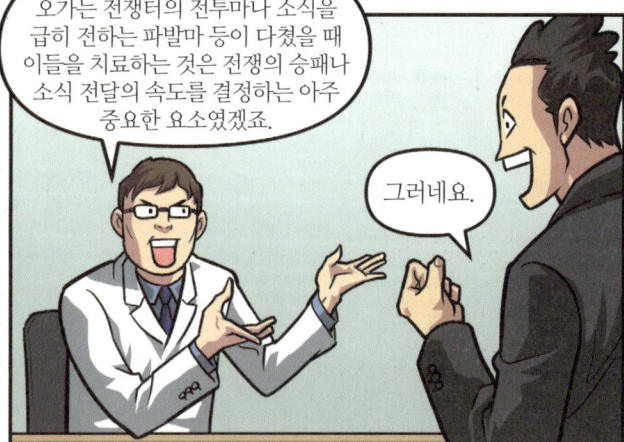

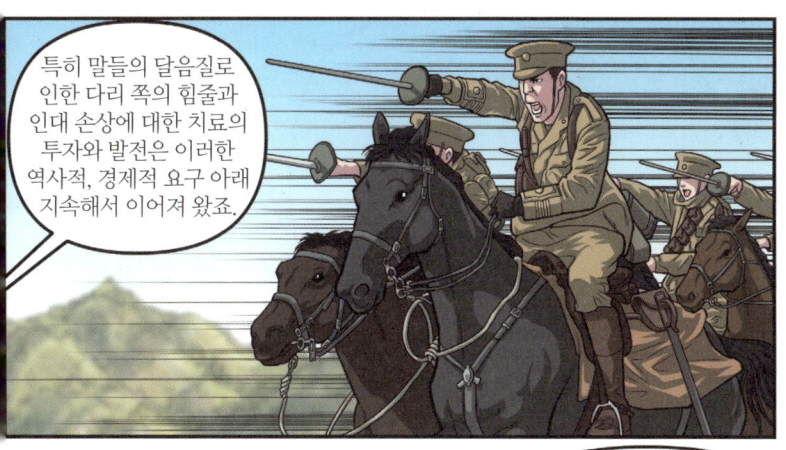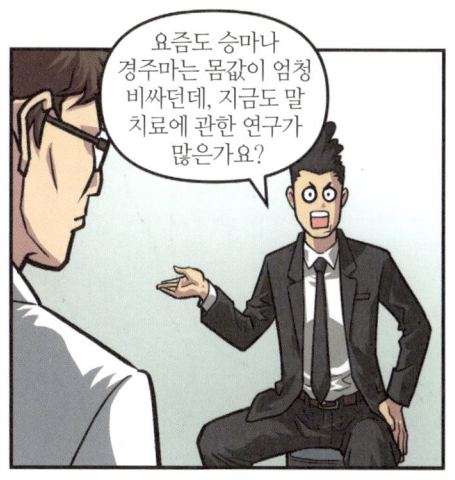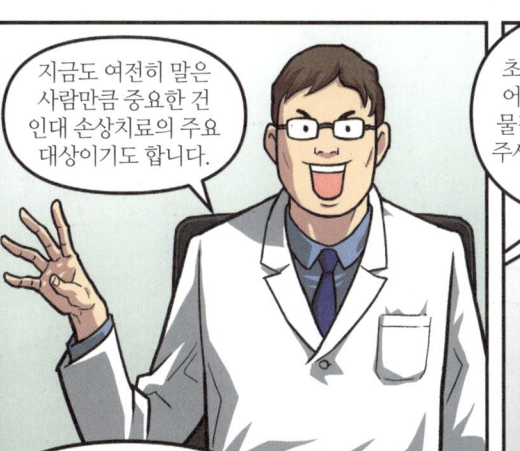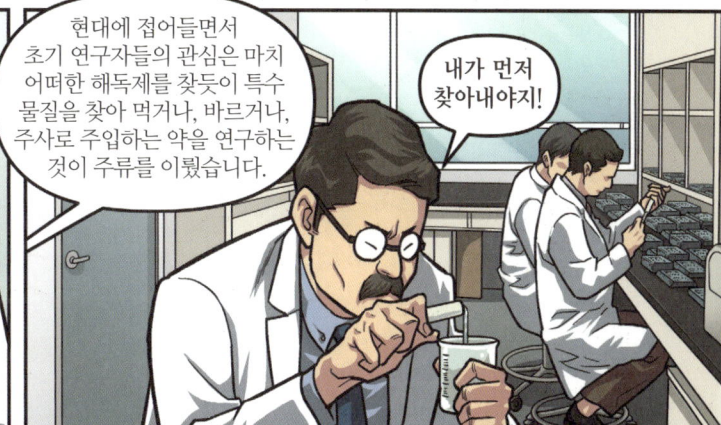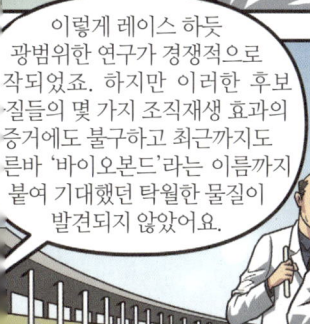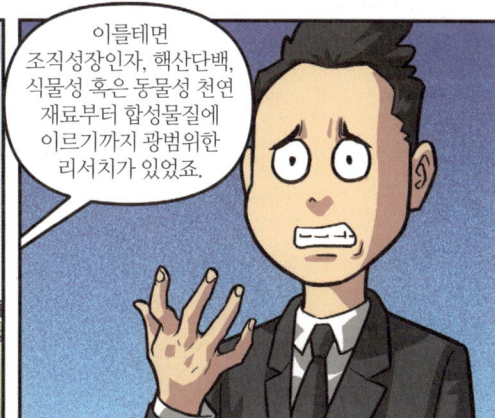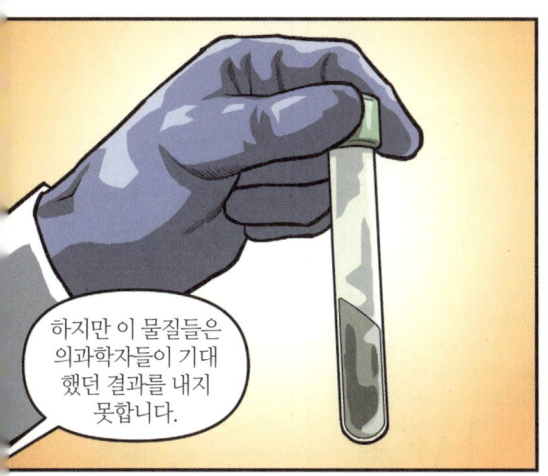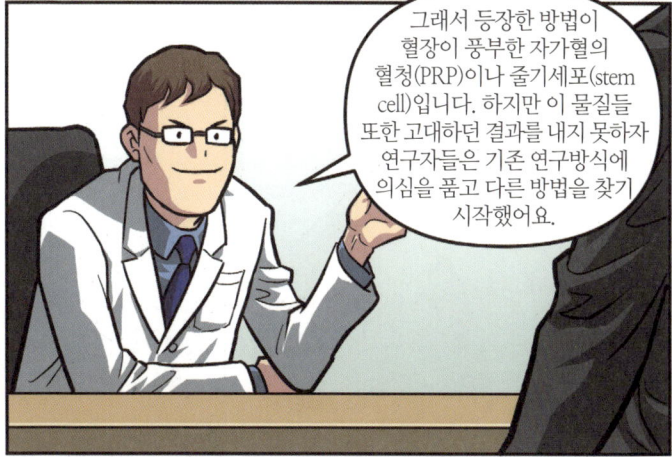

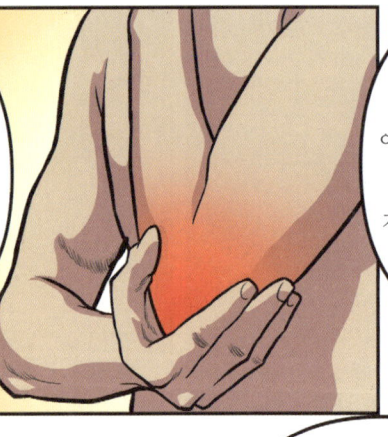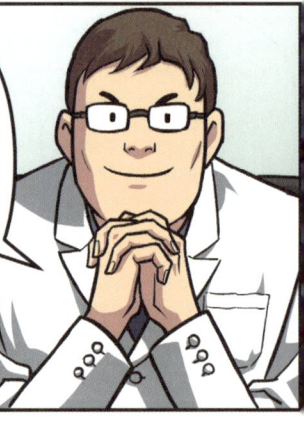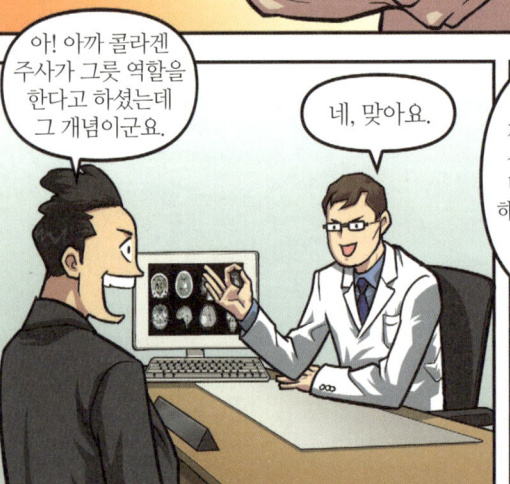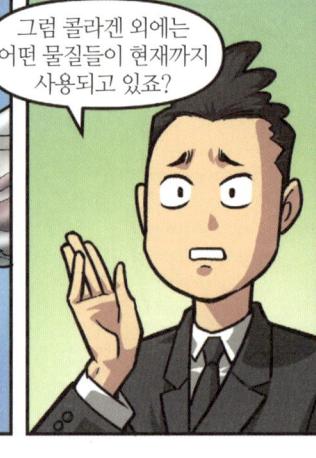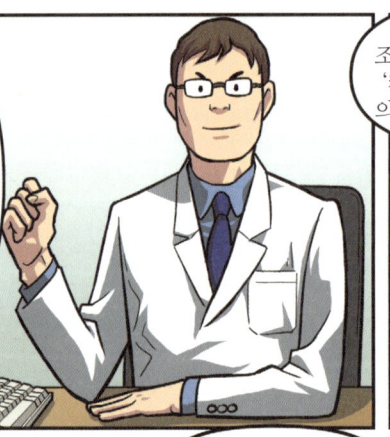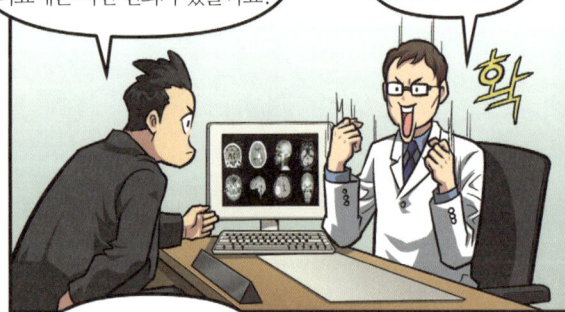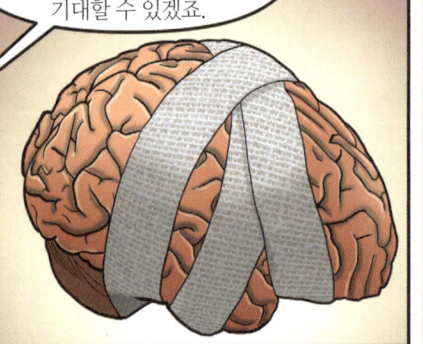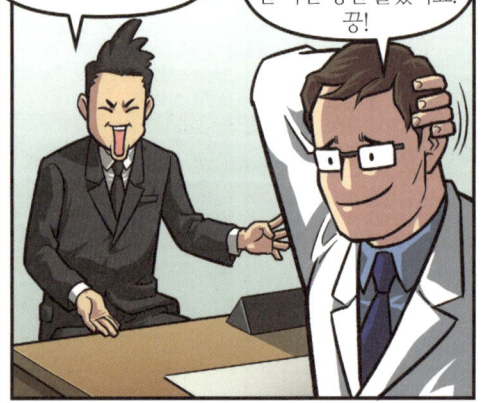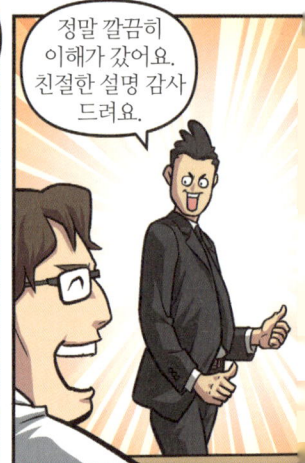

조직재생치료와 프롤로치료는 어떻게 다른가요?

프롤로치료는 주입된 포도당 조직 부위에 동원된 면역반응 때문에 조직의 상처가 자리 잡으며 회복되는 치료법입니다. 하지만 프롤로치료가 아닌 다른 조직재생치료는 또 다른 회복의 원리를 갖습니다. 생체 내에 자연적으로 존재하는 조직재생 및 성장인자를 직접 주입해 조직재생을 유도하는 방식을 사용합니다.

프롤로치료가 외부 이물질로 면역반응을 유도하는 방법을 사용한다면, 조직재생치료는 더욱 직접적인 조직의 재생 명령을 내리는 것으로 이해하면 됩니다. 하지만 이 조직재생치료도 실제로는 실험실에서 효과를 보던 것이 생체에서는 유의한 효과를 내지 못하는 경우가 많았습니다. 그래서 아직도 프롤로치료와 다른 조직재생치료법 사이에 뚜렷한 우열을 정하기는 어렵습니다.

하지만 프롤로치료와 조직재생치료를 스포츠에 비유한다면 스테로이드라는 선발 투수밖에 없던 야구팀에 심지어는 마무리 투수 역할까지 가능한 든든한 롱릴리프 중간 투수가 구해진 셈입니다.

여러 논란에도 불구하고 이 프롤로치료와 조직재생치료는 단지 급성 염증 및 통증 완화를 목표로 하는 기존 소염 치료의 패러다임에 종언을 고하고 반드시 향후 미래 근골격치료의 핵심이 될 가능성이 아주 크다고 봅니다. 그 이유는 손상 부위의 근본적인 재생과 회복을 유도하는 치료법이며 동시에 큰 부작용이 없습니다. 그래서 바로 이러한 접근이 시대적 요구에 맞는 제제이자 치료방식으로 받아들여지고 있습니다.

여러분들도 근골격 손상의 치료에 그저 고정하고 약만 먹는 수동적 치료에서 벗어나 적극적이고 직접적인 비수술 조직재생치료를 통해 건강과 기능을 회복하기를 바랍니다.

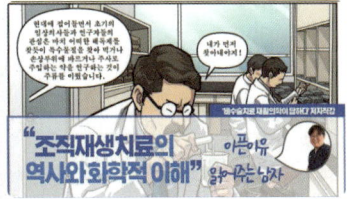

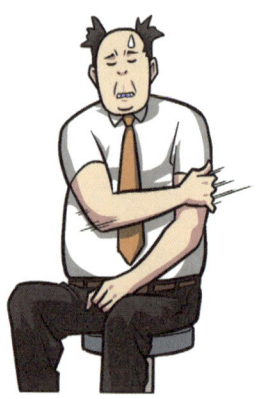

6화 테니스엘보치료의 잃어버린 퍼즐

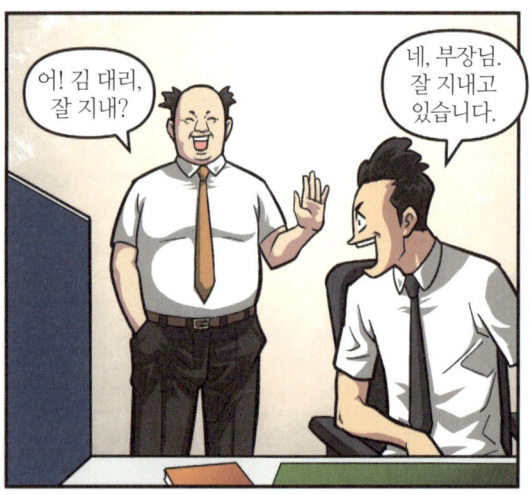
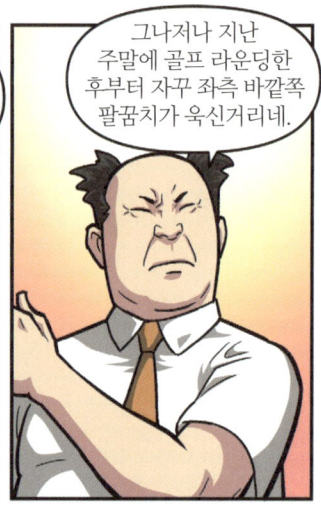
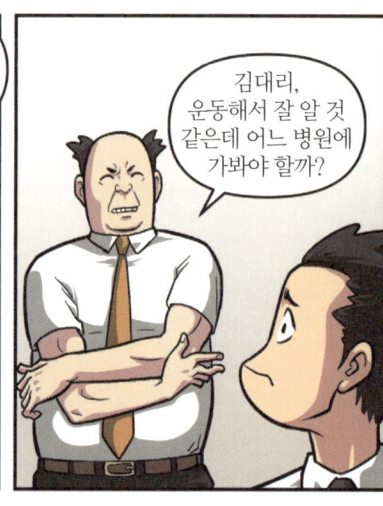
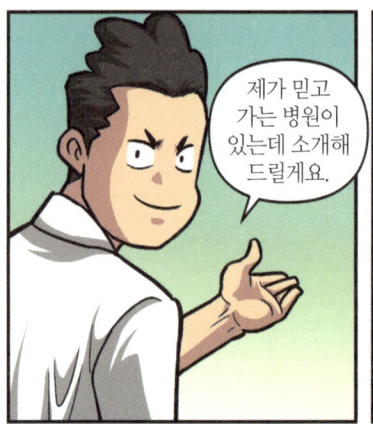
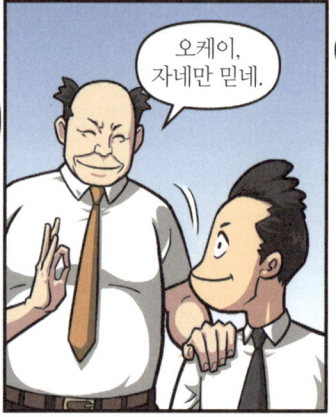
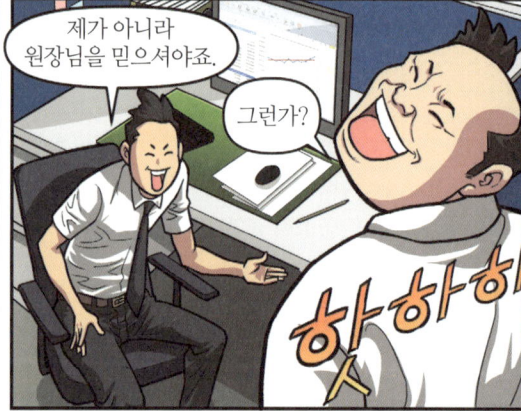
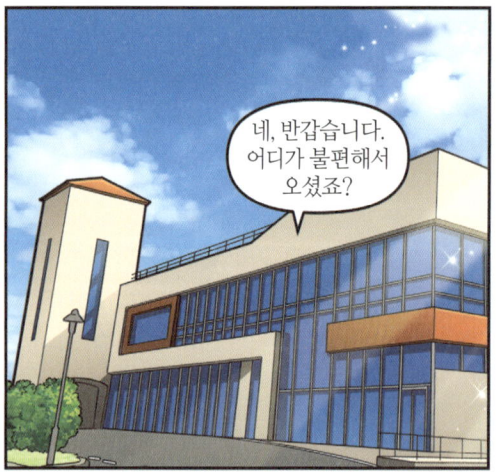
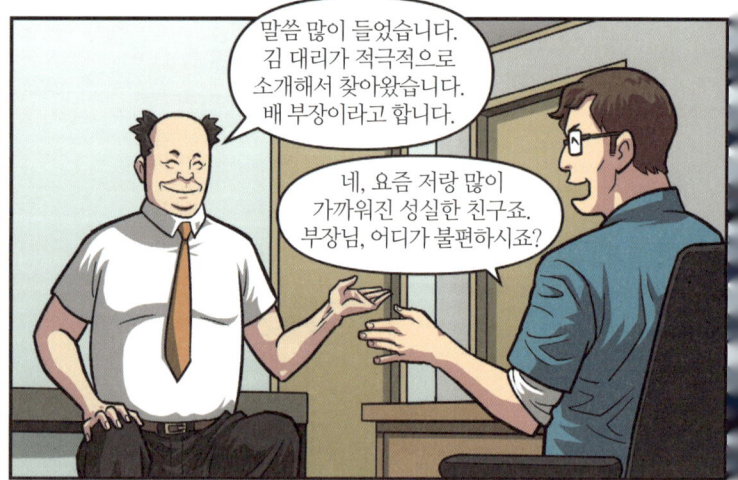

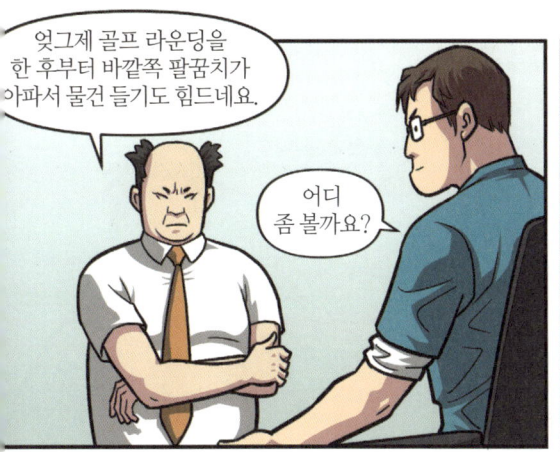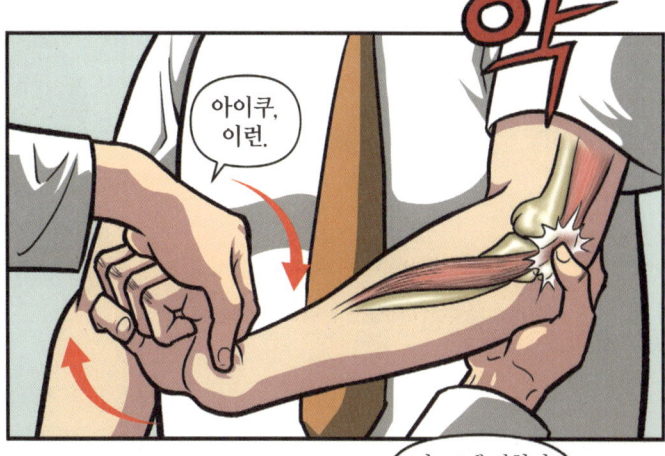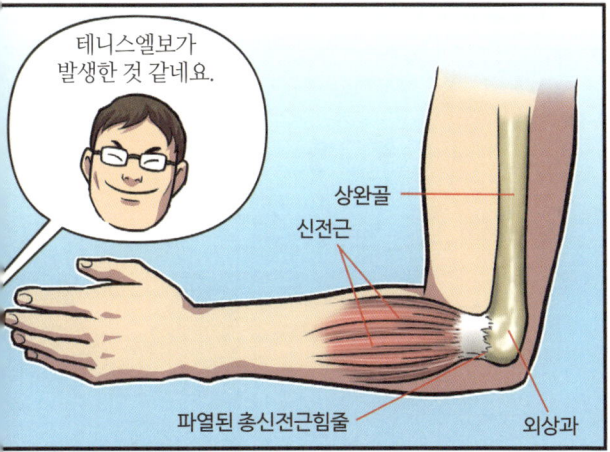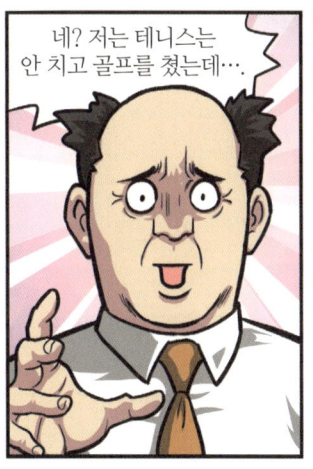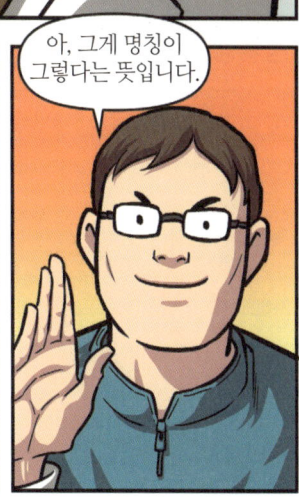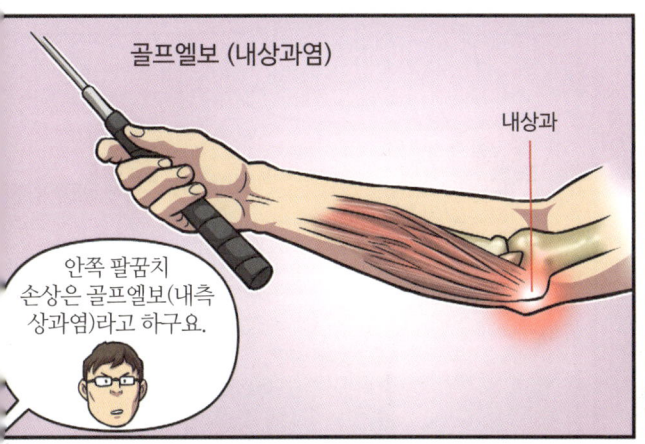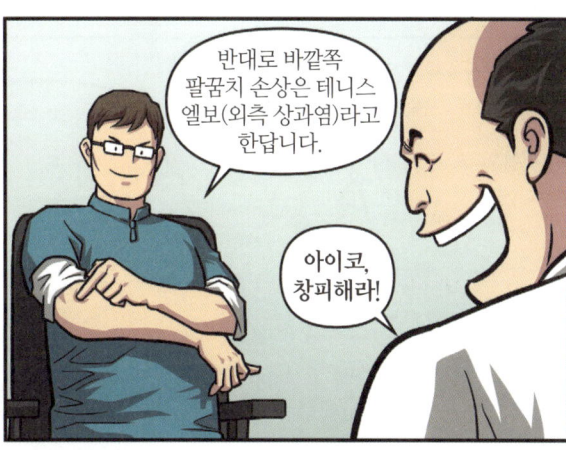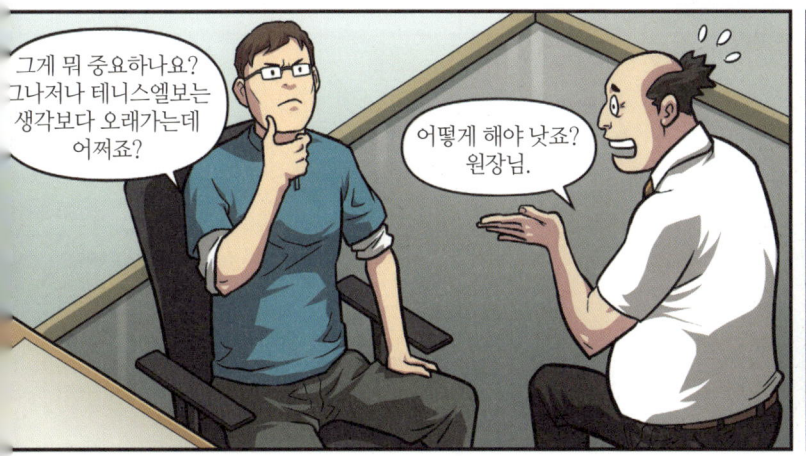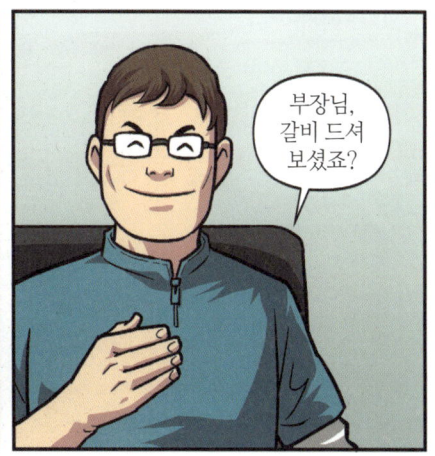

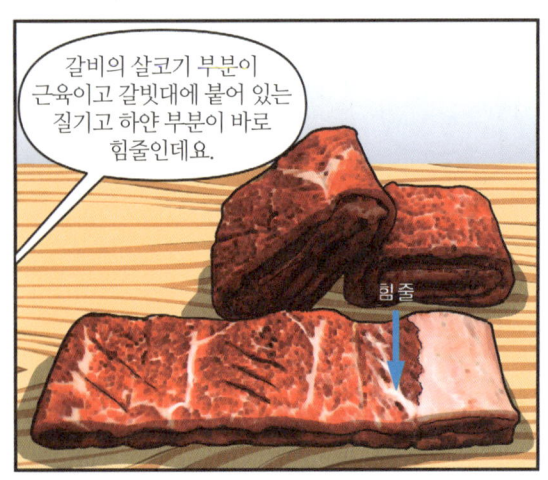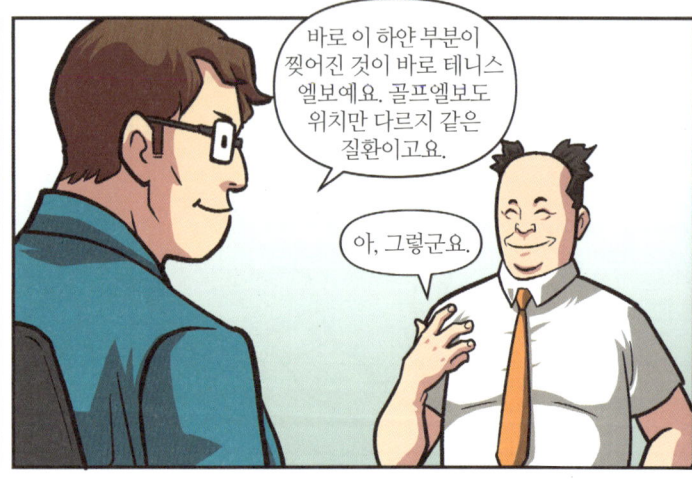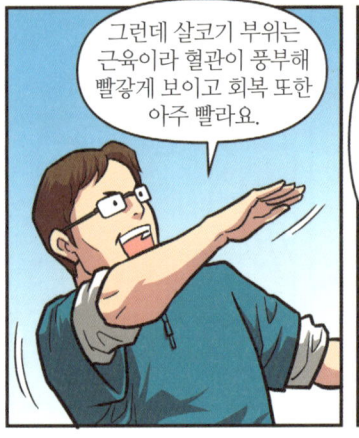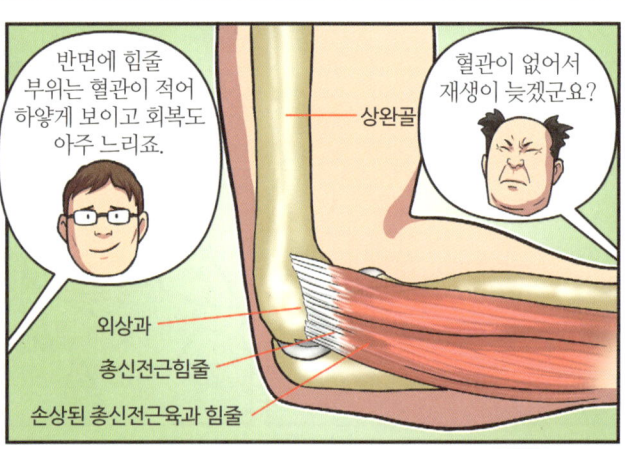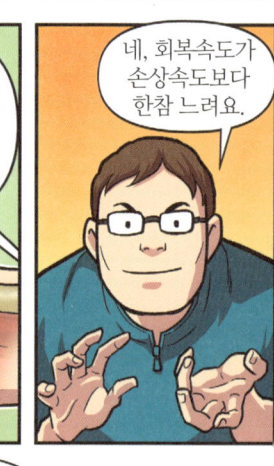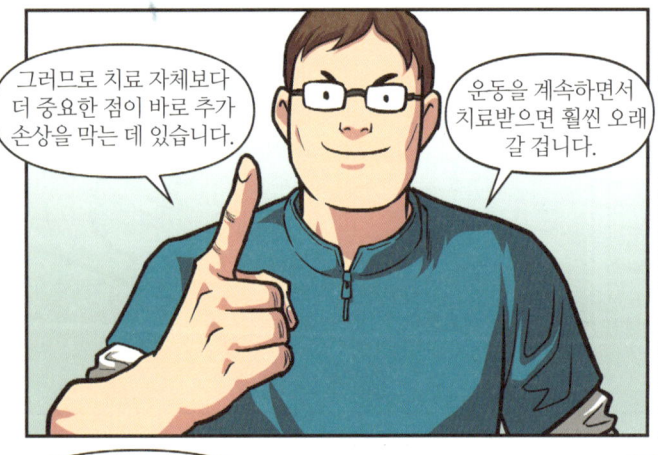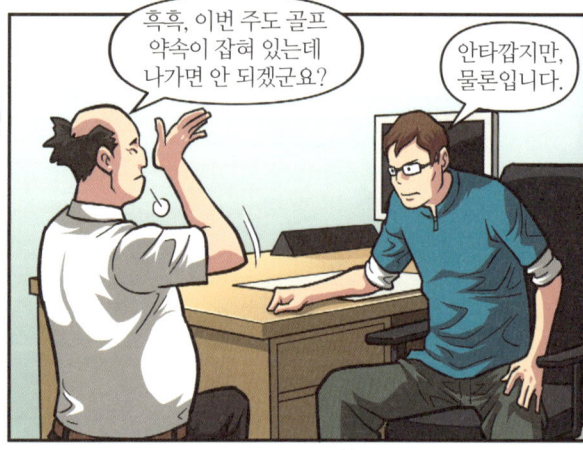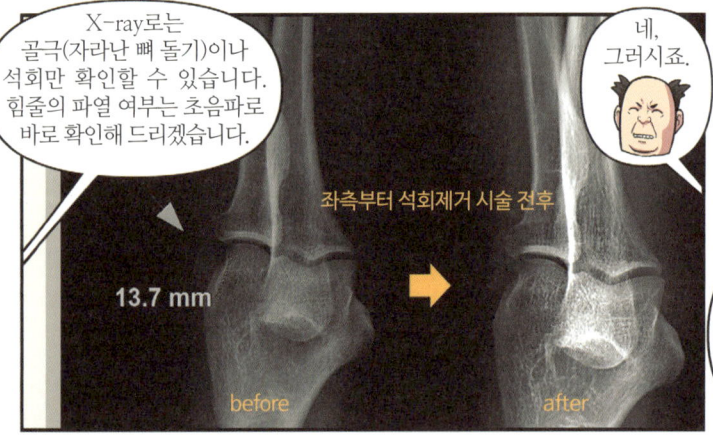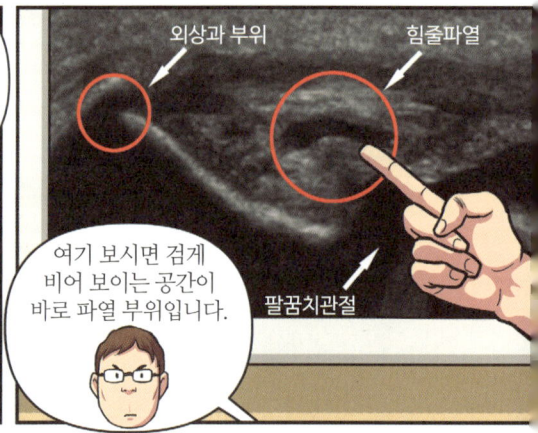

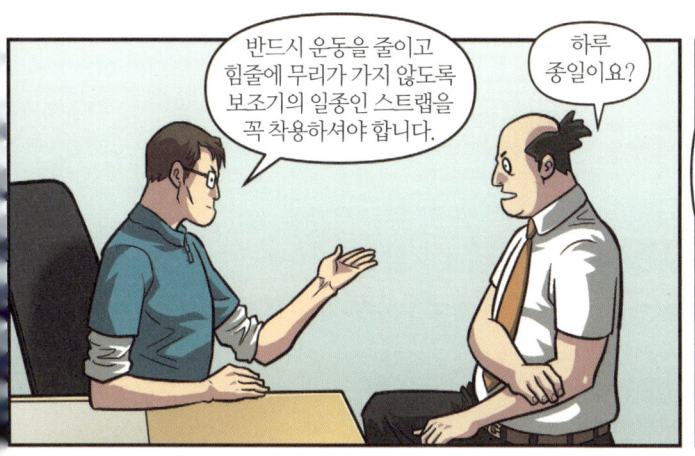
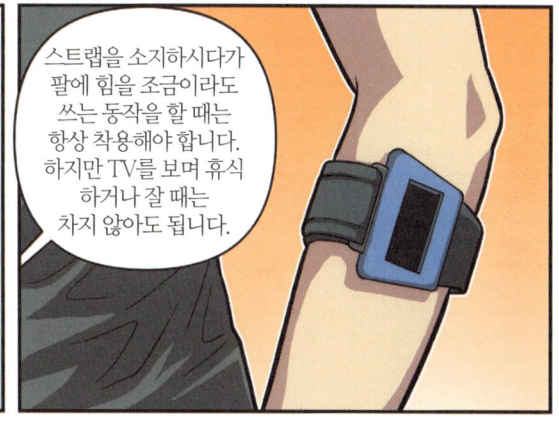
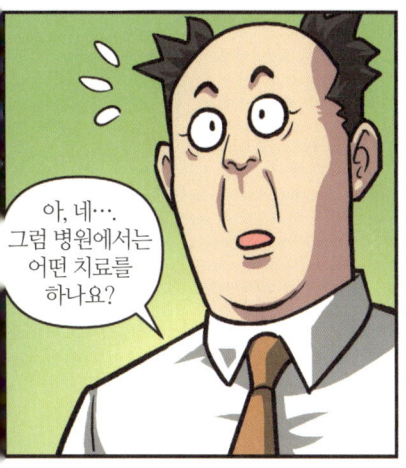
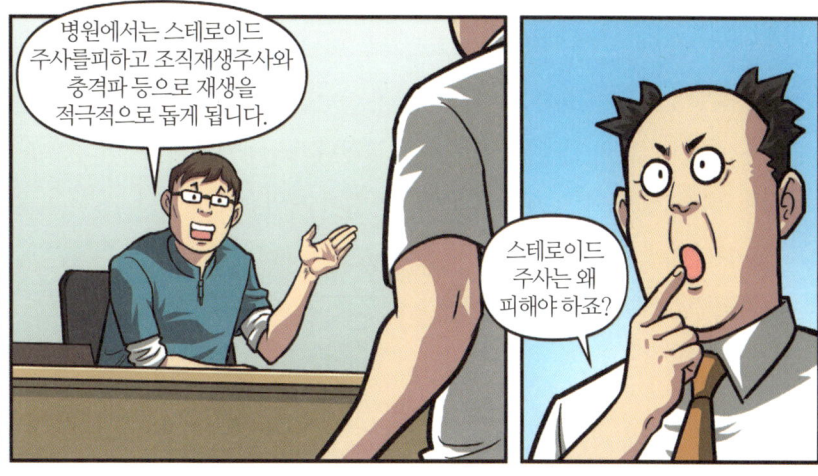
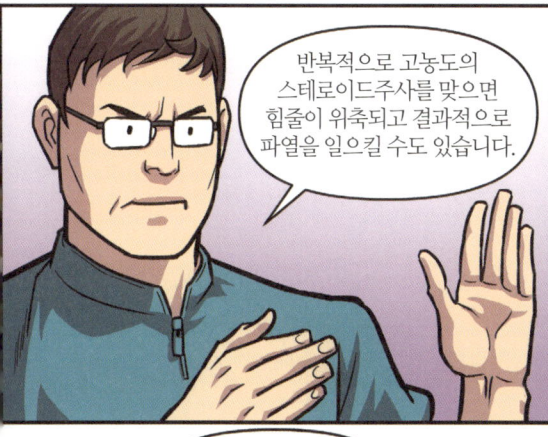
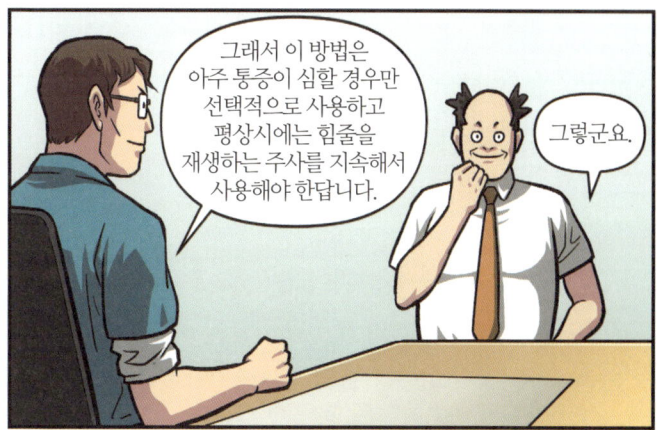
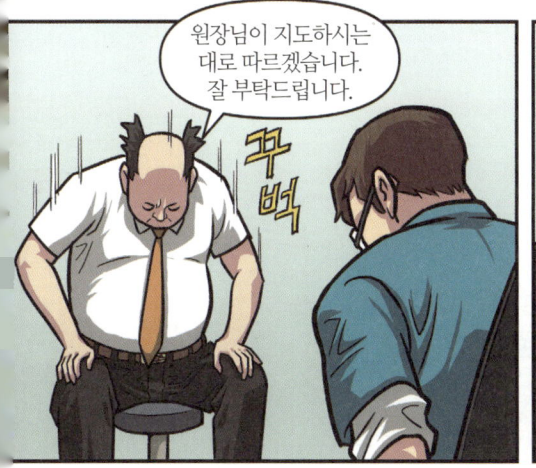
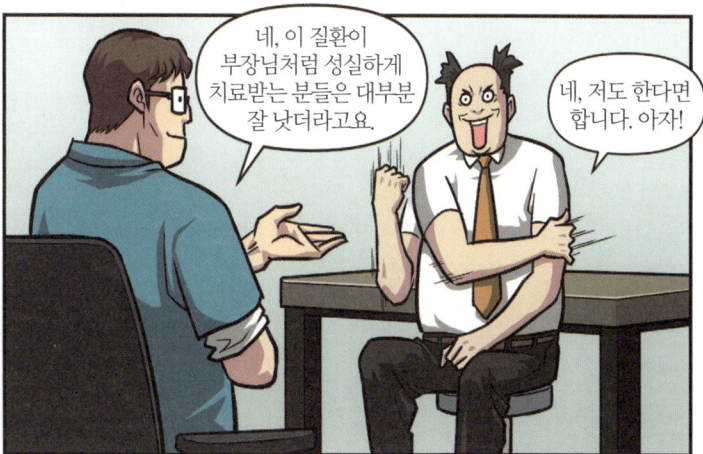

엘보치료의 개념이 완전히 바뀌었어요.

팔꿈치 외측 힘줄에서 서서히 시작되는 통증을 테니스엘보라고 합니다. 운동선수들뿐 아니라 팔을 많이 쓰는 직업을 가진 사람들, 주부들 사이에서도 많은 질병인데요. 사용할수록 악화를 겪고 잘 낫지도 않아 애를 태우는 질환으로 유명합니다.

테니스엘보라는 별명과 함께 외측 상과염이라는 정식 명칭을 가지고 있습니다. 그러나 최근 연구에 의하면 이 질환은 전혀 염증이 아니며 잘못 명칭되었다고 결론지어진 상황입니다. 이 상황을 주택 건축으로 비유해 보면 집에 화재가 발생한 것이 아니라, 집을 매번 짓다가 중단한 상태로 본다는 것입니다. 이처럼 이전에는 건물의 화재를 잡는 개념, 그러니까 염증에 대한 소염 치료를 해 오고 있었습니다만, 이것이 전혀 의미도 없으며 잘못된 접근이라는 점이 확인된 셈입니다. 게다가 소염제나 스테로이드주사의 부작용을 감수하면서까지 이러한 치료를 지속할 명분이 없다고 선언되고 있습니다. 스테로이드주사는 그 효과가 단기적으로는 뛰어나지만 주입된 힘줄 부위 약화와 위축을 초래하기 때문에 사용을 제한해야 하는 것이 맞습니다.

이러한 이유로 최근에는 이를 대신해 보톡스가 치료에 사용되고 있으며 그 효과도 뛰어납니다. 이는 팔꿈치 힘줄에 지나치게 걸린 장력이 반복손상을 일으킨다는 이해에서 출발합니다. 팔꿈치 힘줄의 장력과 긴장을 줄이고 손상을 줄여 자연적인 회복을 유도하는 방법으로 이해하면 됩니다. 건물에 화재가 발생한 것이 아니니 소화에 힘쓰는 것이 아니라 짓다가 만 건물을 끝까지 지을 수 있도록 걸림돌을 제거해 주는 방향으로 치료를 전환하는 것입니다.

보톡스 치료는 추가손상만 없다면 보통 1달에서 2달 후에는 80% 가까운 치료 성공 성적을 보여 주고 있습니다. 이렇게 긴장이 제거된 힘줄에 조직재생치료까지 첨가하고 가벼운 스트레칭을 통해 재활을 시행한다면 분명히 회복될 수 있다고 확신합니다.

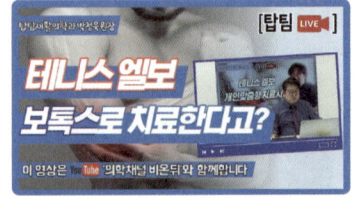

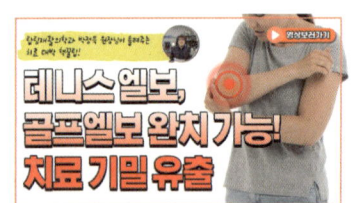

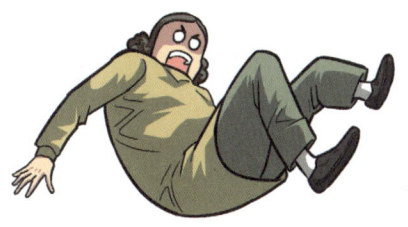

7화 이상한 허리 통증

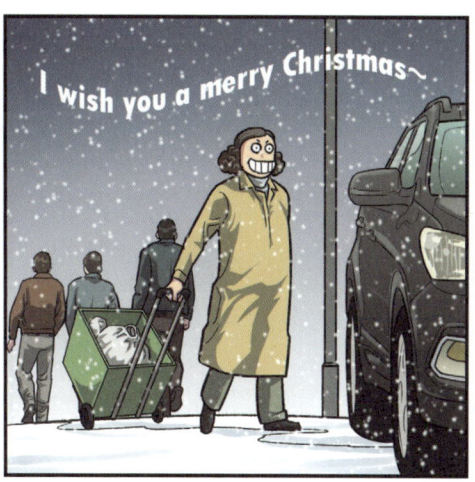
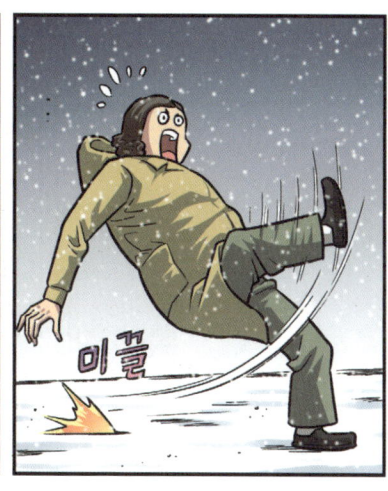
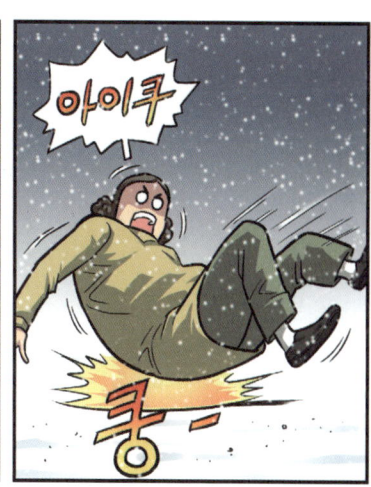
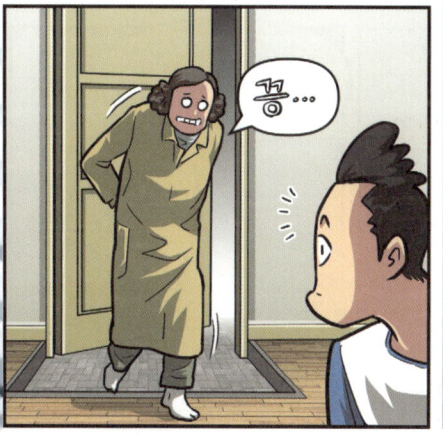
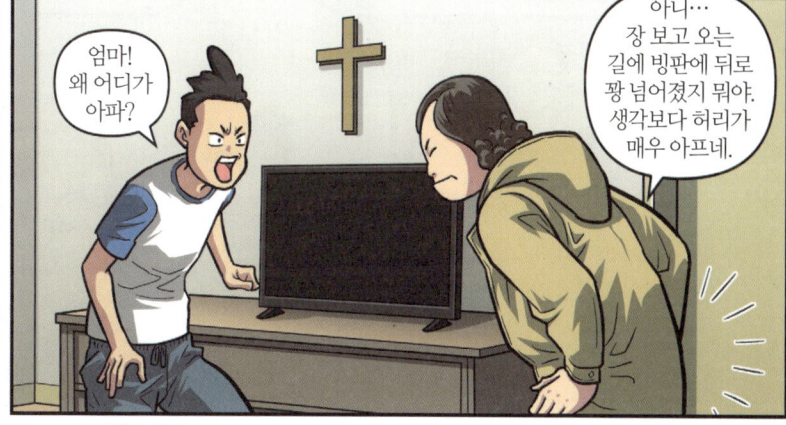
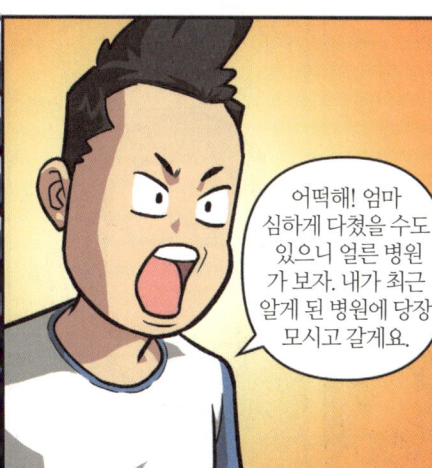
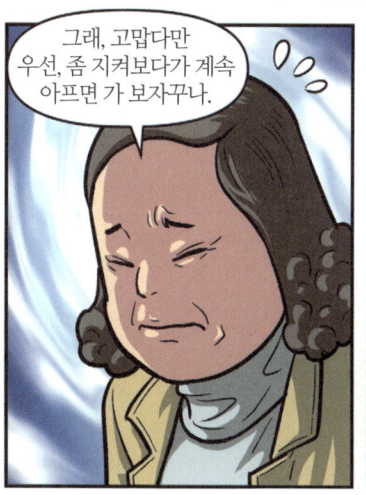
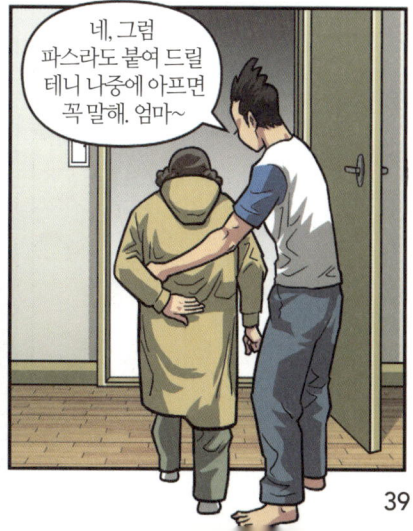

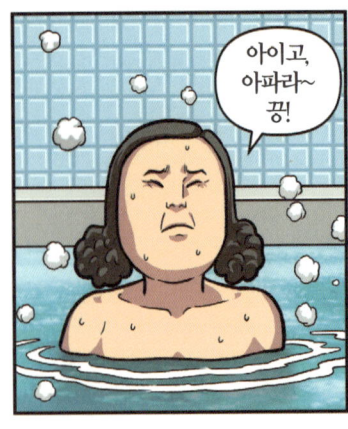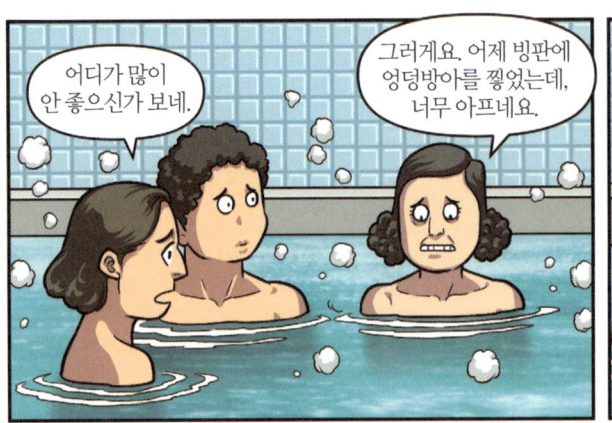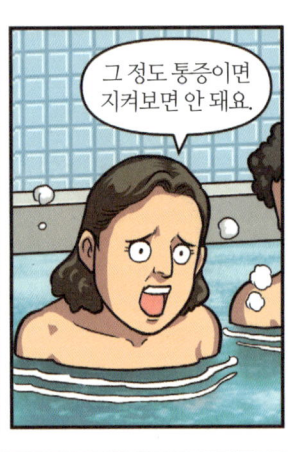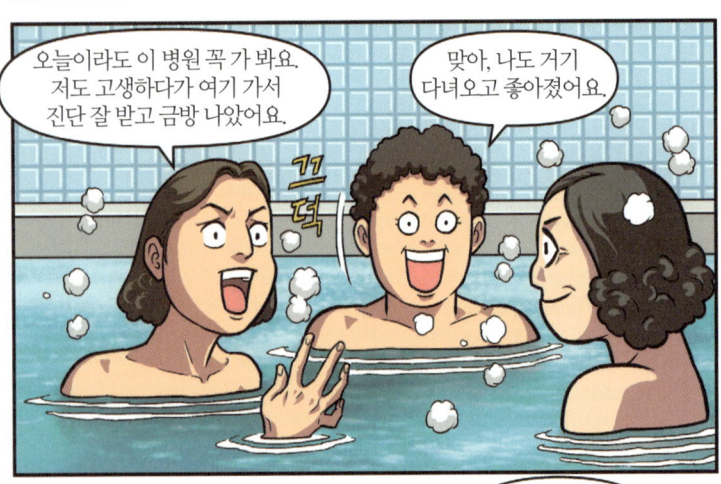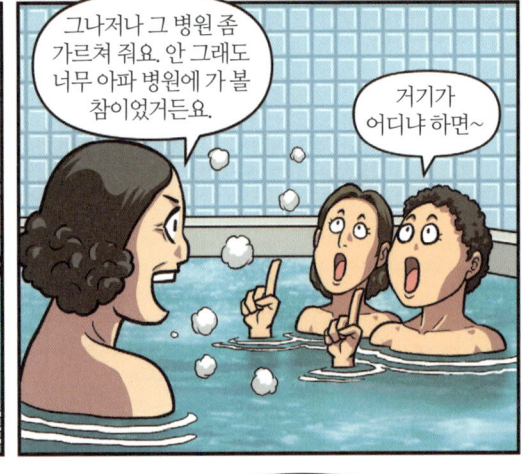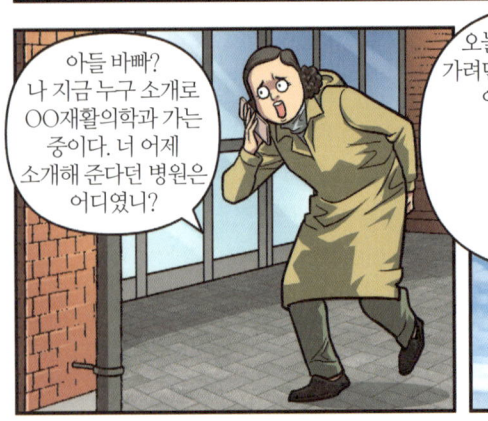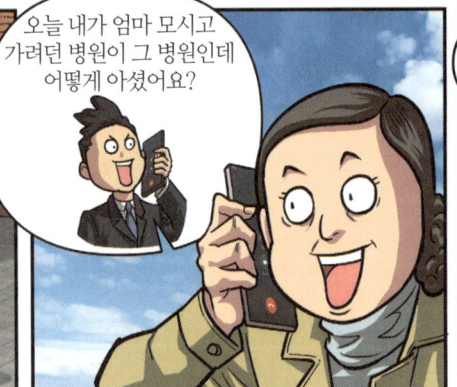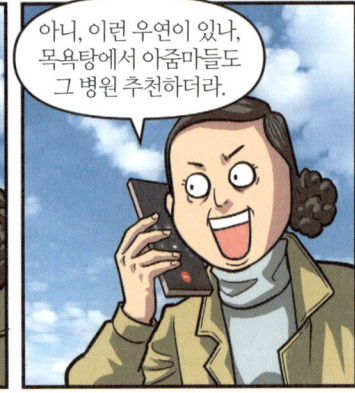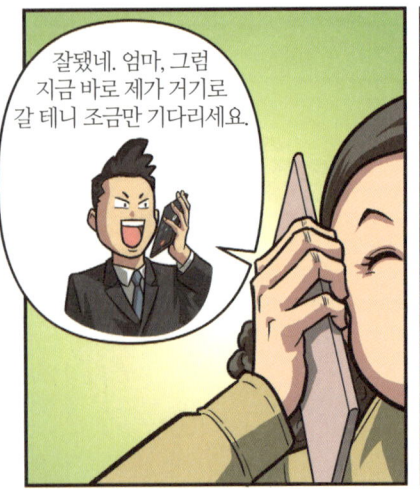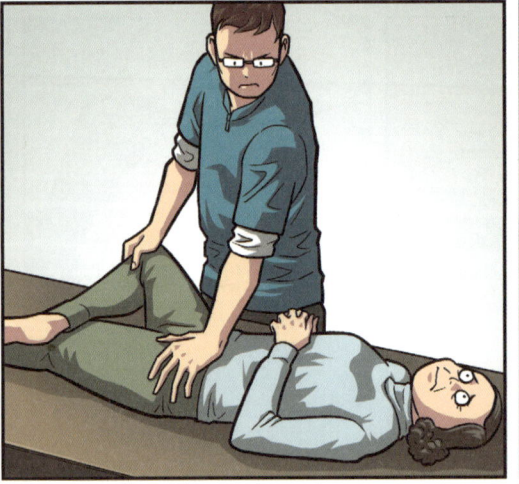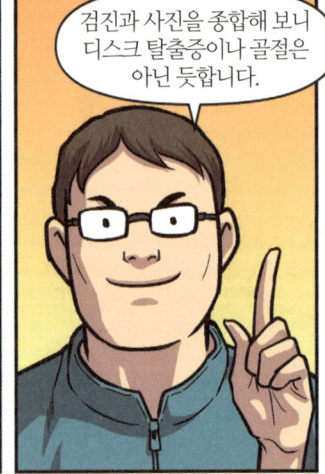

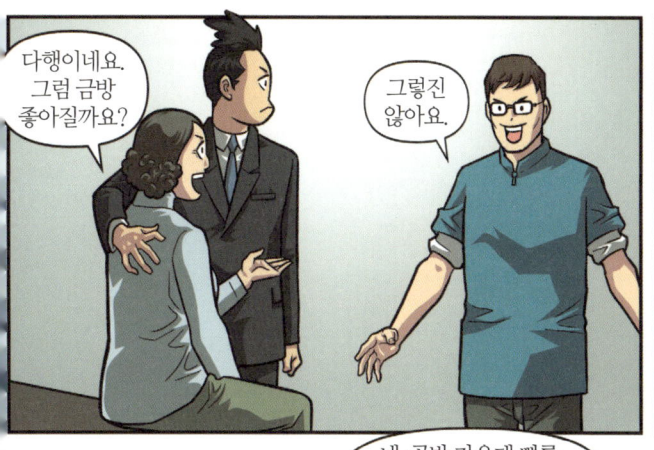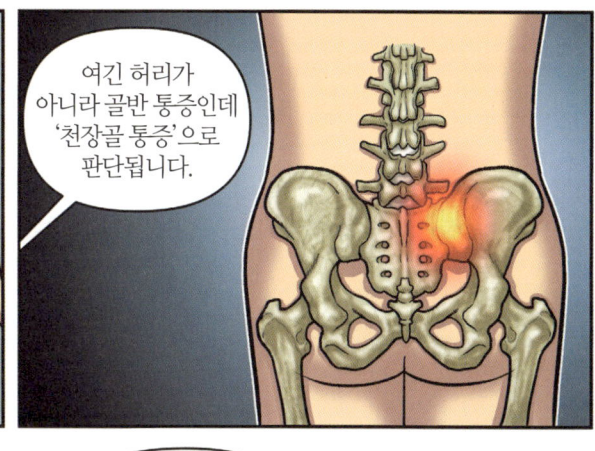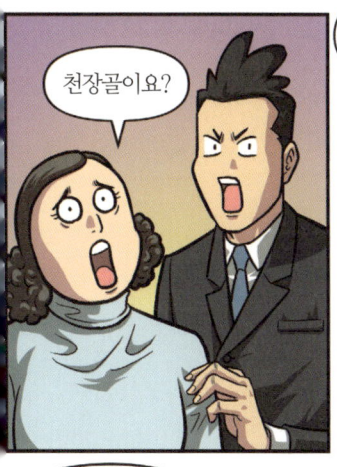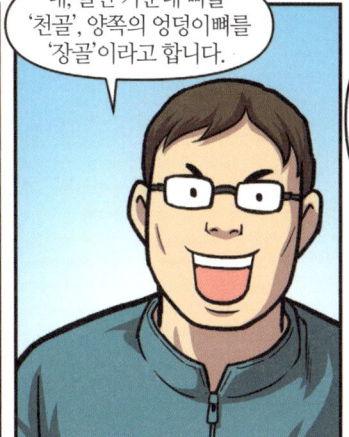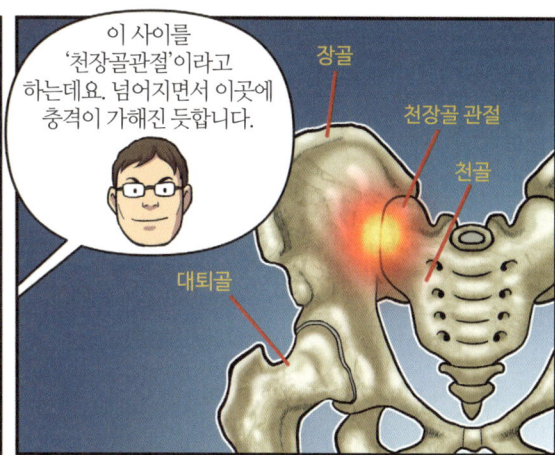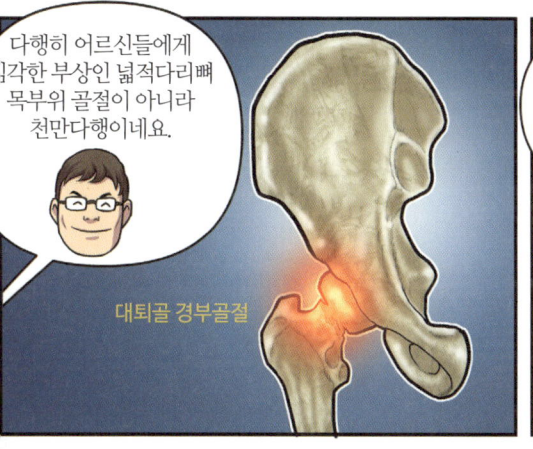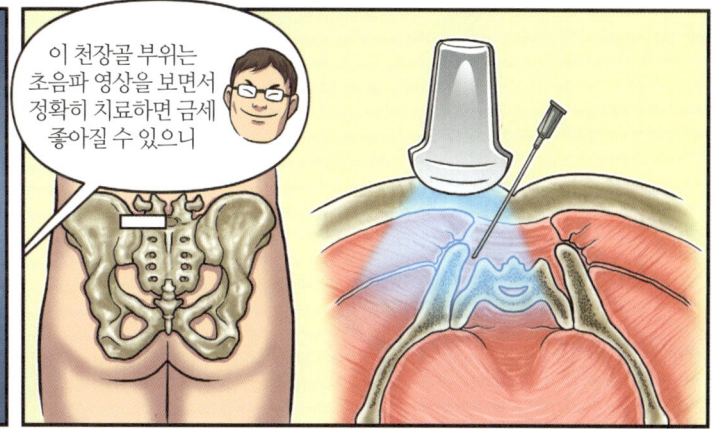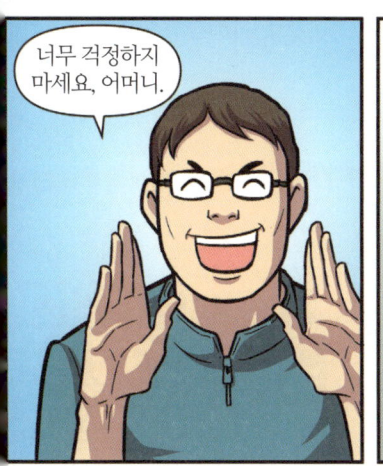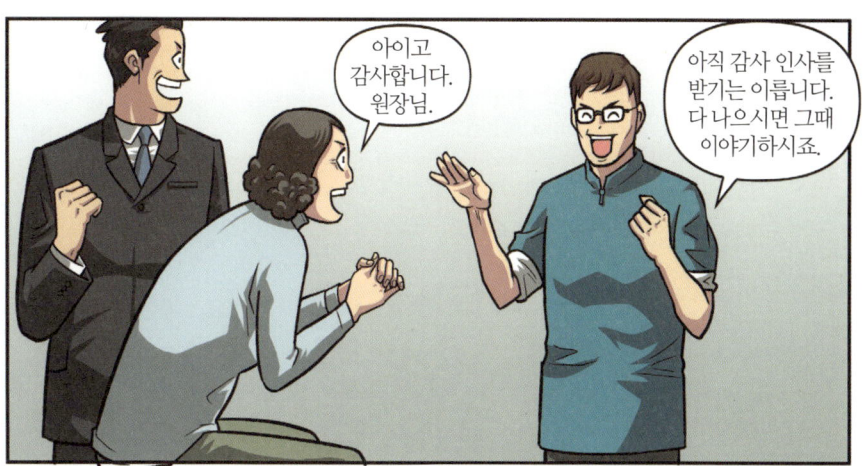

천장관절통은 왜 생기고 어떻게 치료하나요?

천장관절은 앉거나 설 때 체중을 지지하는 골반에 존재하는 견고한 관절입니다. 이 관절은 무릎 관절처럼 움직임은 크지 않지만 보행할 때 약간씩 앞뒤로 기울어지며 회전이 발생합니다. 하지만 좌우에서 약간의 기울임 차이만 있더라도 보행으로 반복되며 누적된 충격과 장력이 천장관절에 문제나 통증을 일으킬 수 있습니다.

천장관절의 통증은 사실 진단과 치료가 쉽지 않습니다. 우선 증상이 허리 추간판탈출증 혹은 좌골 신경통과 비슷하여 오진되는 경우가 많습니다. 또한, 영상을 촬영해도 잘 확인이 되지도 않습니다. 숙련된 전문의가 아니면 정확한 주사치료를 시행하기도 쉽지가 않습니다. 그러다 보니 장기간 이 질환을 겪으면서 제대로 된 진단과 치료를 받지 못하는 경우가 많은 것이 사실입니다.

만약 천장관절 통증이 맞다고 진단받았다면 두 가지 접근이 필요합니다. 우선은 천장관절 부위의 염증을 억제하는 정확한 주사치료가 필요합니다. 그리고 이를 통해 통증이 크게 해결되었다면 이제 단지 지켜보아서는 안 됩니다. 천장관절 주변의 불안정한 인대를 회복시켜주는 프롤로주사와 골반 및 척추 강화 운동을 통해 안정성을 다시 확보해야 합니다.

수기로 골반 배열을 교정해도 증상이 호전되긴 하지만 지속적인 비틀림 구조로 통증이 재발하기 쉬우므로 짧아진 인대나 근육을 이완시키거나 약해진 근육을 강화하는 운동이 더 바람직한 치료입니다. 나아가 다리 길이가 차이나 심각한 비대칭이 있으면 전신 척추 사진과 보행검사를 받은 뒤 치료용 깔창을 처방받아 신체 대칭을 맞추는 방법을 강력히 추천합니다. 만약 이렇게 치료해도 통증이 지속될 때는 요천추 후관절 질환이나 이상근 증후군 등에 의한 좌골 신경통 및 고관절 질환 등에 대한 감별이 필요합니다.

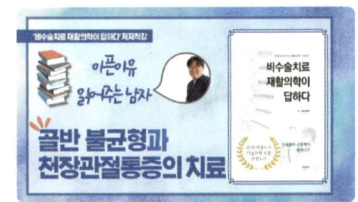  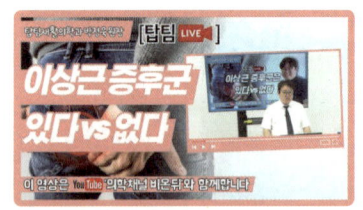 

PART 2

"아들아, 네가 막 전문의가 되었다고 해서 전문가가 되었다고 착각하지 말길 바란다.
이제 막 돌팔이에서 벗어났다고 생각하고
더 겸손하게 정진해 진정한 전문가로 성장하기를 바란다."

– 아들이 전문의 자격을 취득한 당일 박 원장 부친이 주신 가르침

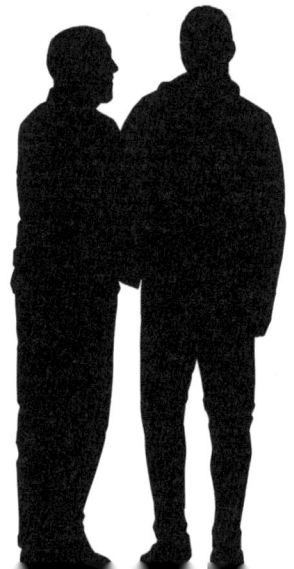

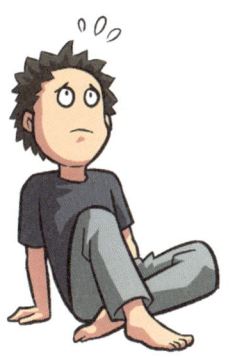

8화 성장통은 없다?

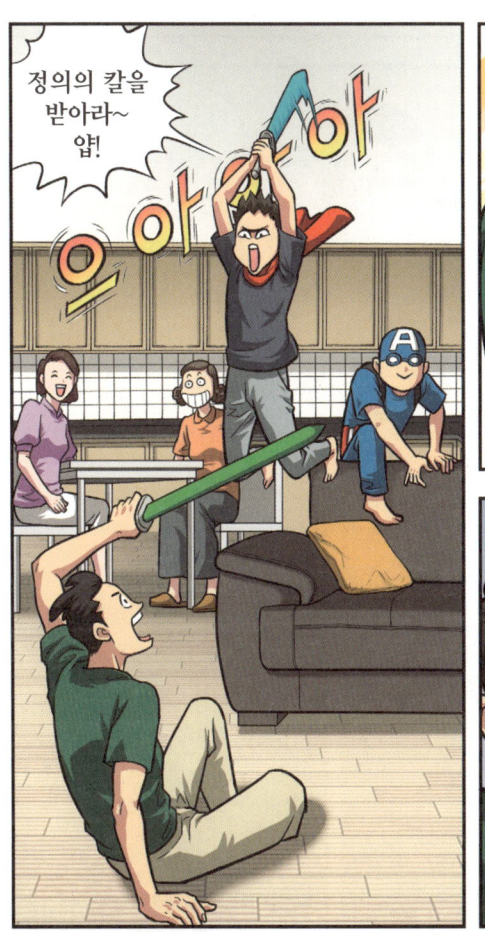
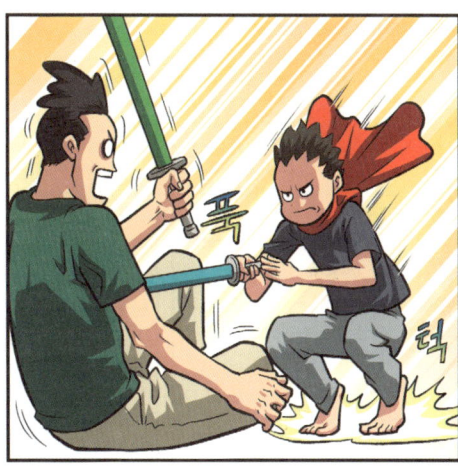
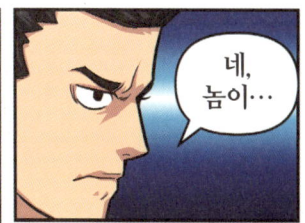
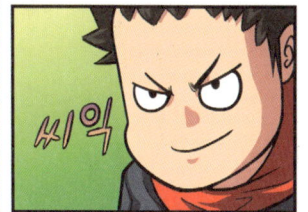
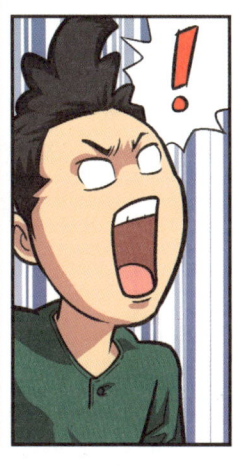
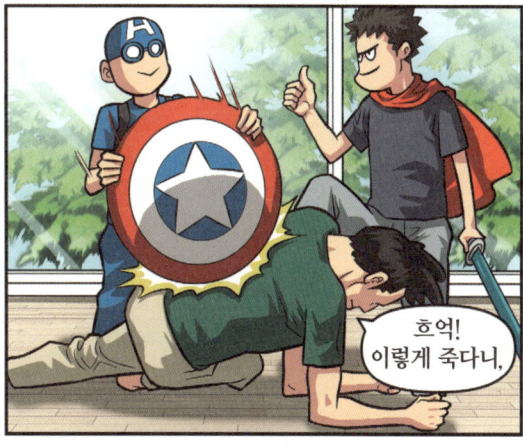
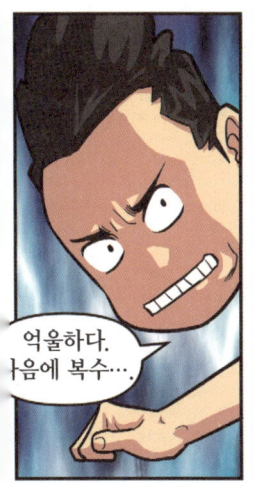
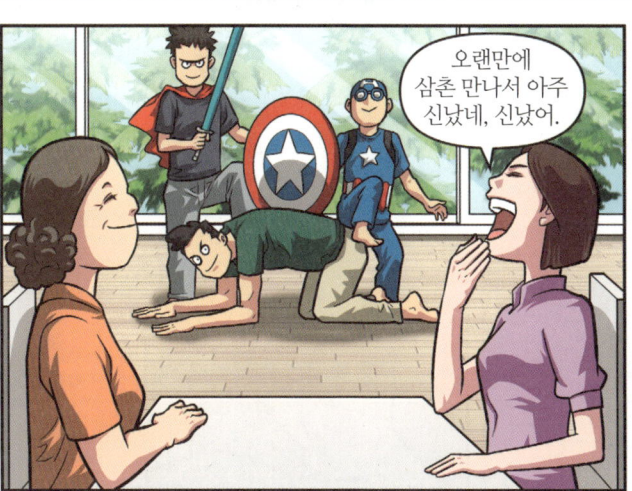
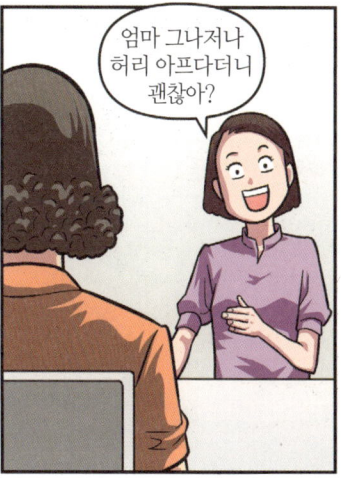

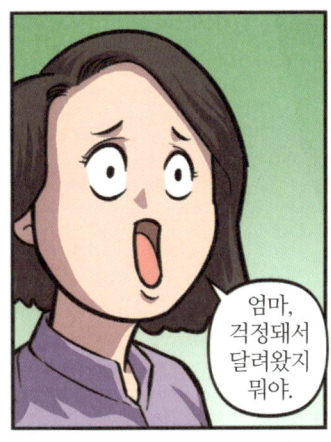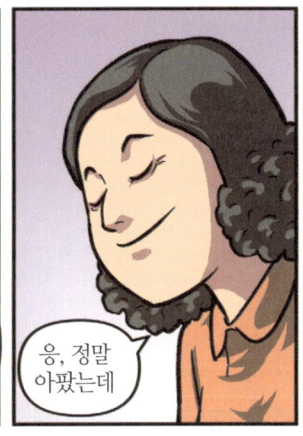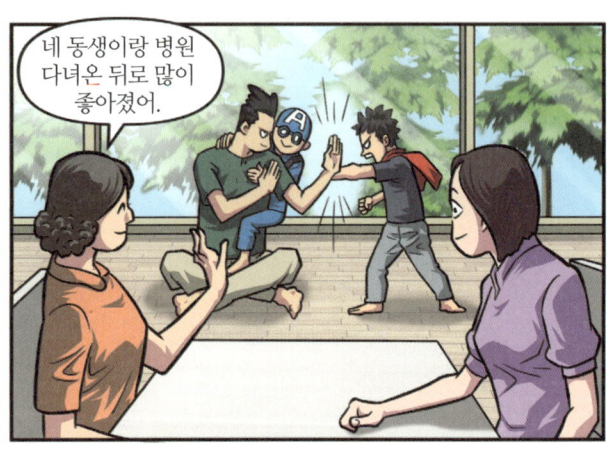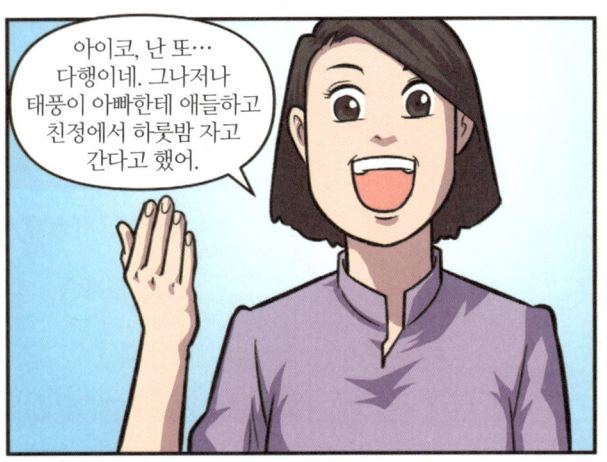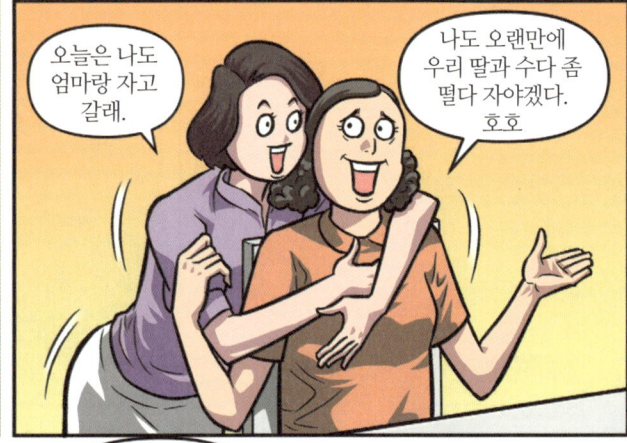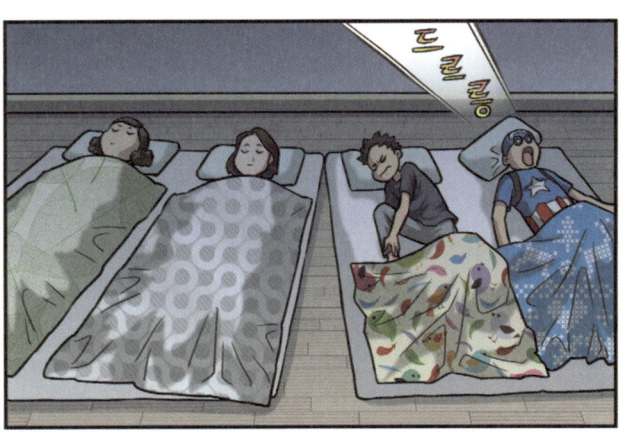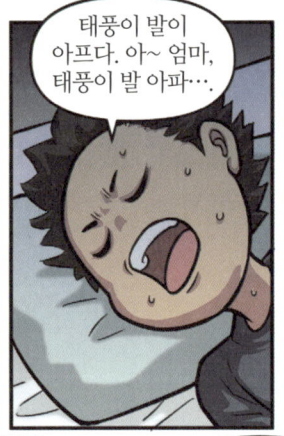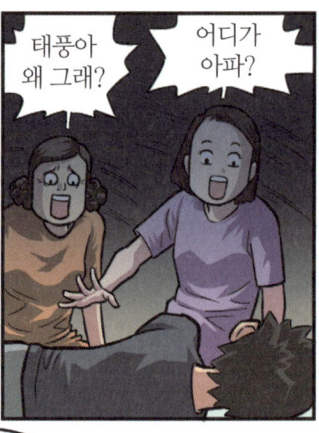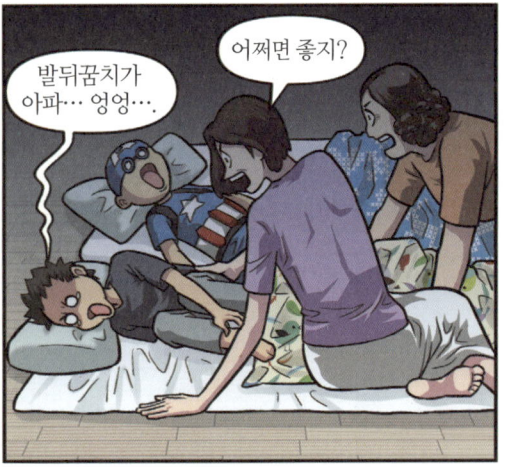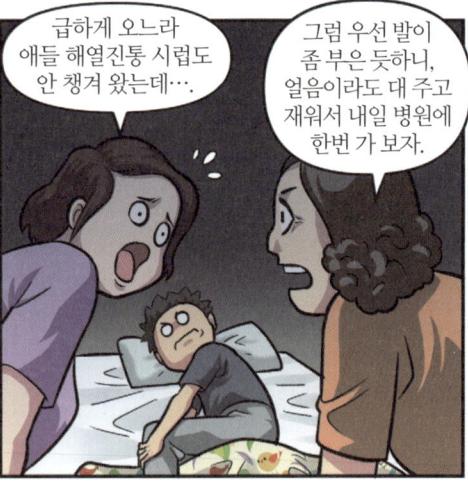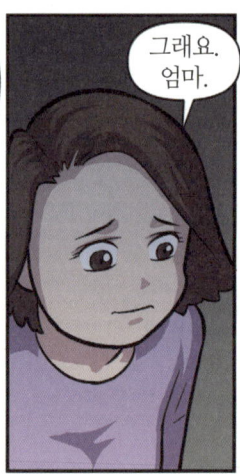

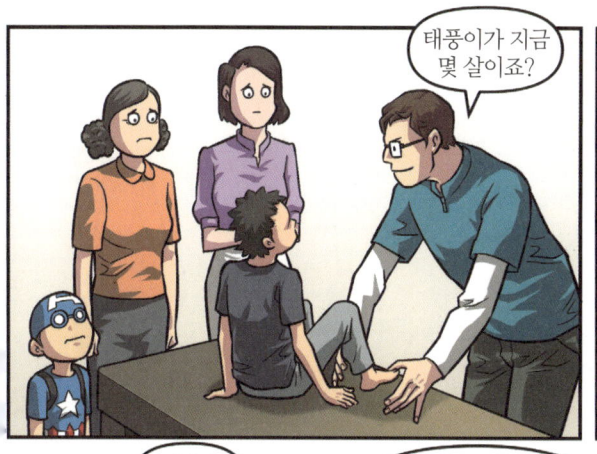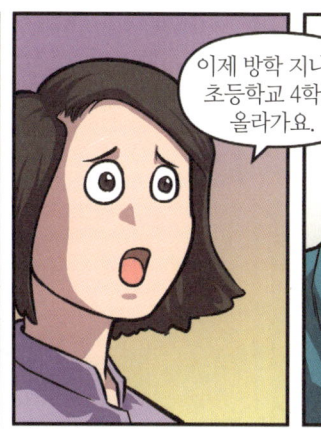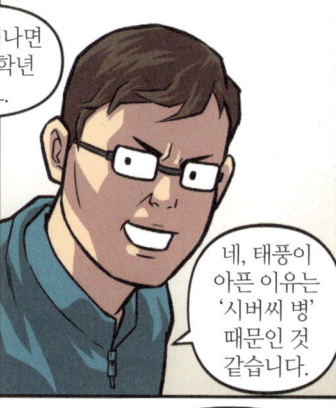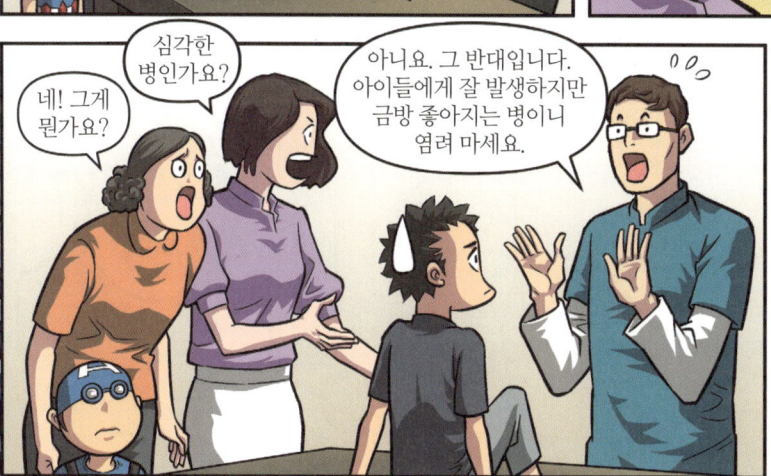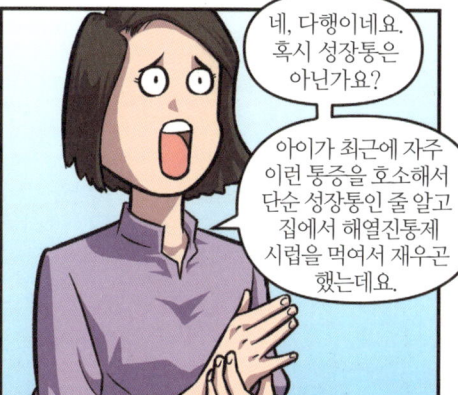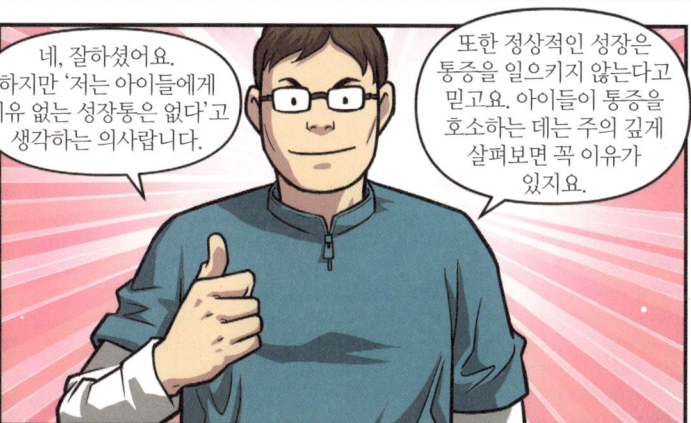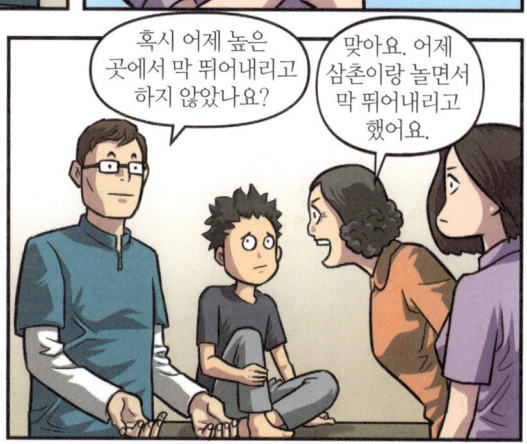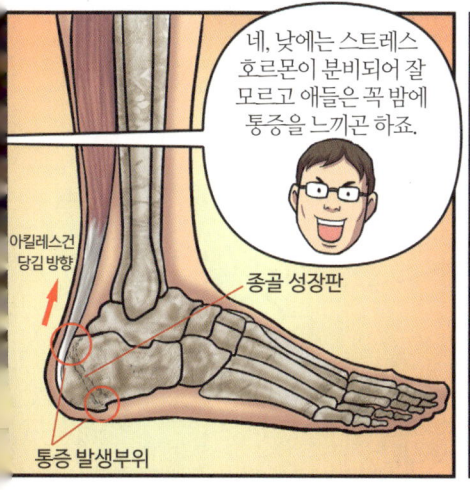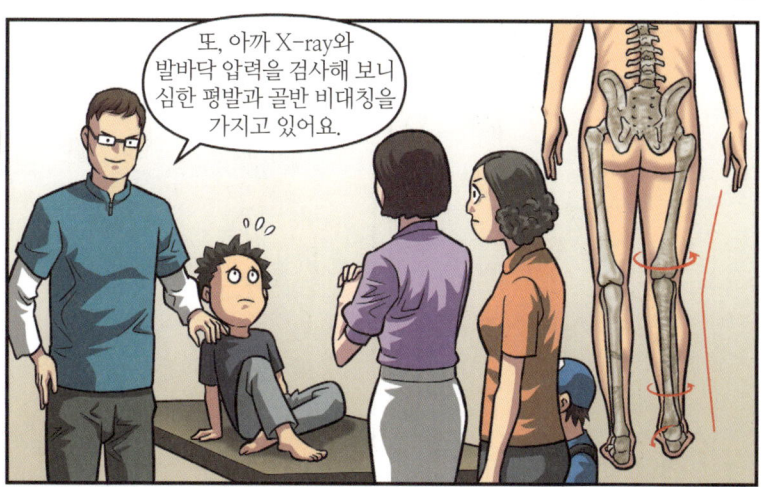

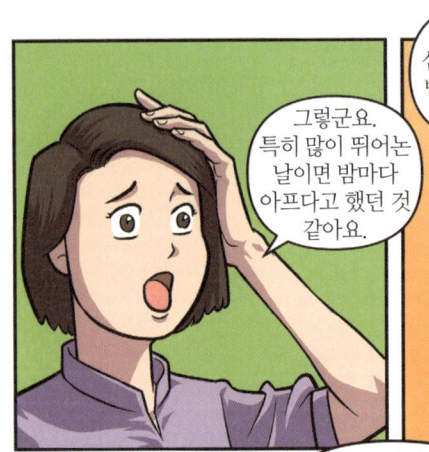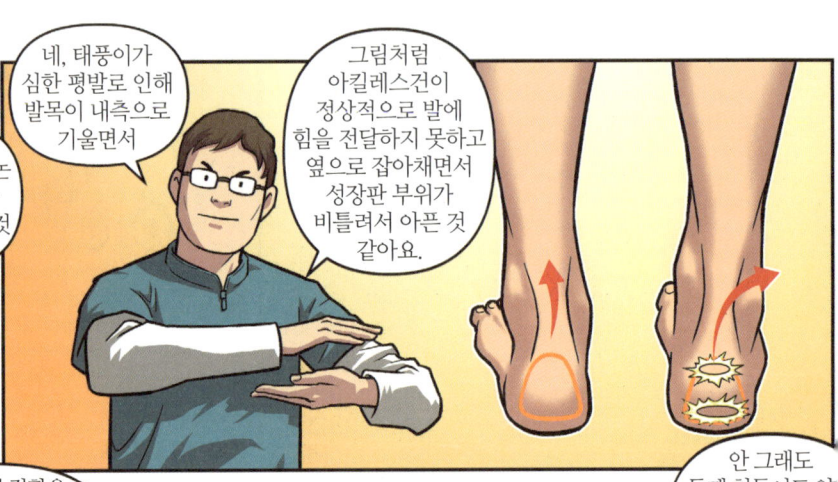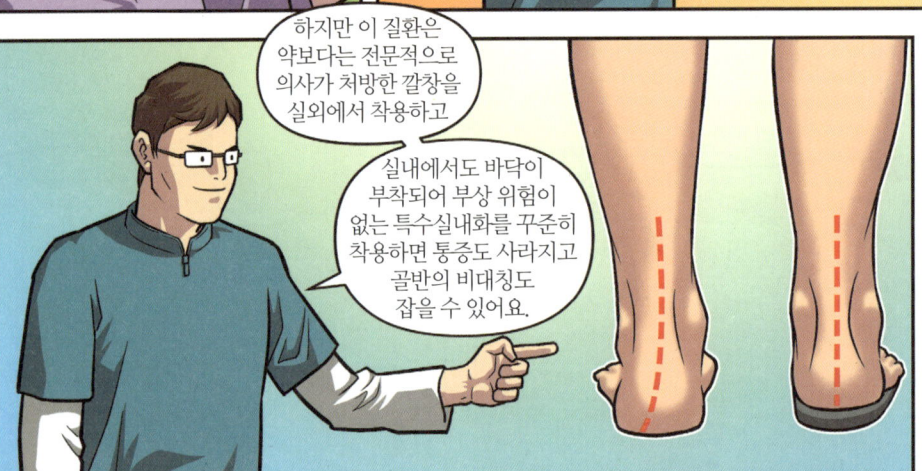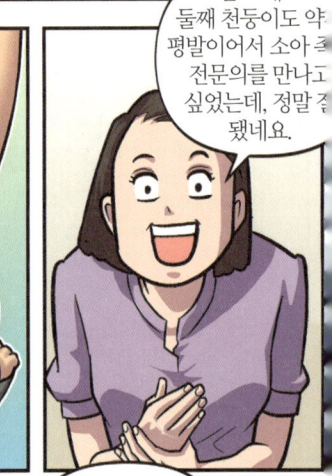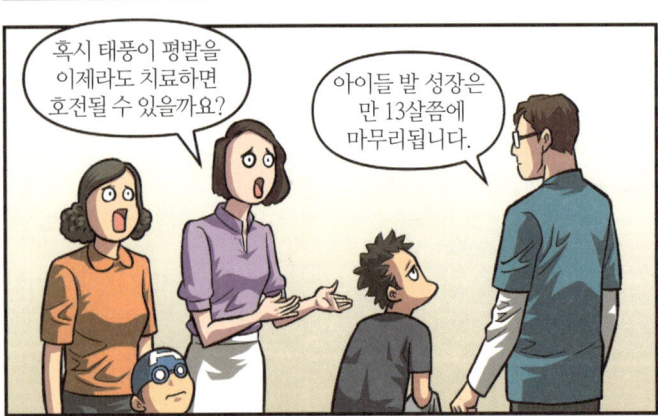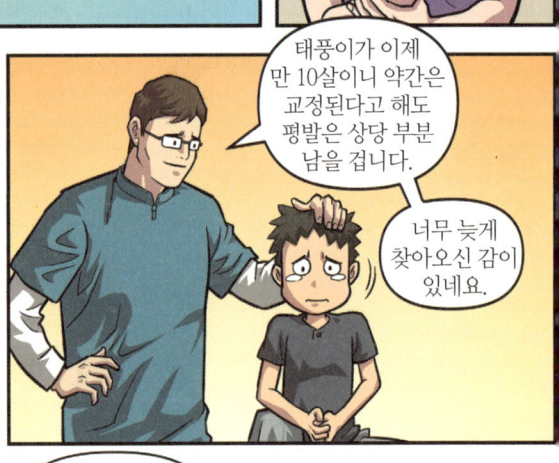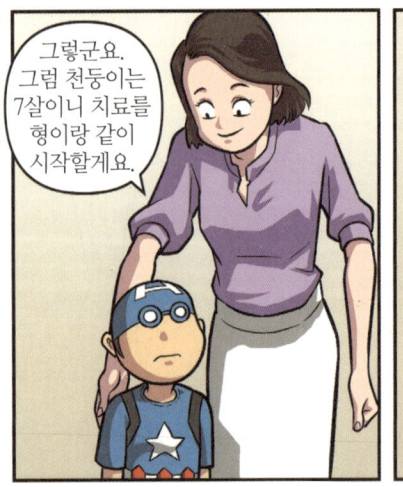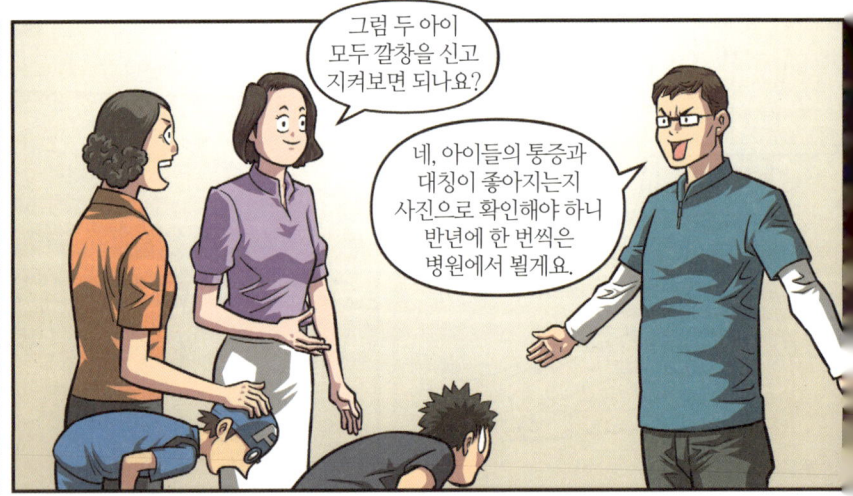

자주 아프다고 하는 우리 아이 어떻게 해야 하나요?

친구들과 뛰어놀고 온 날이면 뒤꿈치가 매번 아프다고 하는 초등학교 아이들이 있습니다. 이러면 저는 보통 평발과 함께 시버씨 병을 의심합니다. 시버씨 병과 함께 평발을 가진 아이들은 발목이 안쪽으로 회전된 경우가 많답니다. 그 결과 뛰거나 도약할 때 아킬레스 힘줄이 정상적으로 위로 당겨지지 못합니다. 오히려 힘줄이 바깥쪽으로 뼈를 잡아채며 아직 연약한 발목의 성장판에 비트는 힘을 가하게 됩니다. 그러므로 이 병은 그저 지켜보기보다는 발목이 내회전되지 않도록 깔창을 착용하는 것이 거의 유일한 치료법입니다. 다행히 회전만 잘 막아주면 성장판이 닫히면서 저절로 좋아지니 크게 걱정하지 않으셔도 됩니다.

이외에도 아이들의 발끝이 안쪽을 향하는 것을 안짱걸음 혹은 내족지보행이라고 합니다. 이는 주로 무릎과 엉덩이 관절이 안쪽으로 향하기 때문에 발생합니다. 상태에 따라 비수술적으로 호전시키는 방법이 있으니 안심하십시오. 또 아이들 발끝이 심하게 바깥쪽을 향하는 것을 팔자걸음 혹은 외족지보행이라고 합니다. 이 또한 보조기와 운동으로 호전시킬 수 있습니다.

아이들은 자라면서 오다리, 엑스다리 등으로 변화하면서 정상체형으로 변해 갑니다. 하지만 약 5~7% 아이들은 체형적으로 다리 이상이 생길 수 있습니다. 수술할 필요는 없지만, 그저 지켜보기에는 상당한 이상과 변형이 있는 경우입니다.

이러면 특별한 경우를 제외하고는 대부분 보조기와 깔창, 운동 등을 통해서 건강하고 아름다운 어른으로 성장할 수 있습니다.

재활의학과는 바로 이렇게 아이들의 발과 다리, 척추의 모든 체형부터 성장에 이르기까지 부모님들의 고민과 어려움을 같이 고민하고 치료하고 있습니다. 더는 수술 혹은 관망으로 고민하지 마시고 가까운 전문가를 만나 만 3세 이후부터 적극적으로 체형치료를 시행하기를 추천합니다.

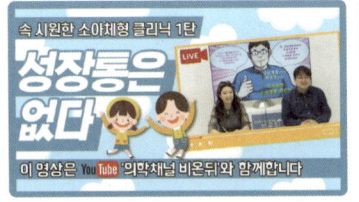  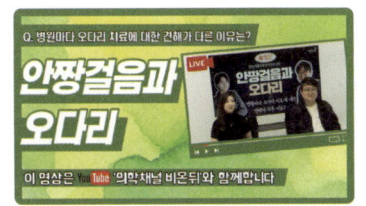 

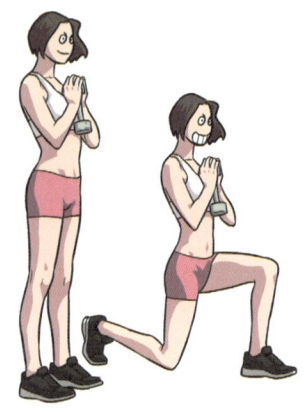

9화 젊은 성인들의 무릎 통증

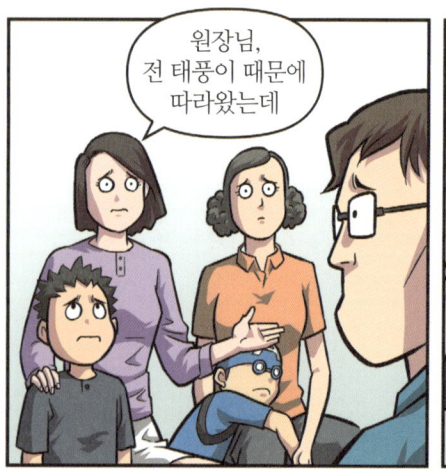
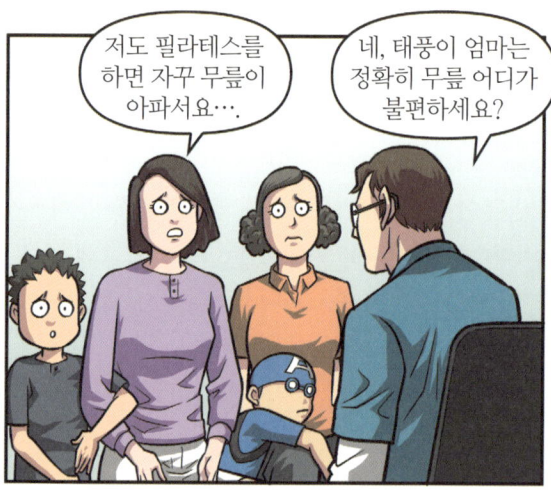
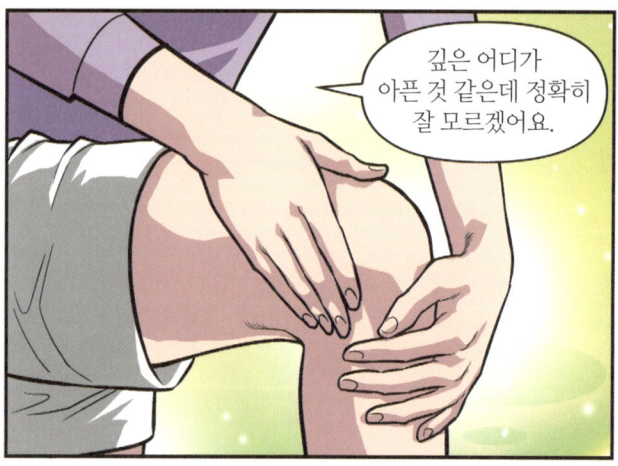
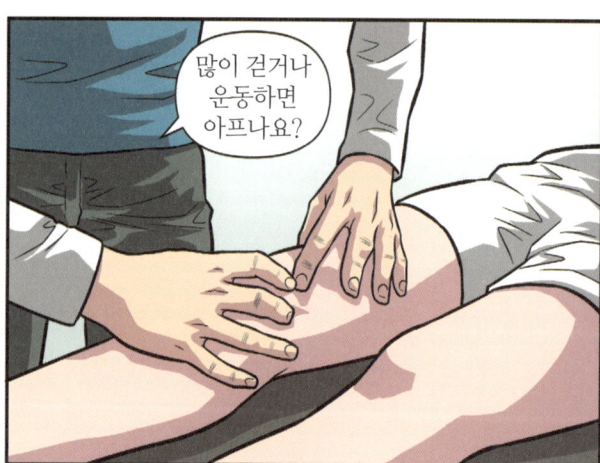
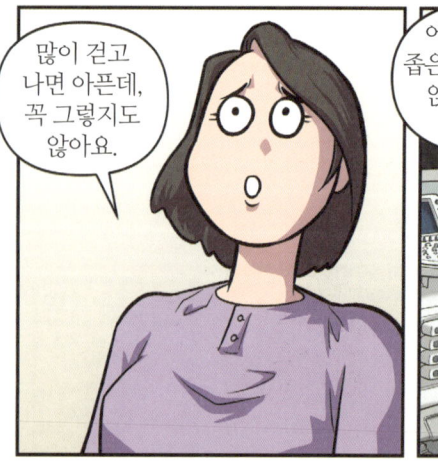
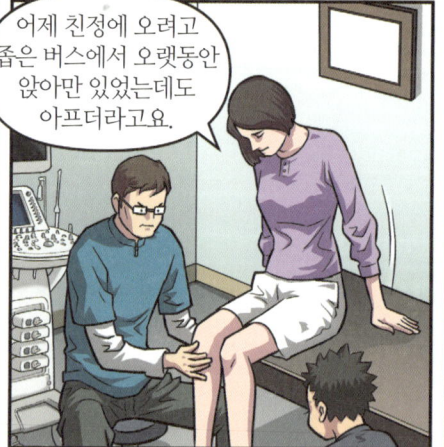
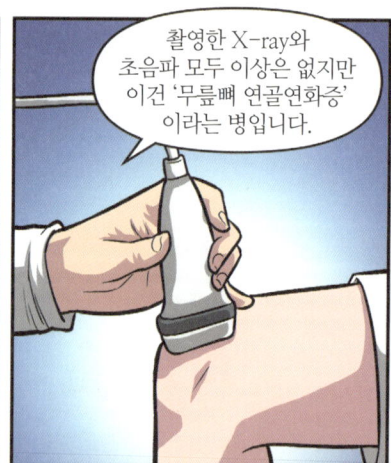

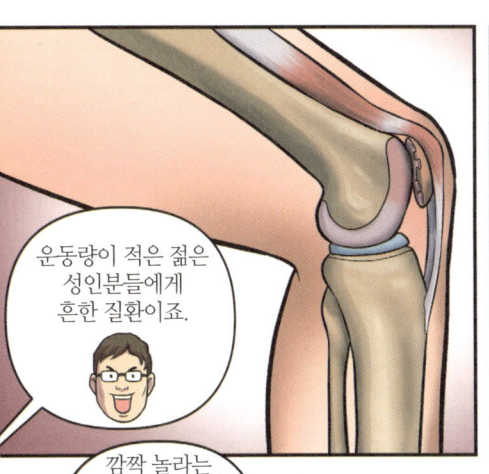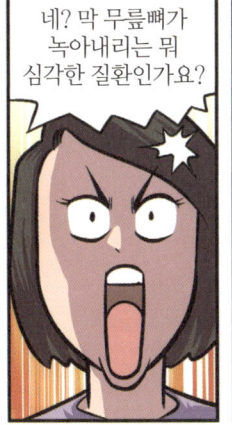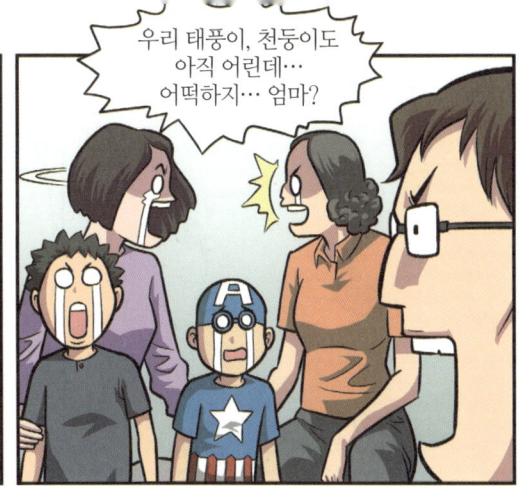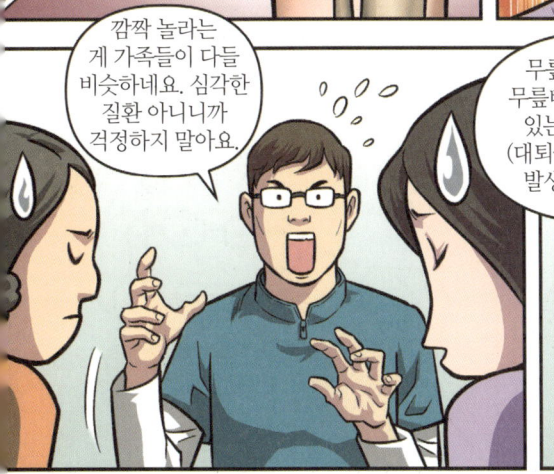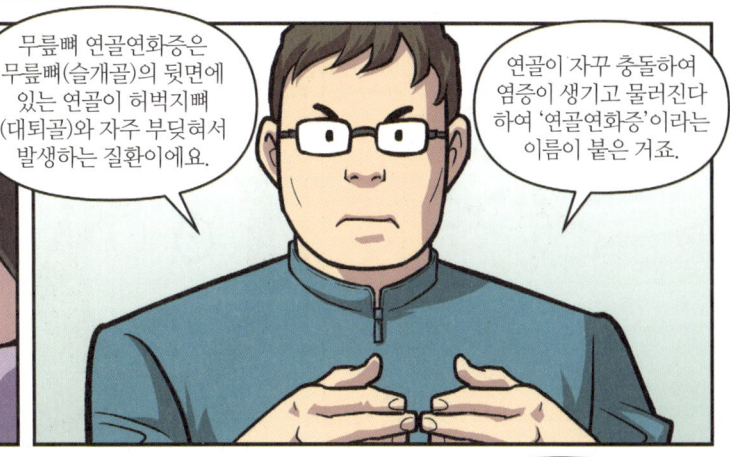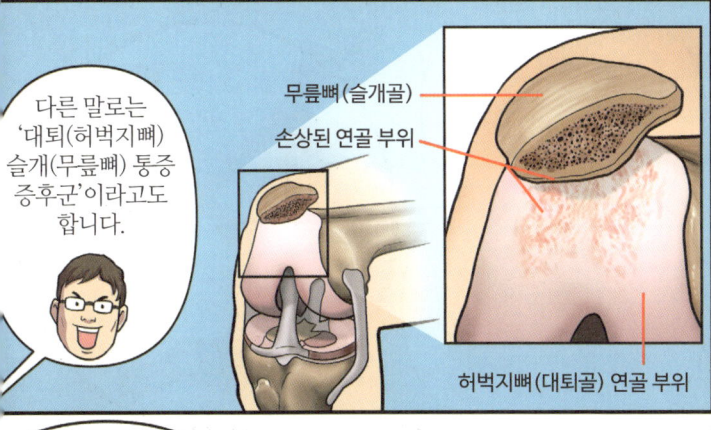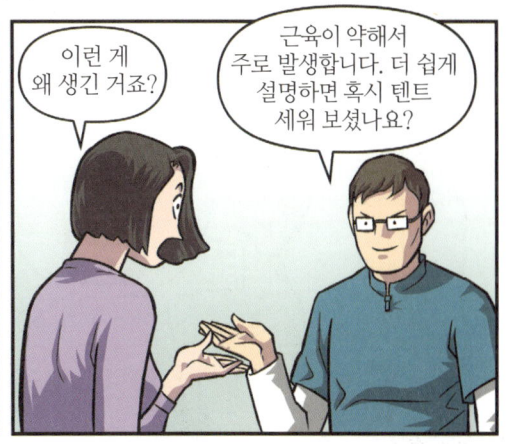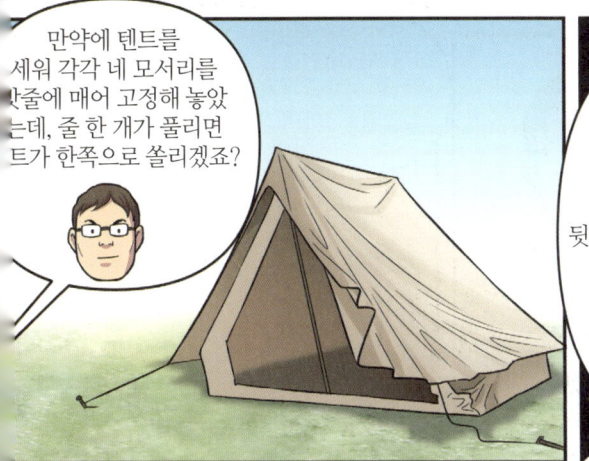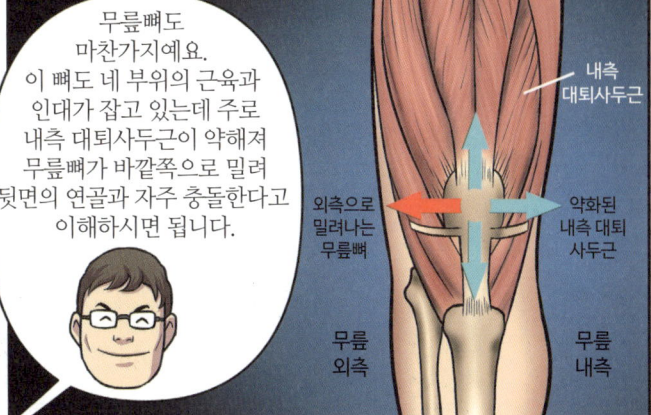

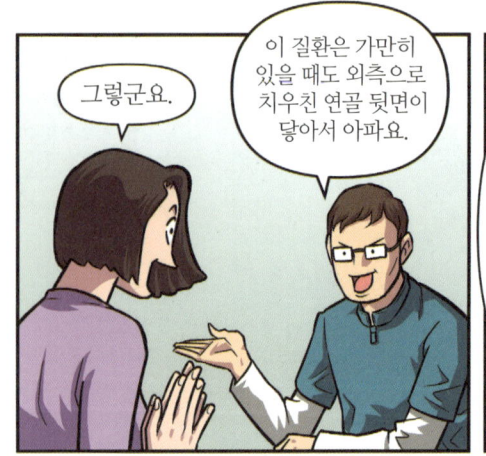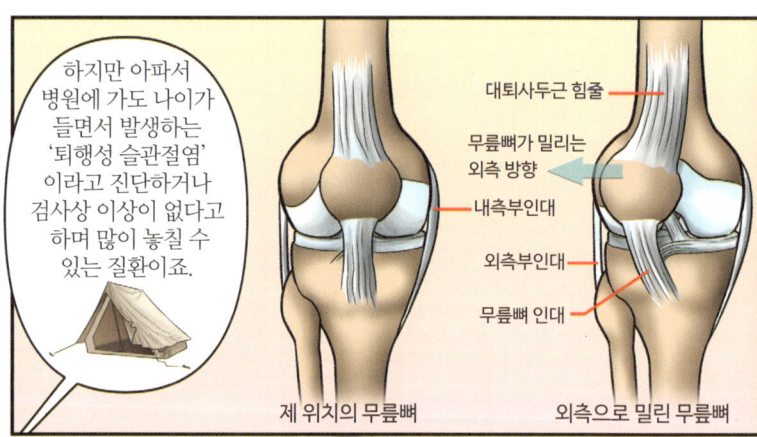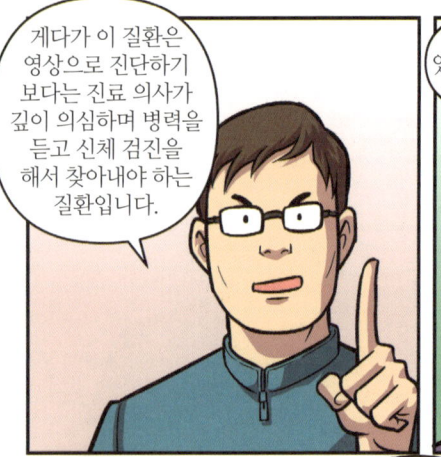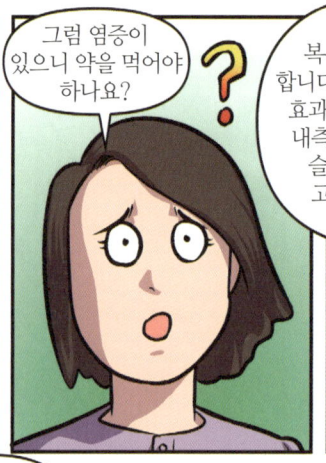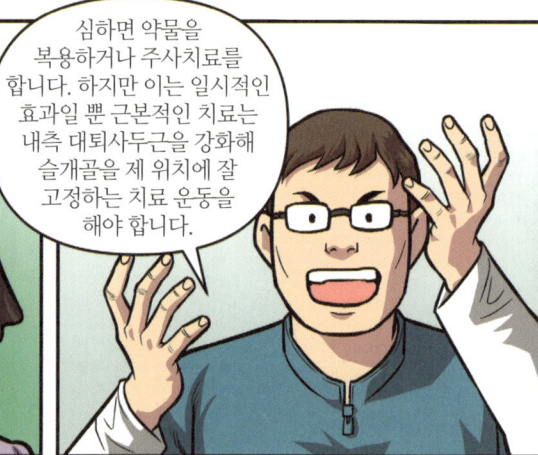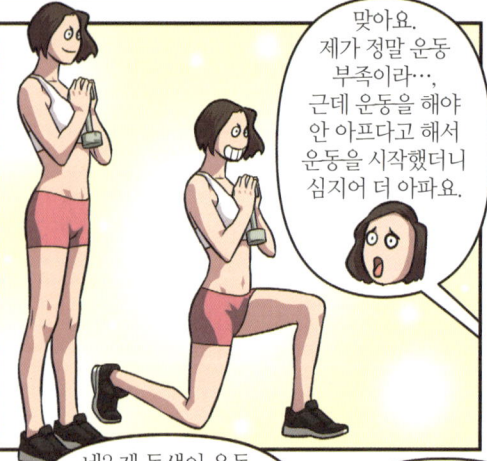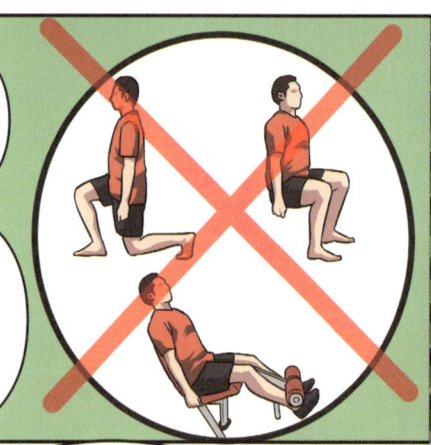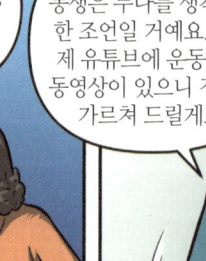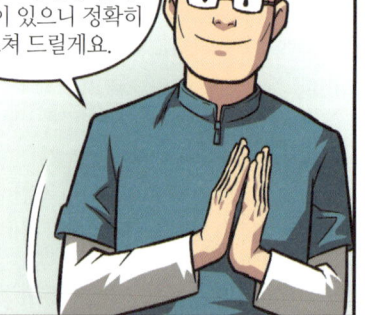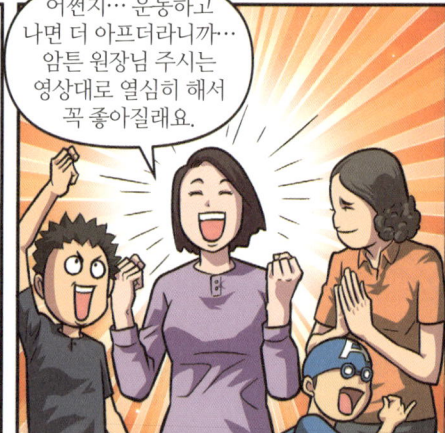

아직 젊은데 자꾸 무릎이 아파요.

무릎뼈 연골연화증은 운동이 부족한 젊은 여성들에게서 많이 발생한답니다. 노인들에게 발생하는 퇴행성 무릎관절염과는 완전히 다른 질환입니다. 슬개골(무릎뼈)의 뒷면의 연골이 대퇴골의 연골과 충돌하여 발생하는 구조에 의한 손상입니다.

참고로 연골은 이름과는 다르게 사실은 대리석처럼 단단한 구조물입니다. 그런데 잦은 충돌이 지속되면 연골에 손상과 염증이 누적되어 물렁물렁해집니다. 그래서 이렇게 연골이 자꾸 충돌하여 물러진다해서 연골연화증이라는 이름이 붙었습니다. 이러한 질환으로 환우들이 가끔 병원에 방문하면 일반 방사선 사진상 이상이 없다거나 퇴행성 관절염의 관점에서 주사나 약물치료를 제안받는 경우가 많습니다. 하지만 이러한 화학적 방법은 일시적인 완화만 볼 수 있을 뿐 충돌을 막는 근본적인 치료법이 아닙니다.

그렇다면 어떻게 해야 연골연화증에서 벗어날 수 있을까요? 무릎의 슬개골을 지탱하는 구조물들을 강화하여 안정성을 되찾는 것이 유일한 방법입니다. 구체적으로 무릎을 고정하는 허벅지의 대퇴사두근 중에서도 내측 근육을 강화해야만 합니다. 여기에, 슬개골 주변의 인대를 강화하는 프롤로주사로 안정성을 배가할 수 있습니다.

이렇게 말로만 설명해 드리면 너무 어렵죠? 그래서 직접 어떤 운동을 어떻게 하고, 해서는 안 될 운동은 무엇인지 영상을 통해 직접 안내해 드리겠습니다.

마지막으로 실제로 무릎 통증은 무릎 관절이 아닌 주변부 근육에서 유래한 통증이 많습니다. 이를테면 허벅지의 통증이 무릎에 나타나는 경우도 많습니다. 무릎이 아픈데 그 이유를 찾지 못했거나 치료 효과를 보지 못하고 있다면 우측 아래 영상을 확인해 보시기 바랍니다.

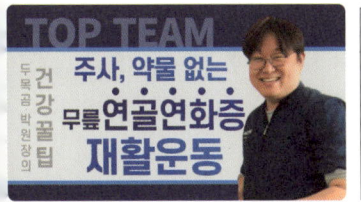  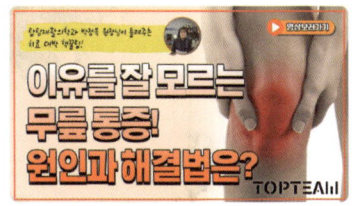 

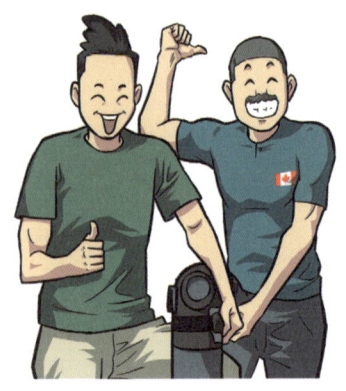

10화 무릎연골 손상은 수술?

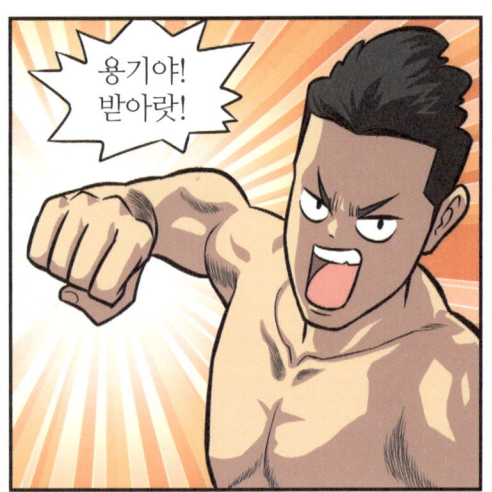
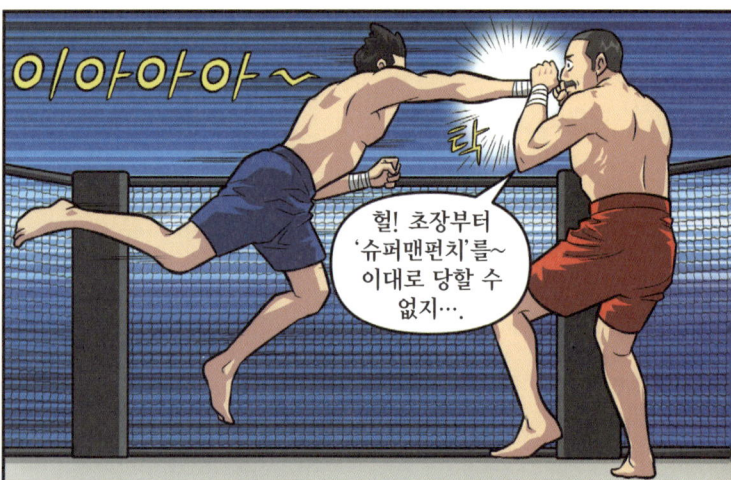
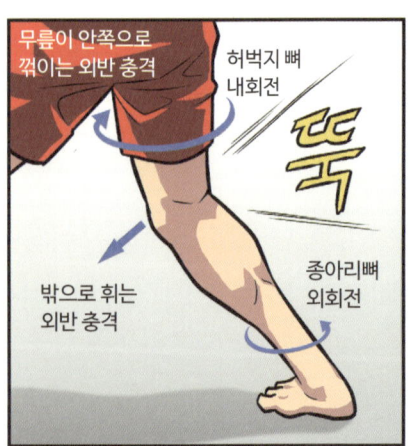
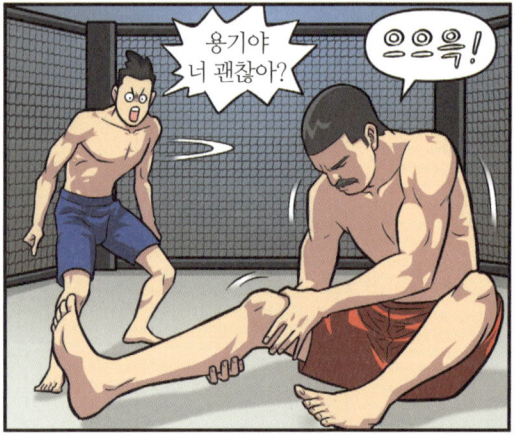
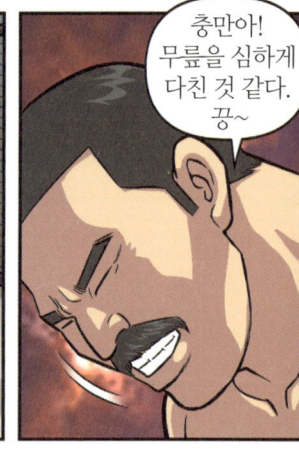
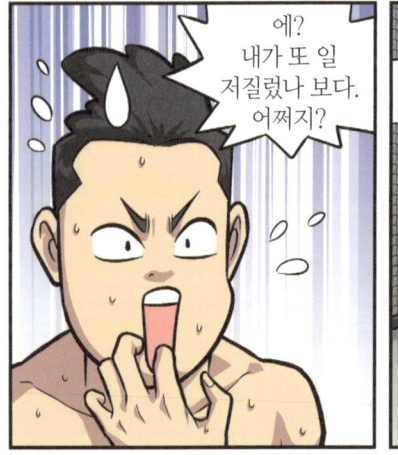
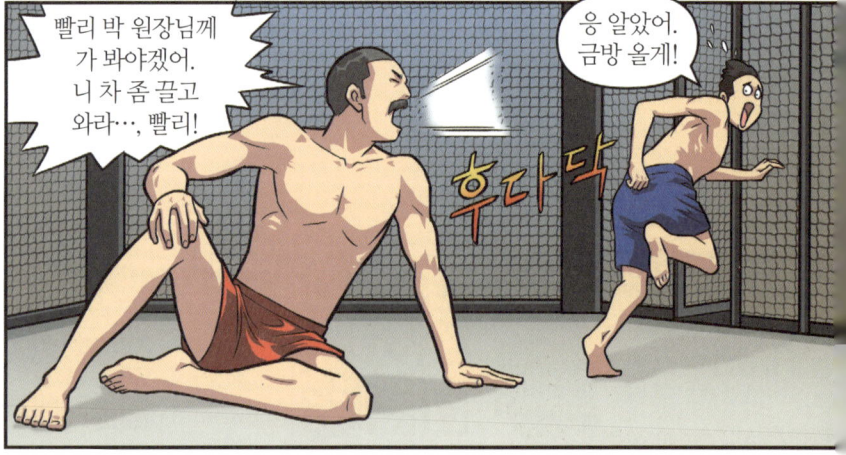

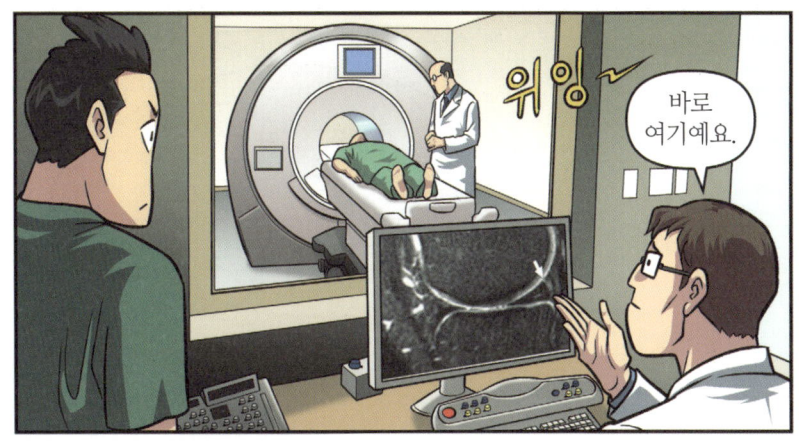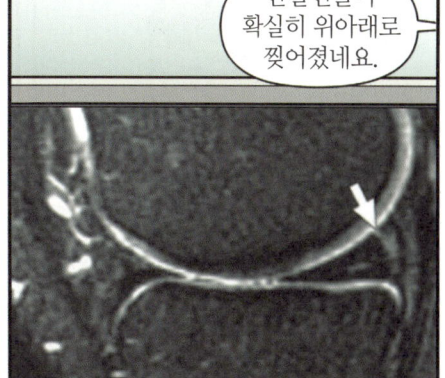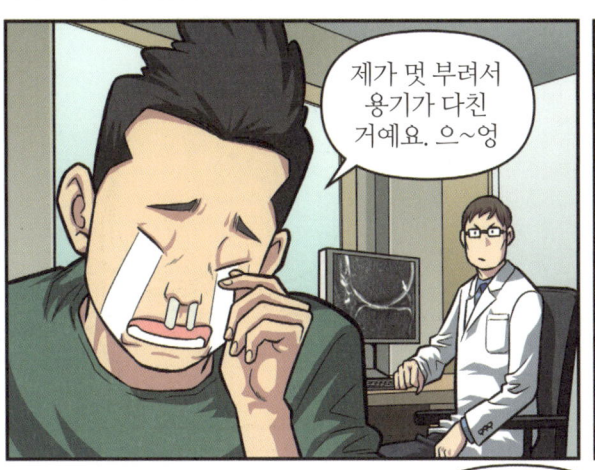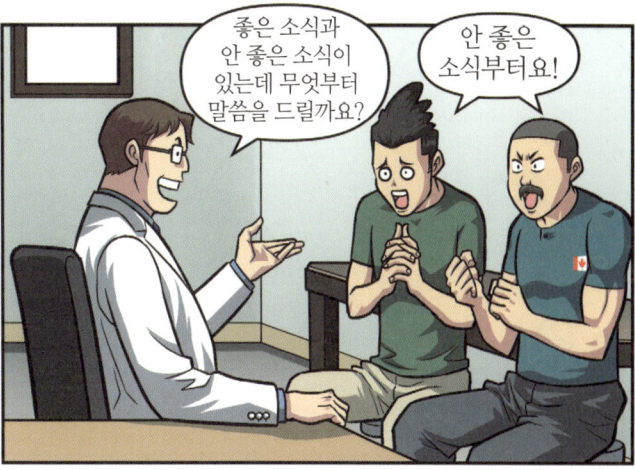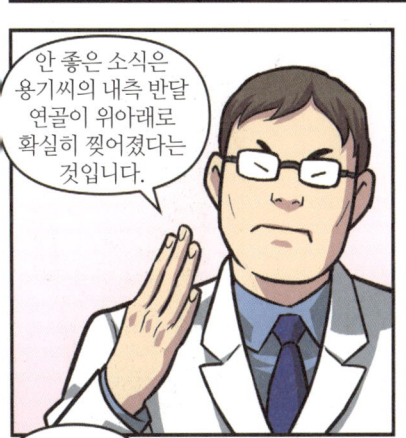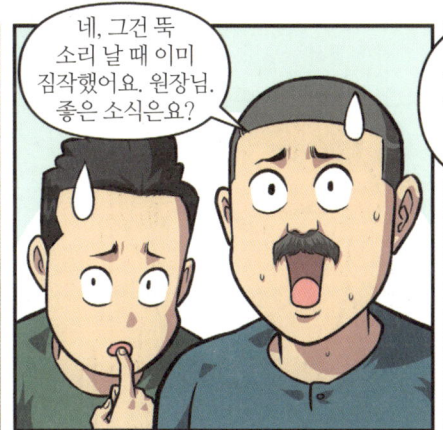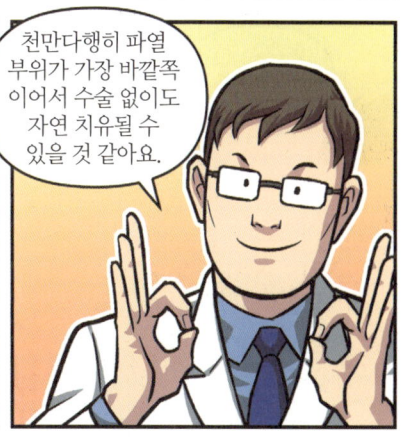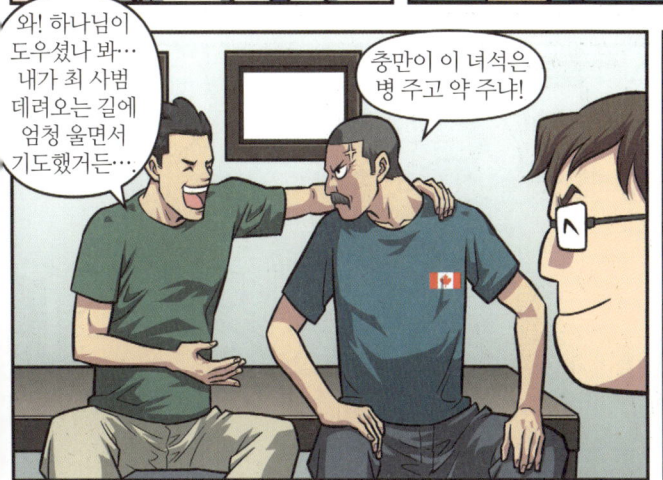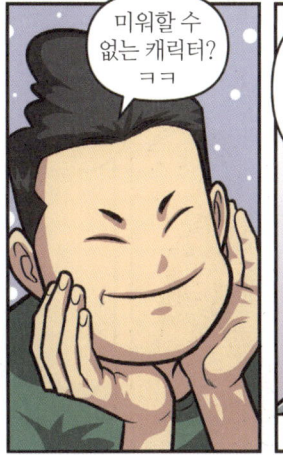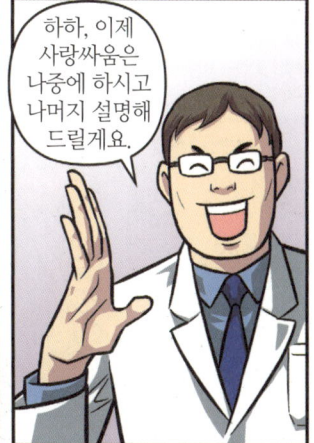

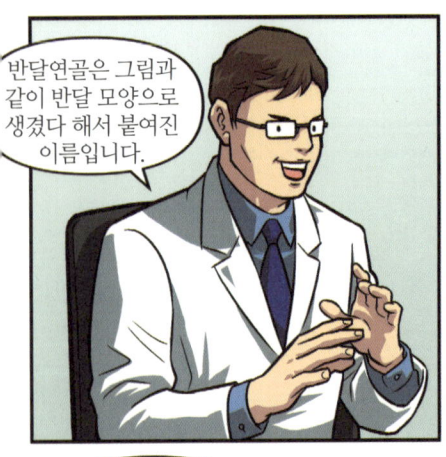
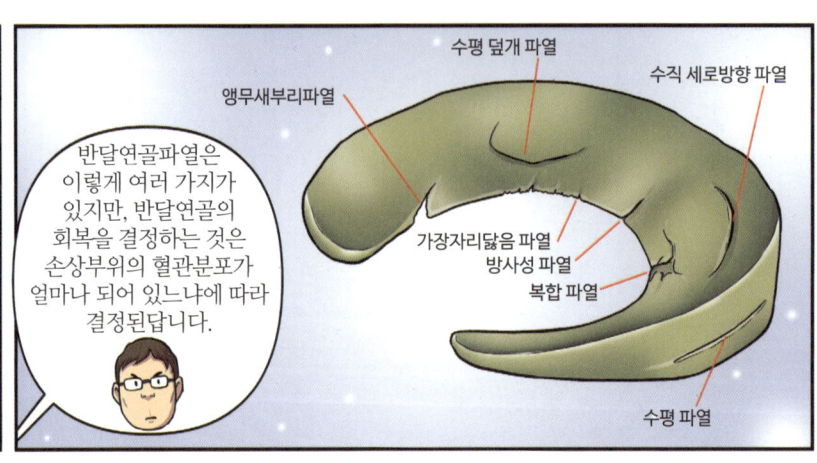
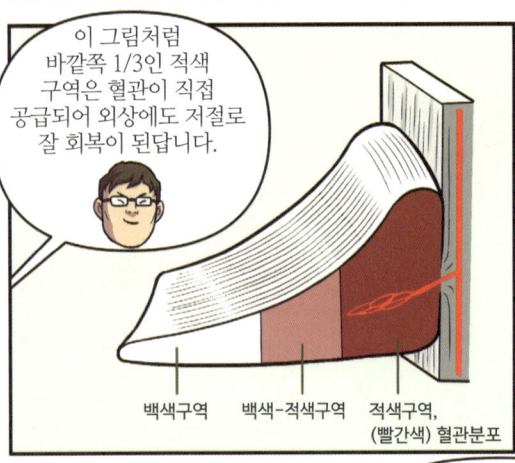
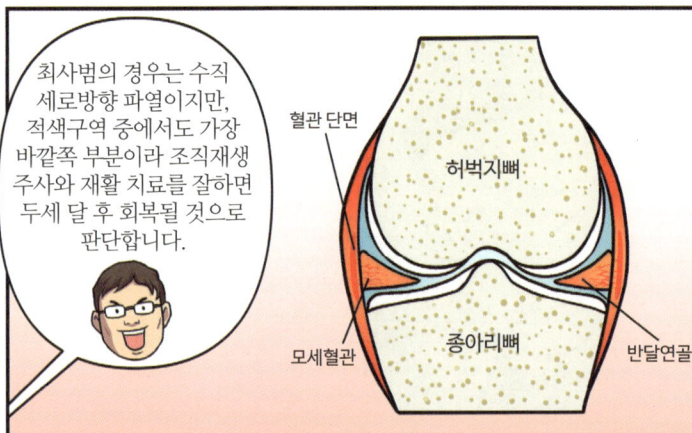
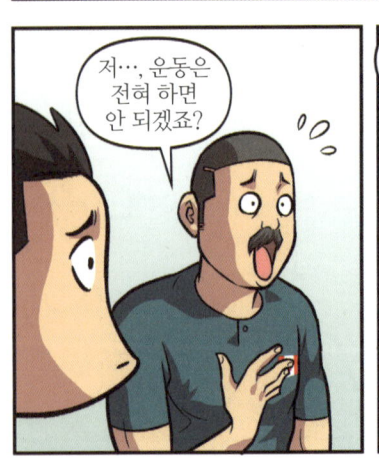
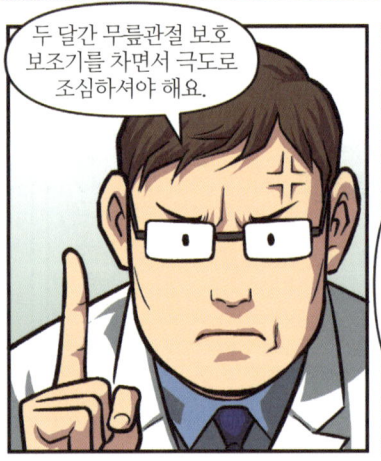
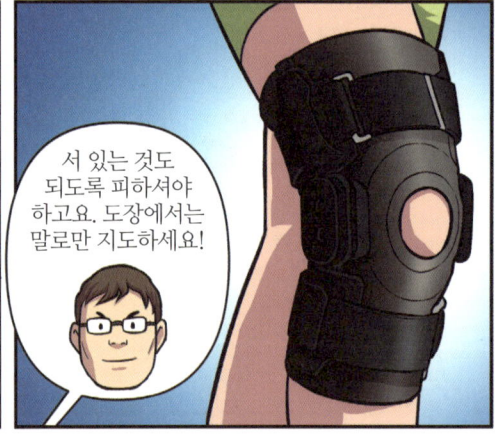
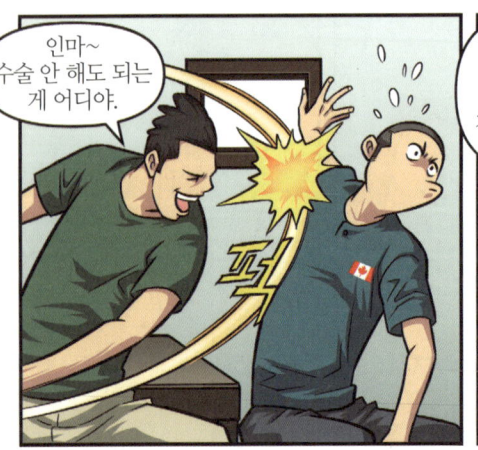
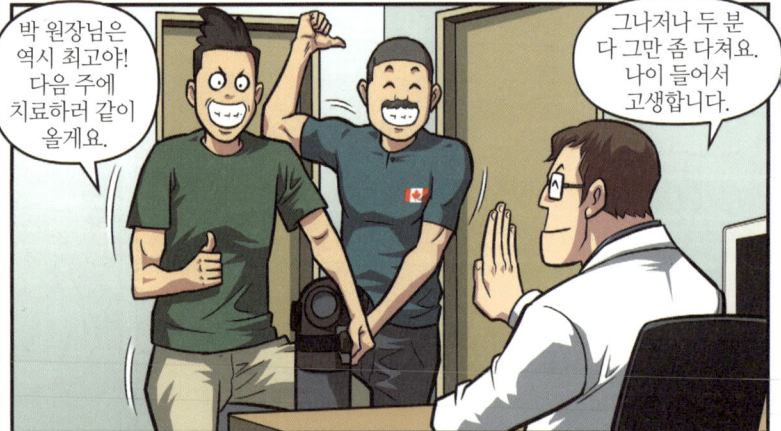

연로하신 저희 엄마도 찢어진 연골 재생이 될까요?

무릎연골 손상과 더불어 퇴행성 관절염으로 연골이 손상된 노인들도 수술 없이 수술 효과를 보는 치료법은 크게 세 가지 정도로 정리할 수 있습니다.

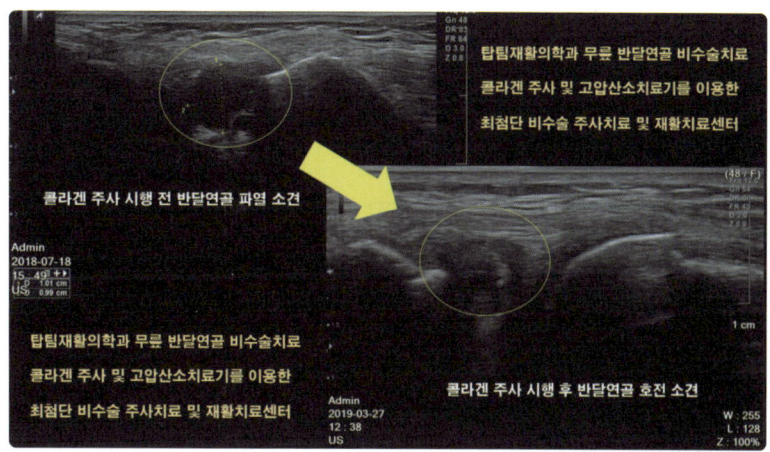

첫째는 절골술입니다. 인위적으로 연골이 충돌하는 공간을 넓게 펴 주는 수술입니다. 무릎을 인공관절로 바꾸어 주는 관절 치환술 이전에 제안받는 방법입니다. 그러나 수술과 재활 과정이 만만치 않아 효과에도 불구하고 외면받는 치료법입니다.

둘째는 무릎 보조기를 착용해 3점 압력의 원리로 연골이 충돌하는 무릎 안쪽 공간을 확보해주는 방법입니다. 의료비가 천문학적인 서구에서 주로 수술을 피하고자 할 때 사용하는 방법입니다.

셋째는 깔창으로 발에 조작을 가해 무릎의 정렬을 바꿔 주는 방법입니다. 이 또한 결국 무릎 안쪽의 공간을 열어주는 것이 목적입니다. 깔창은 비용이 가장 적게 들고 부작용이 거의 없지만 심한 관절염 환자에게는 효과를 보기 힘든 단점이 있습니다.

이 모든 방법을 의사와 상의해 치료 방향을 결정해야 합니다. 혹시 연골재생주사치료를 계획하신 분들이 있다면 반드시 위와 같이 무릎 안쪽 공간을 확보해야 치료 효과를 장담할 수 있습니다. 중등도 이하의 증상을 가지고 있다면 이런 보존적 치료를 먼저 시도해 보는 것을 추천합니다. 그리고 이러한 방법들이 불가능할 때 수술치료로 옮겨가는 것이 좋습니다.

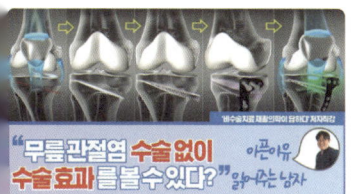

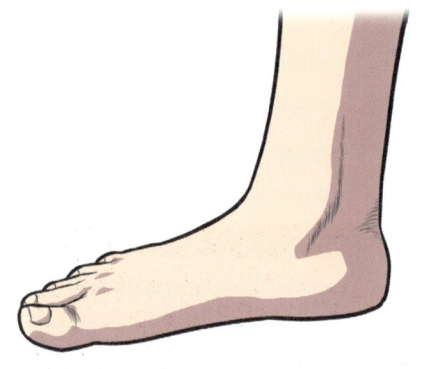

11화 발 안쪽이 너무 아파요.

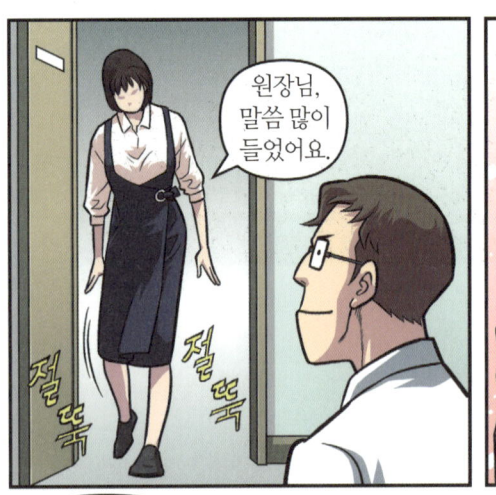
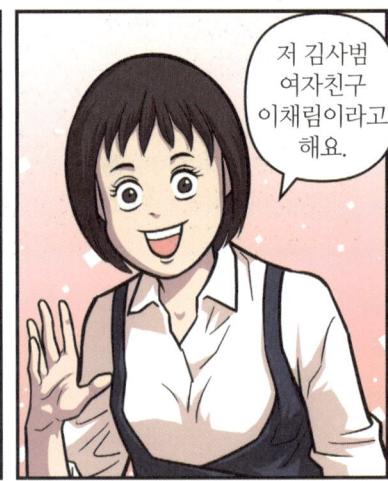
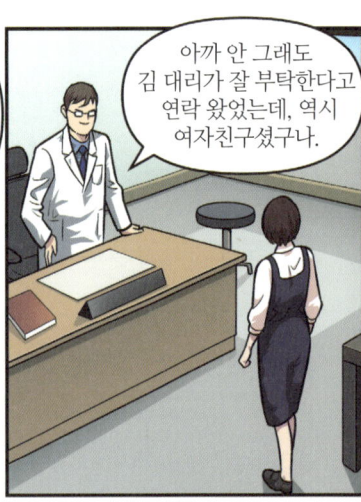
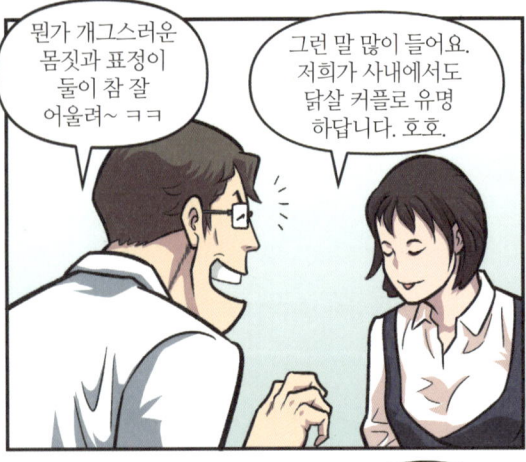
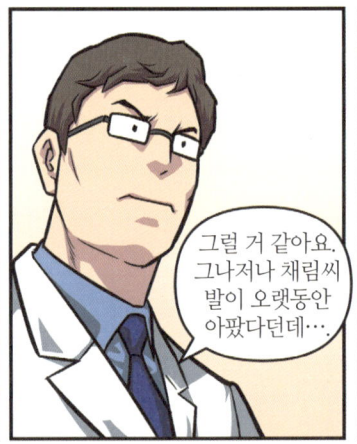
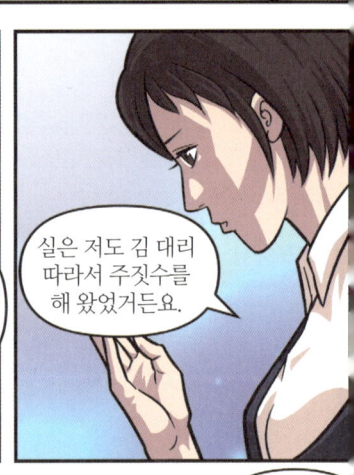
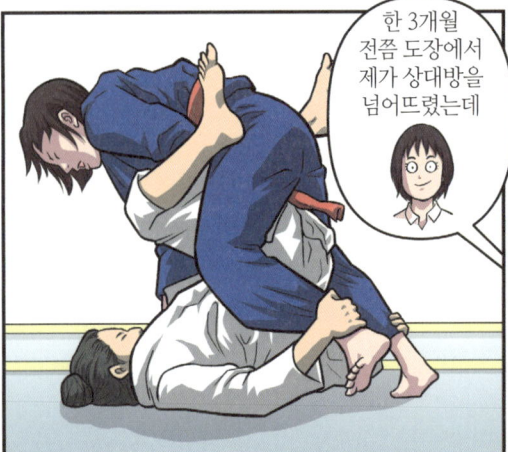
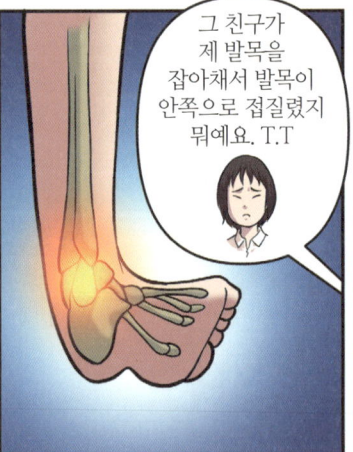
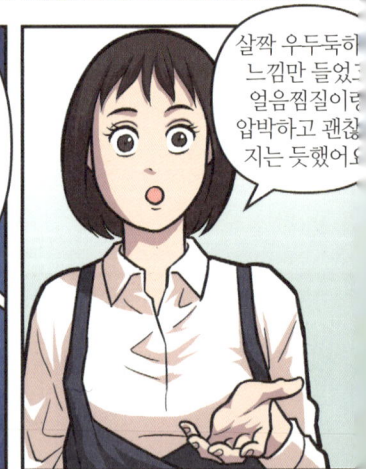

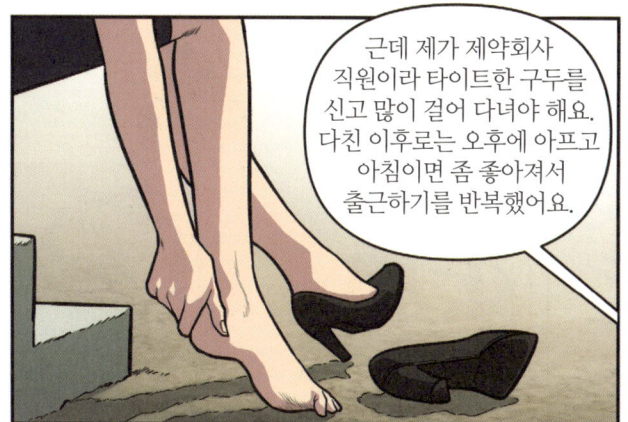
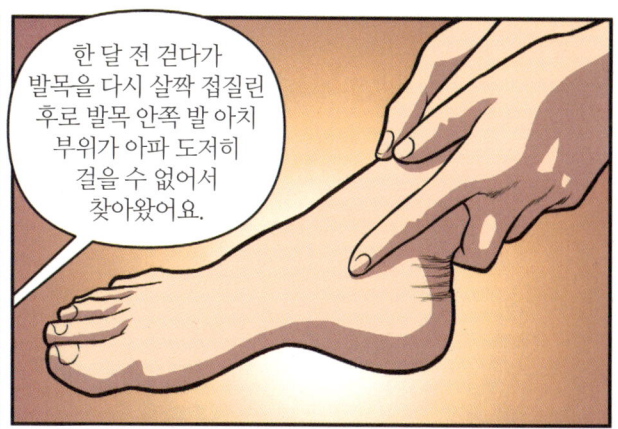
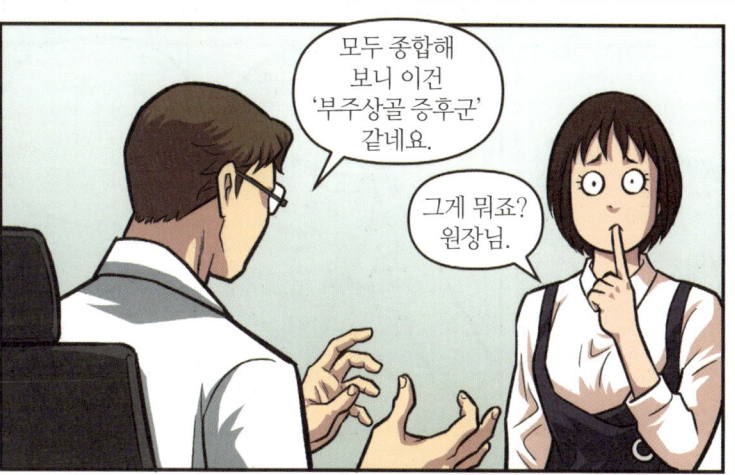
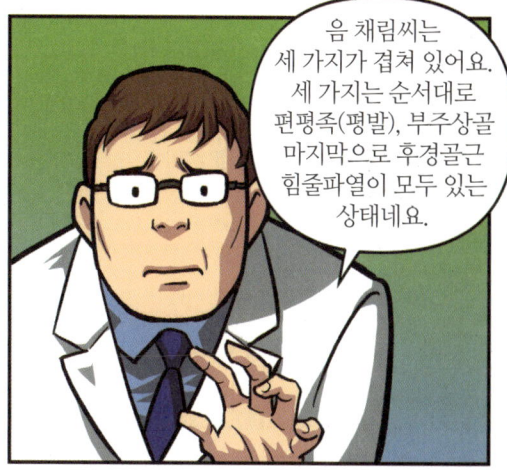
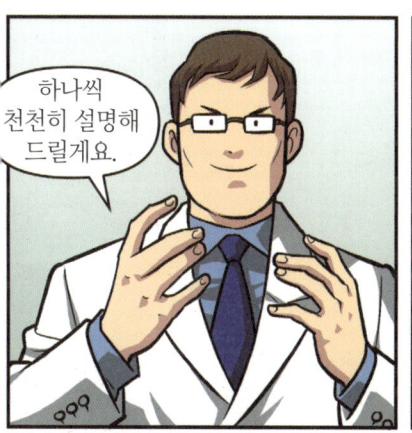
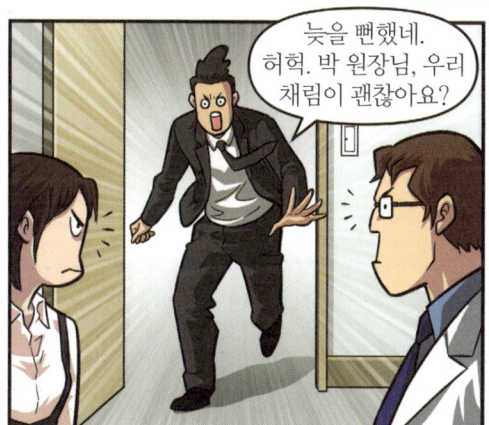
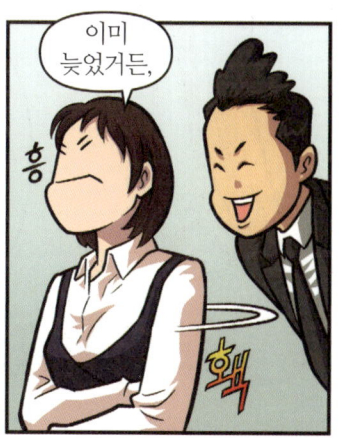
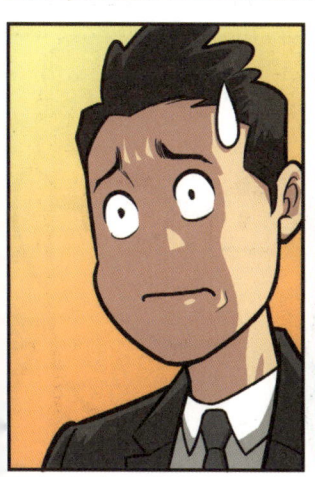
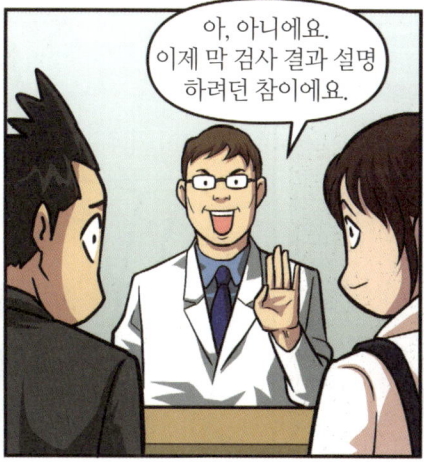
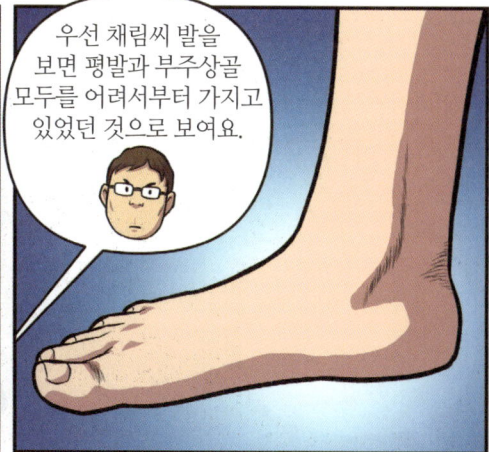

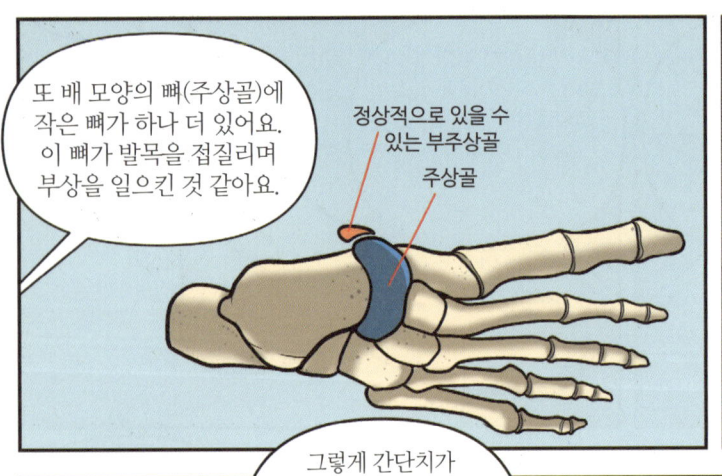
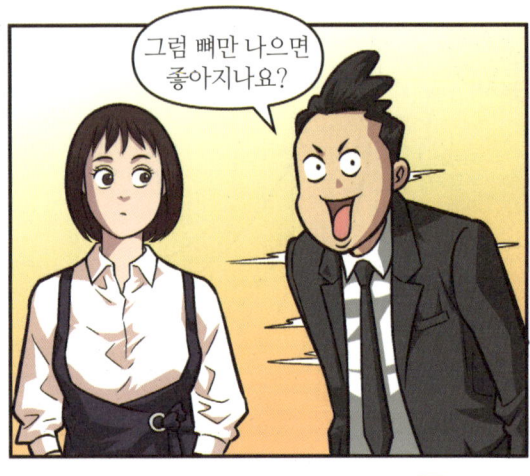
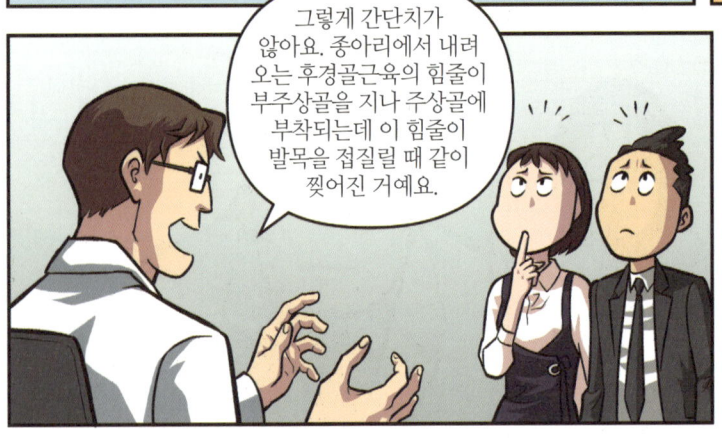
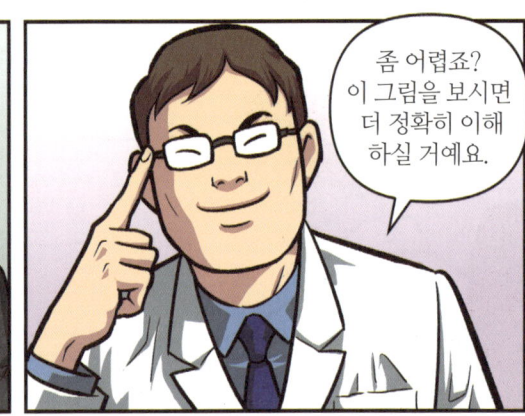
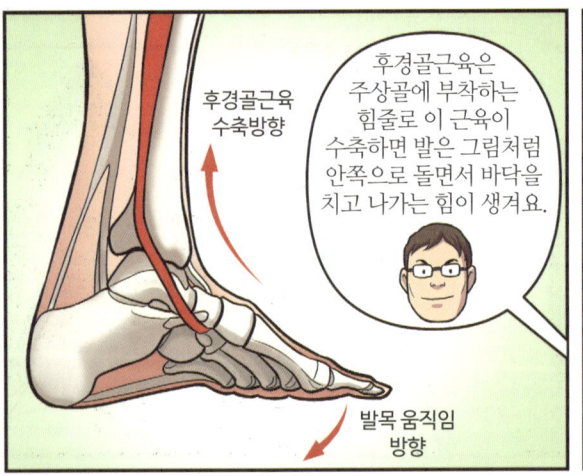
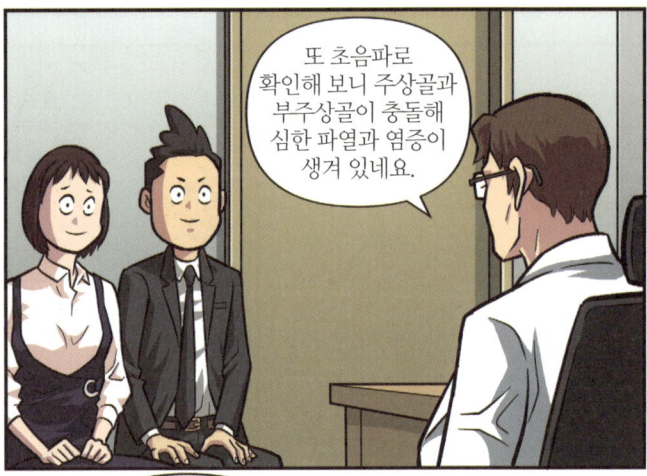
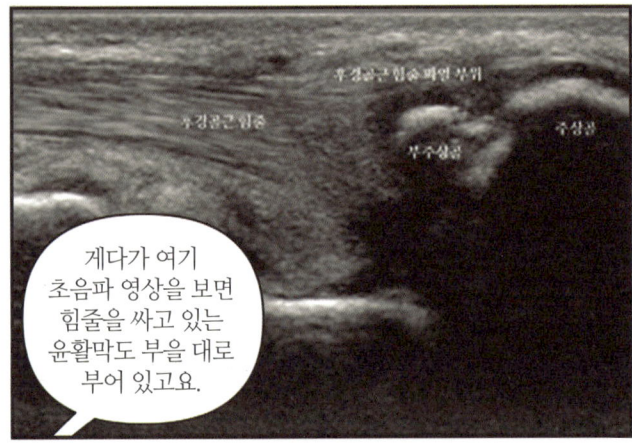
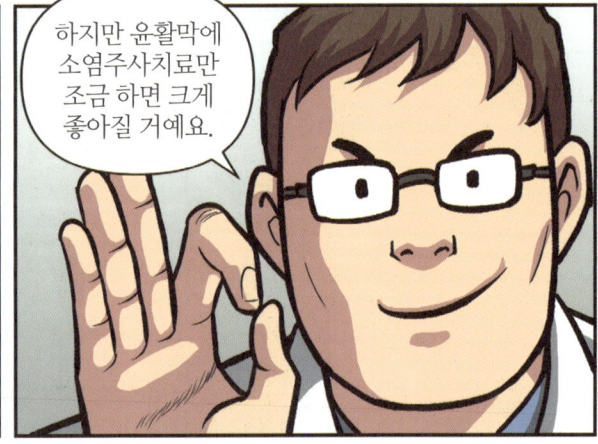

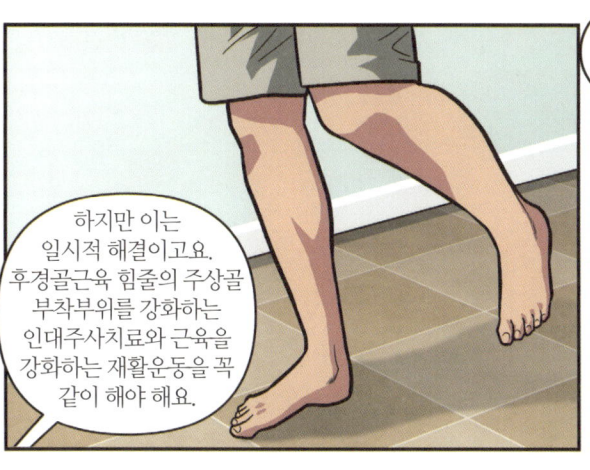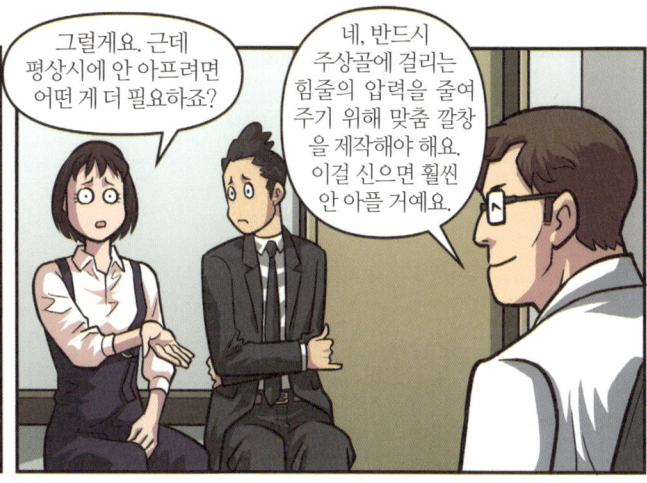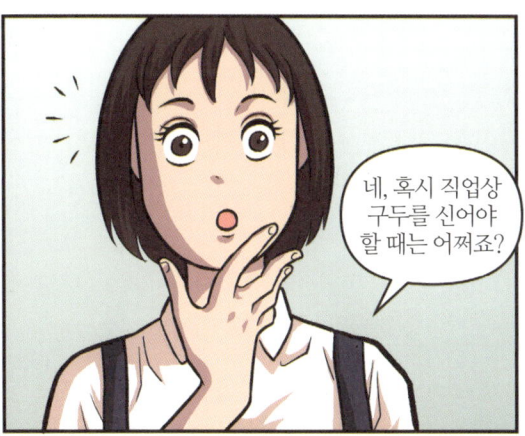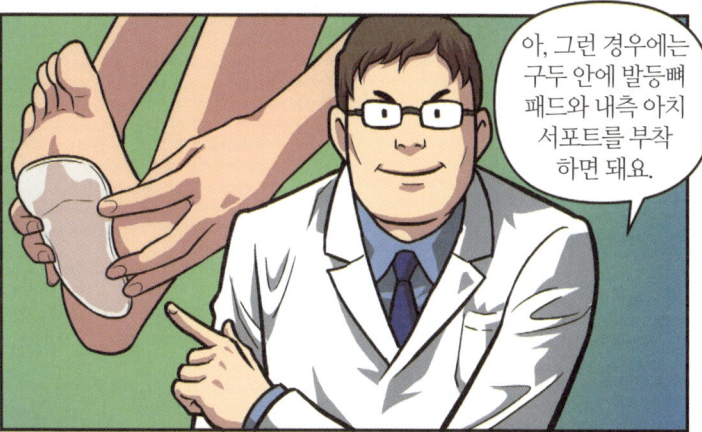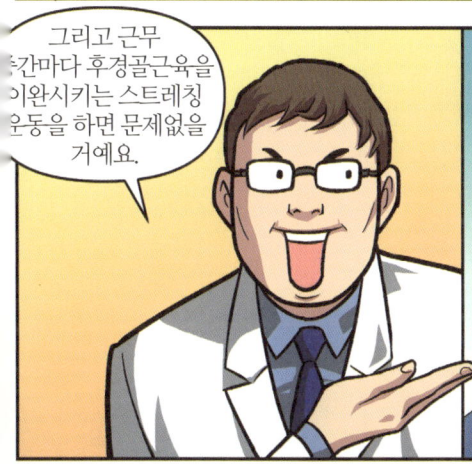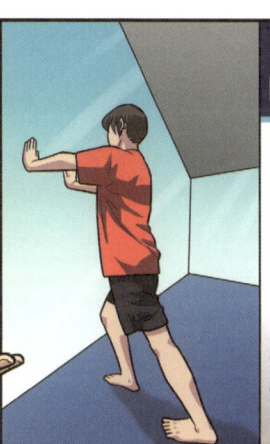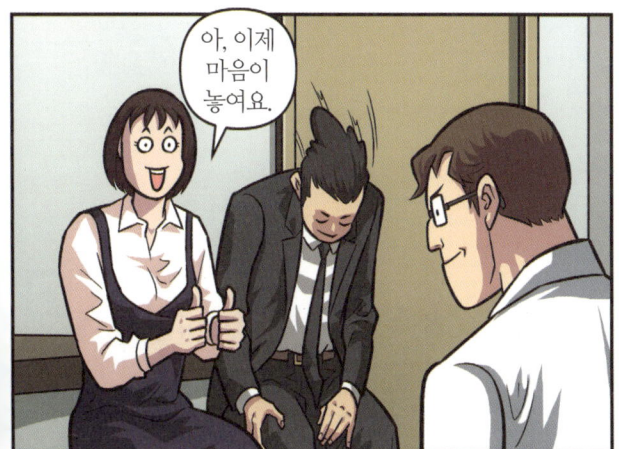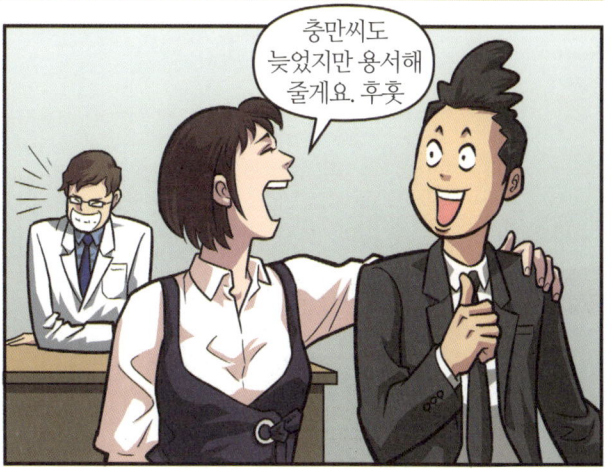

발이 아프면 모두 족저근막염일까요?

발바닥 안쪽에는 배 모양으로 생긴 주상골이라는 뼈가 있습니다. 이 주상골에 필요 없는 뼈가 하나 더 붙어 있거나 유난히 주상골이 긴 경우를 부주상골이라고 합니다. 하지만 이 부주상골은 전인구의 20%가 가지고 있을 정도로 흔한 변이입니다. 또한, 이러한 부주상골이 있다고 해서 모두 통증을 일으키는 것 또한 결코 아닙니다. 평생 모르고 살아가는 경우도 태반입니다. 또 부주상골이 있다고 인지하기보다는 발 안쪽이 튀어나와 보여 단지 평발을 가지고 있다고 오해하고 살아가는 분들을 많이 봅니다.

그러므로 이 부주상골은 발 통증이 있다고 해도 그 통증의 근본적 원인인지 또 치료가 필요한지에 대해 판단할 때 아주 신중해야 합니다. 단지 방사선 사진에 부주상골이 보인다고 해서 이것 때문에 발 통증이 있다고 단정 지어서는 안 됩니다. 또한, 너무 쉽게 수술을 결정해서도 안 되지만 또 이 부주상골로 인한 통증을 지나치게 평가절하해서도 안 됩니다.

반드시 족부전문가와 상의하셔서 정확한 신체 검진과 병력, 영상 등을 종합해 치료계획을 세우셔야 합니다. 반복적 손상을 겪고 있다면 손상역학을 이해하고 이를 제어하는 깔창이나 보조기를 처방받아 사용하기를 권합니다.

또 발바닥과 뒤꿈치가 아픈데 어떻게 정확한 재활 스트레칭을 하고 근력을 강화하는지 답답하시죠? 가볍거나 만성적인 족저근막염을 앓는 분들은 좌측 아래의 동영상을 따라 시행해 보세요. 발과 종아리 근육을 이완하고 강화하는 방법을 정확히 알려드립니다.

급성으로 심한 통증을 앓는 분들이나 운동 후 오히려 악화하는 경우에는 전문의의 진료를 먼저 권합니다. 그리고 치료할 때 알아야 할 세부 사항은 우측 아래의 동영상 강의를 참고하시기 바랍니다.

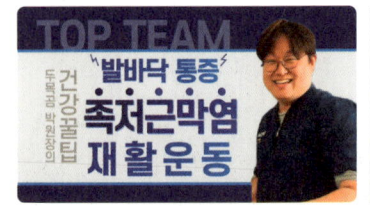  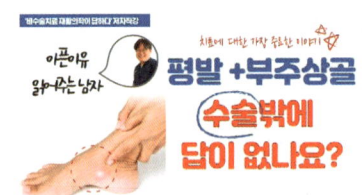 

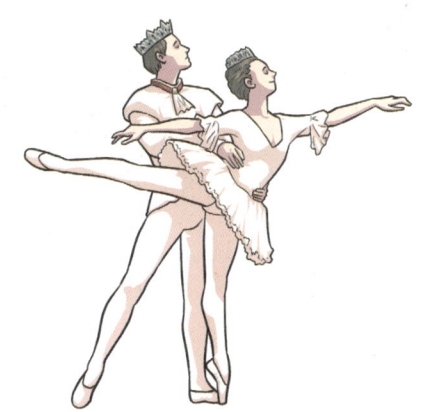

12화 발레리나의 눈물

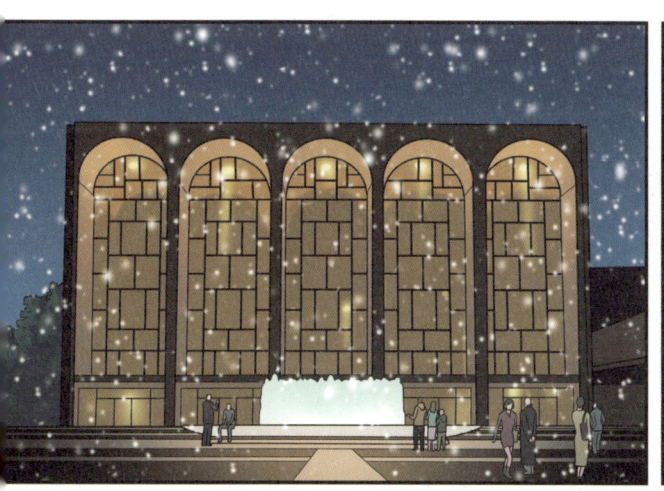
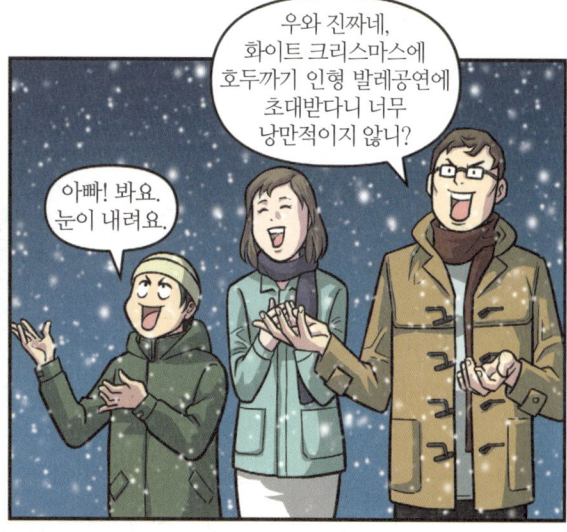
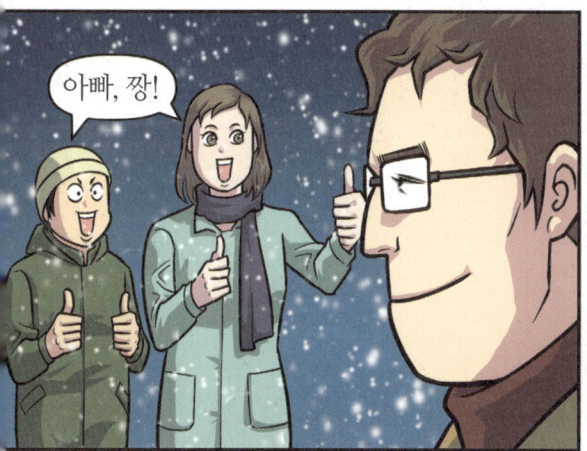
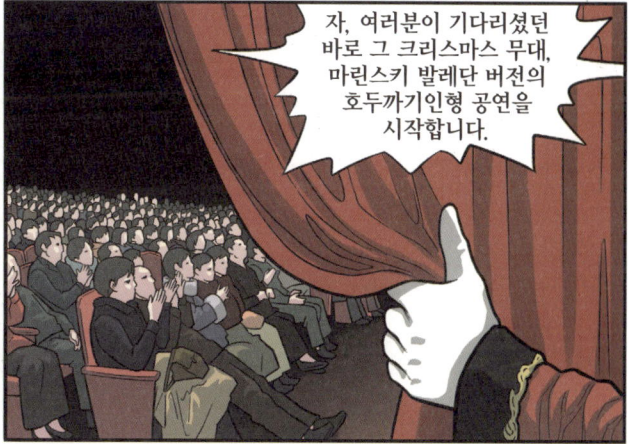
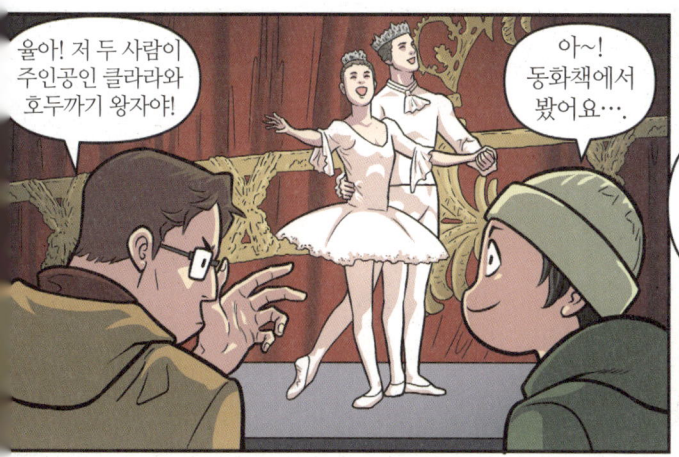
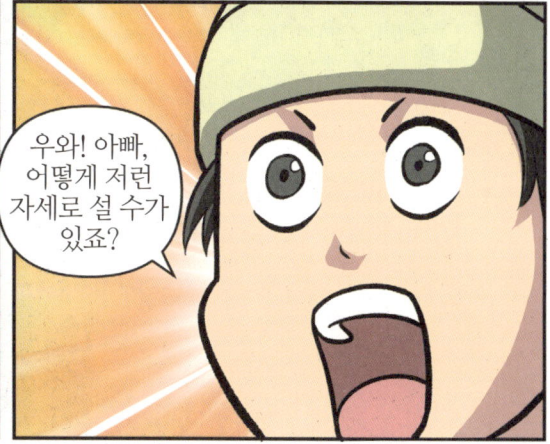

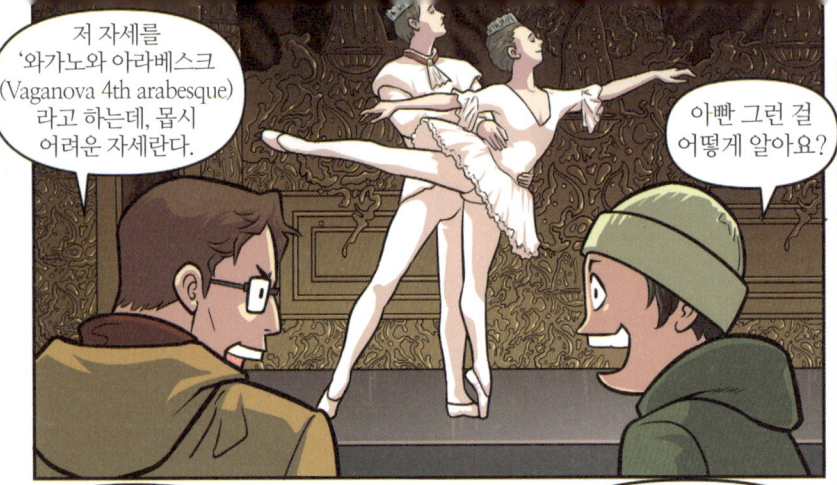
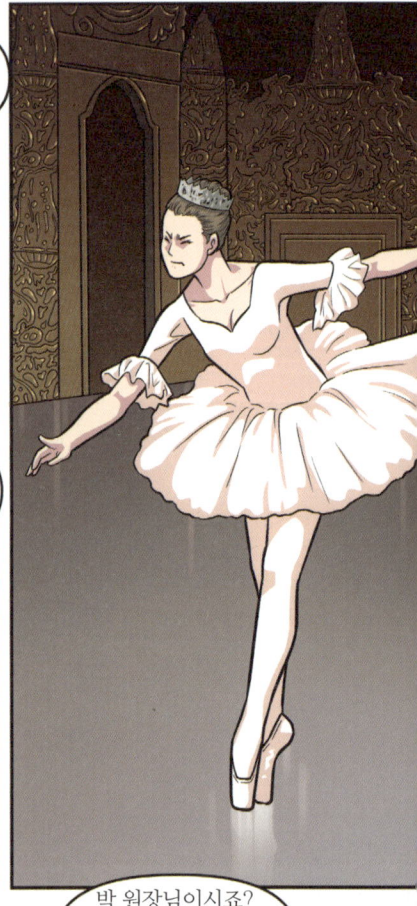
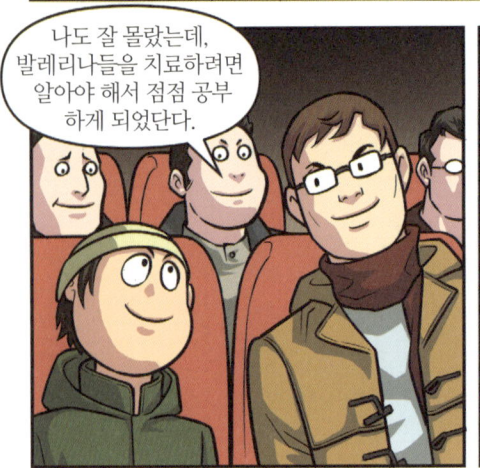
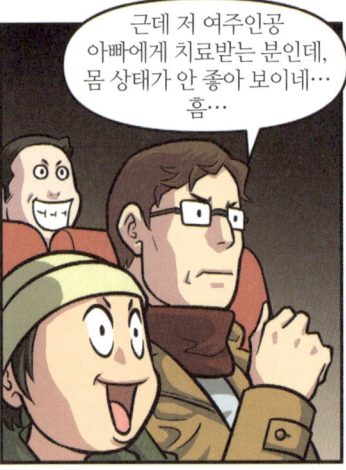
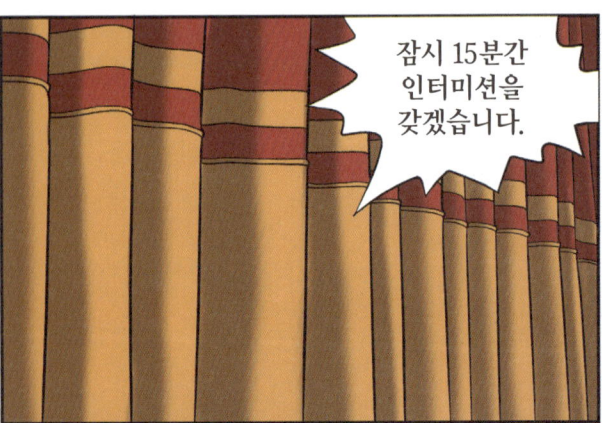
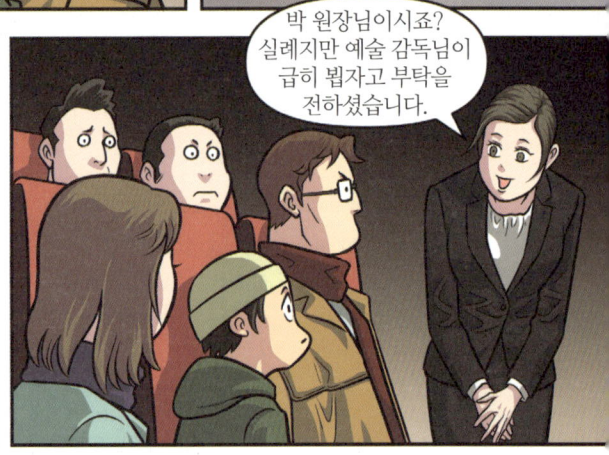
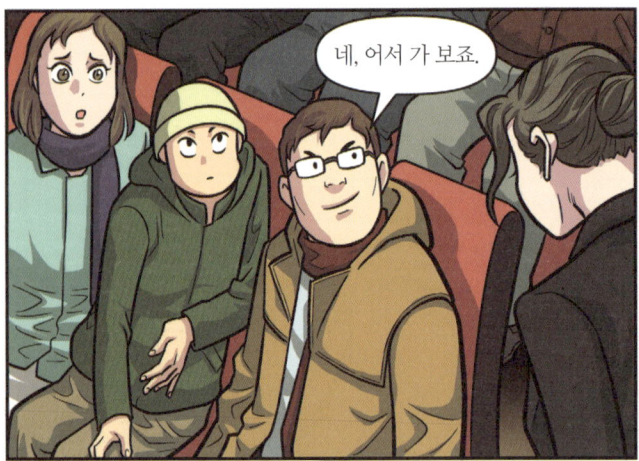
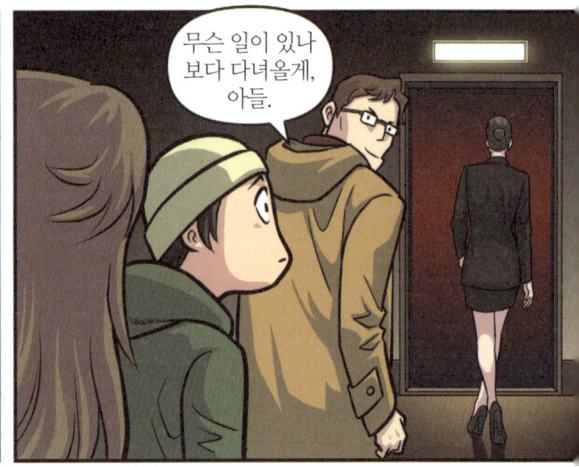

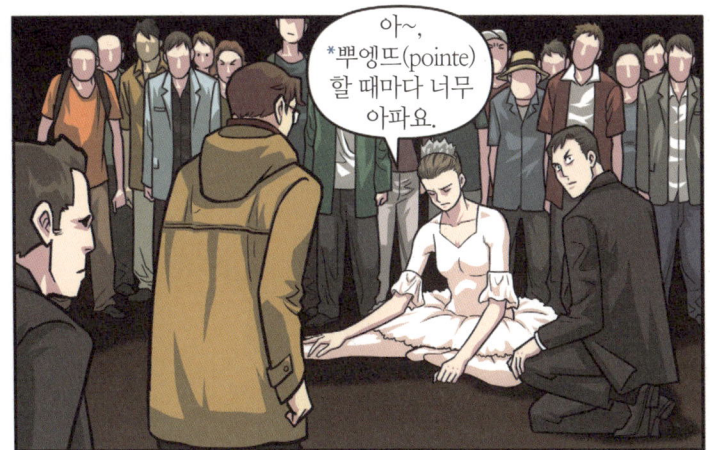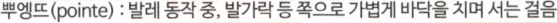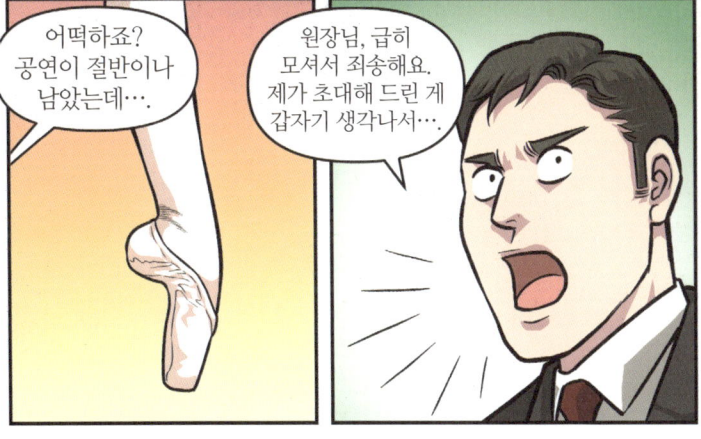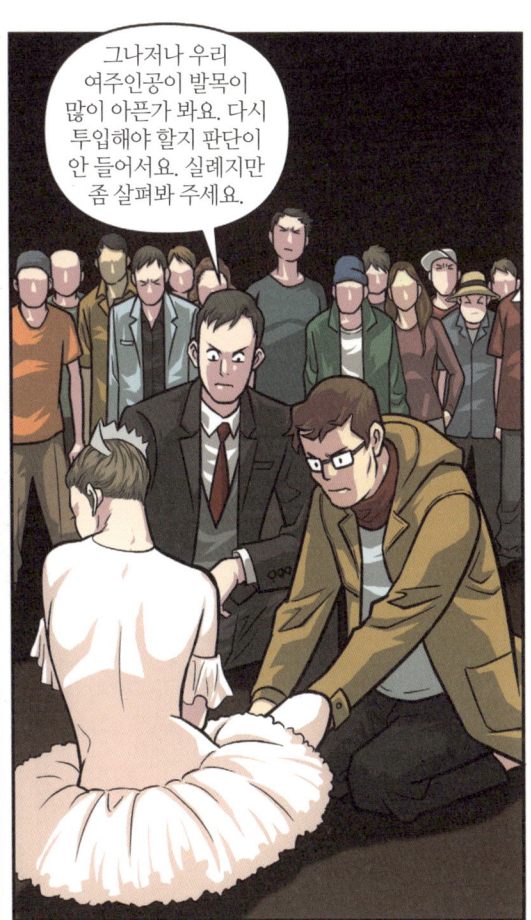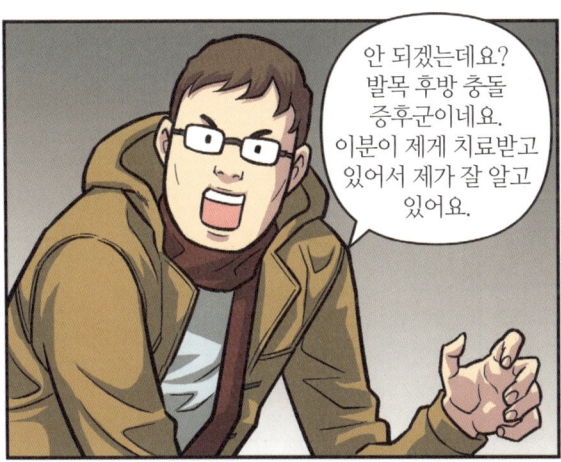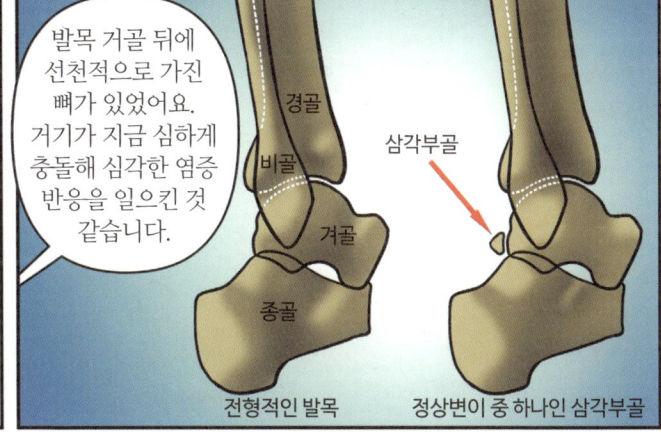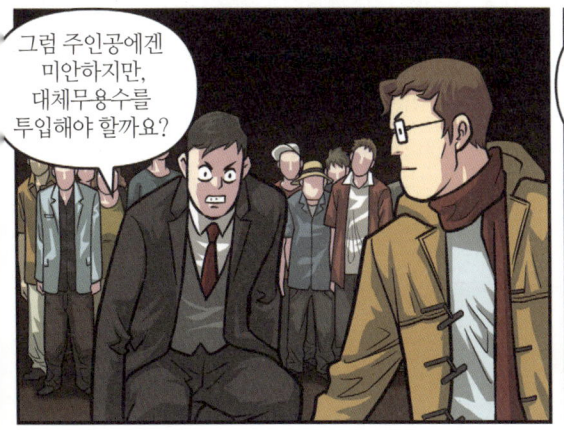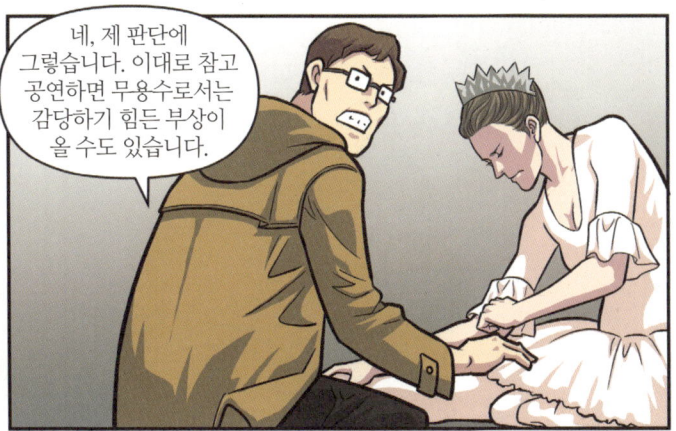

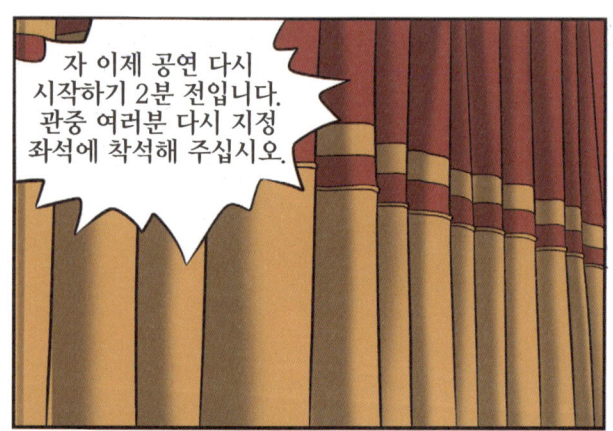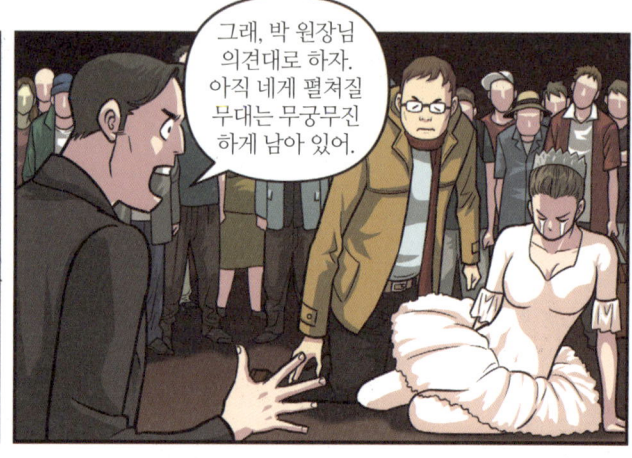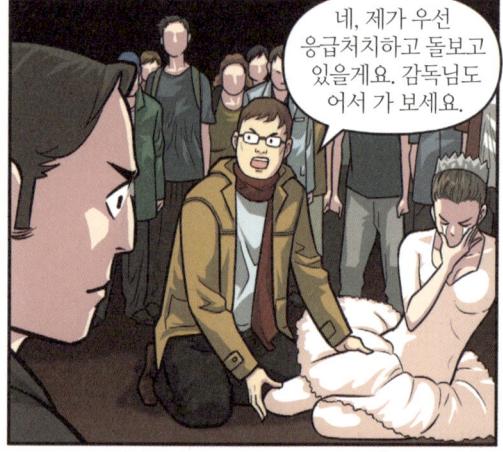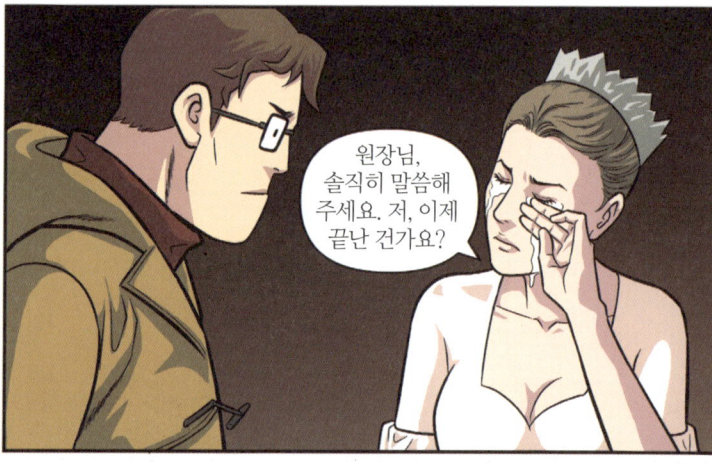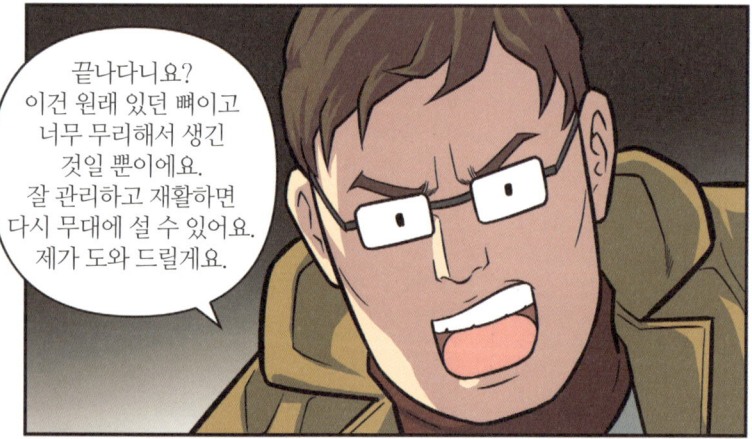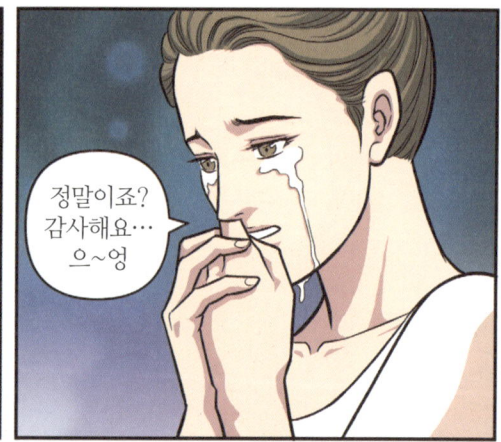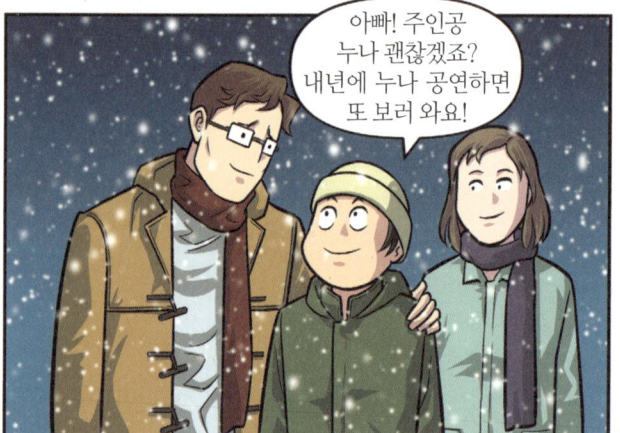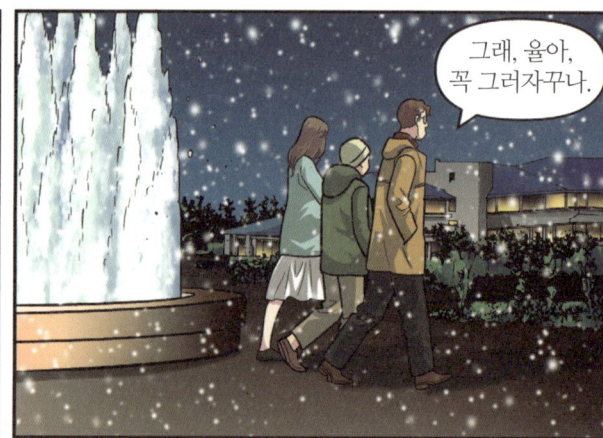

운동하고 나면 자꾸 발목 뒤쪽이 아파요!요?

축구 선수나 댄서처럼 발목을 과도하게 사용하는 분들은 발목 후방충돌 증후군을 경험할 수 있습니다. 처음에는 대부분 아킬레스 힘줄에 문제가 있다고 잘 못 알고 있는 경우가 많습니다. 또한, 이 질환은 잘 알려지지 않아 진료 중에 진단되지 않는 경우가 상당히 많습니다.

발목 뒷부분의 힘줄, 인대, 관절, 윤활막 등 아주 여러 조직이 충돌하면서 염증을 일으키게 됩니다. 선천적으로 뼈가 돌출되어 있거나 반복되는 외상으로 골극이 자라면서 더 악화될 수도 있습니다. 처음에는 미세한 통증으로 시작하지만, 점점 과다한 사용과 외상을 반복하며 악화되게 됩니다. 제대로 치료하지 않으면 만성화할 수 있고 결정적 부상을 초래할 수 있으므로 초기치료가 무엇보다 중요합니다.

발목 후방충돌 증후군은 워낙 진단도 복잡하고 치료도 어려운 질환이랍니다. 그래서 좌측 아래 동영상의 강의를 통해 이 발목 후방충돌 증후군은 어떻게 발생하고 진단, 치료, 관리해야 하는지 박 원장이 자세히 설명해 드립니다.

또한, 족저근막염이라는 진단을 받고 치료 중인데, 자꾸만 통증이 재발하고 안 낫는다면 그 이유와 치료법을 우측 아래 영상을 통해 확인하시기 바랍니다. 발바닥이 아프다고 해서 모두 족저근막염은 아닙니다. 또한, 족저근막염이라고 해도 그 치료법으로 주사나 약물 등의 화학적 치료법은 그 한계가 있답니다.

족저근막염을 비롯한 발바닥 통증은 모두 체중과 압력으로 인해 발생하는 질환이라는 것을 명심해야 합니다. 발생한 염증과 통증을 약물로만 다스린다면 이는 마치 대출의 원금은 갚지 않고 이자만 내는 셈입니다. 발 통증의 대출원금에 해당하는 압력을 분산시키고 감당하는 깔창 처방이 치료의 출발점이 될 것으로 확신합니다. 온종일 묵묵히 우리의 체중과 보행을 감당하는 발에 깔창을 착용하는 것은 결코 값비싼 투자가 아닌 지혜로운 보상이라고 생각합니다.

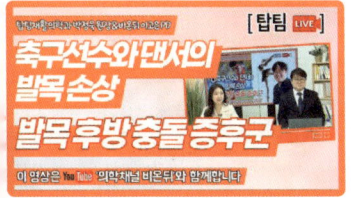  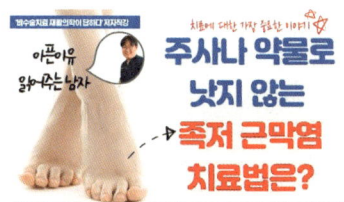 

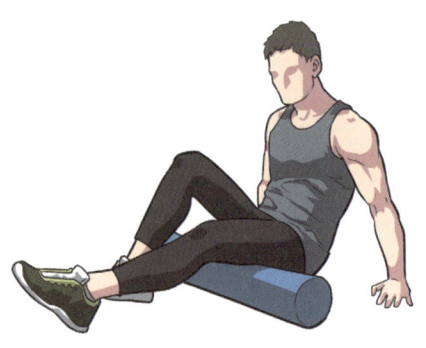

13화　반갑지 않은 손님

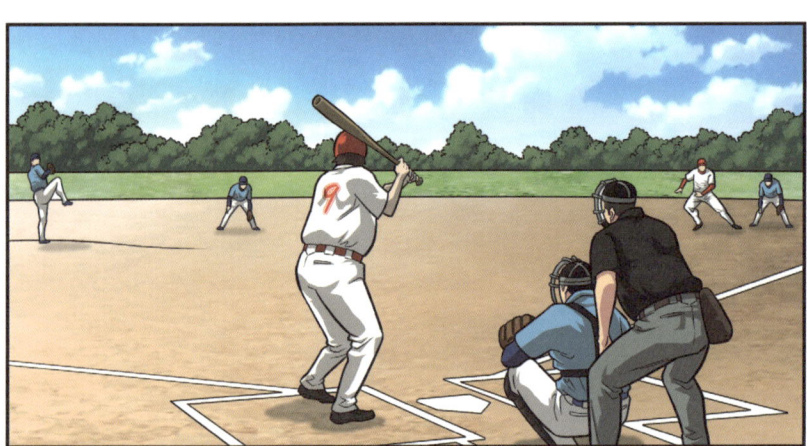
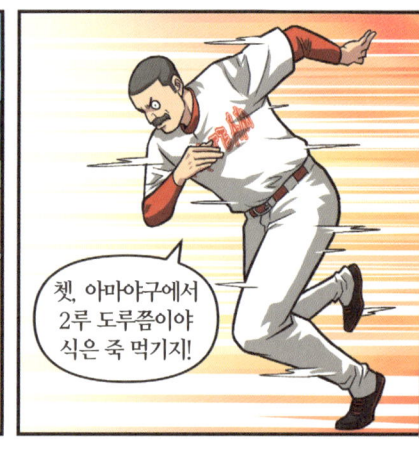
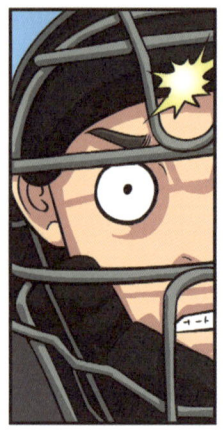
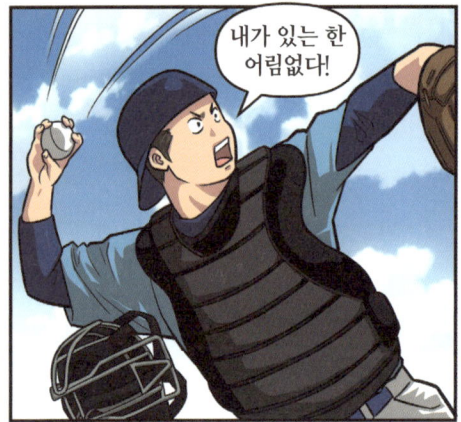
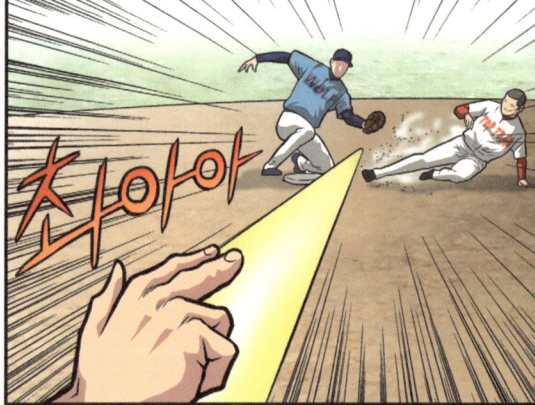
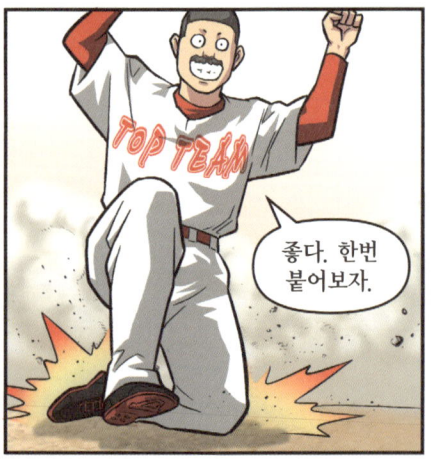
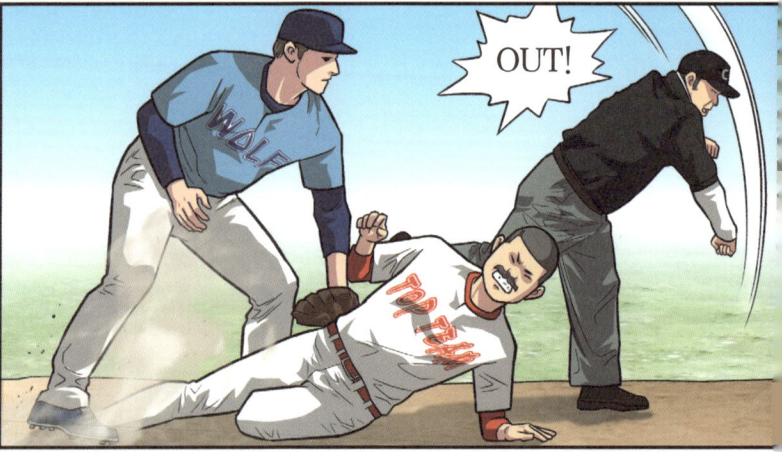

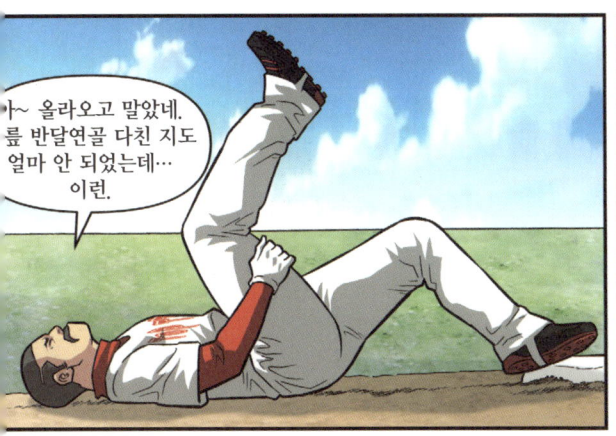
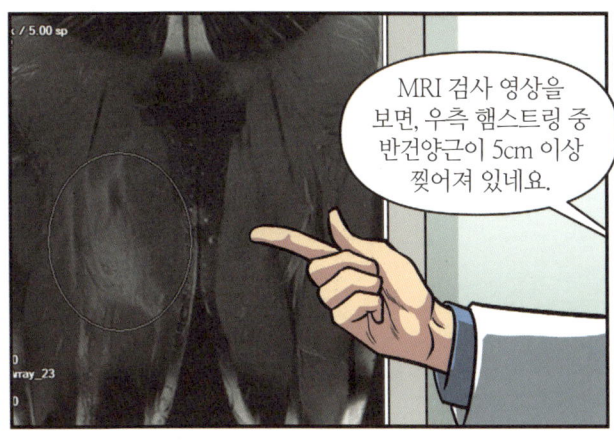
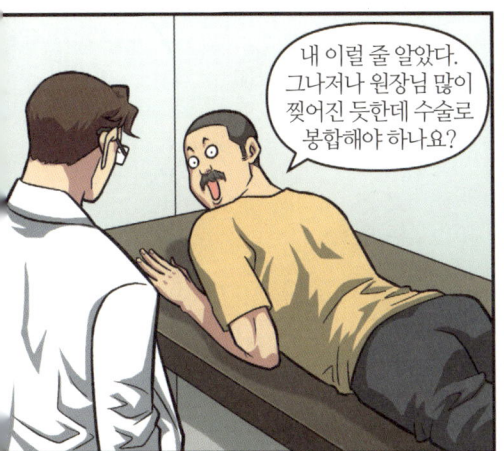
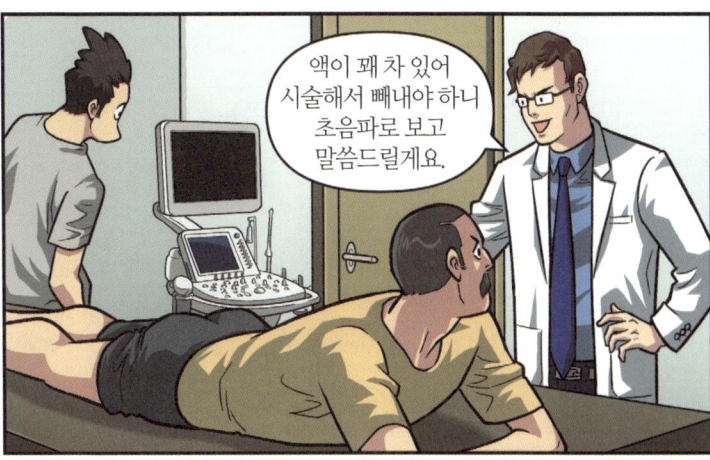
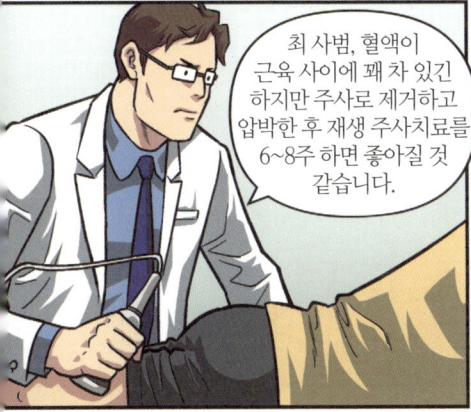
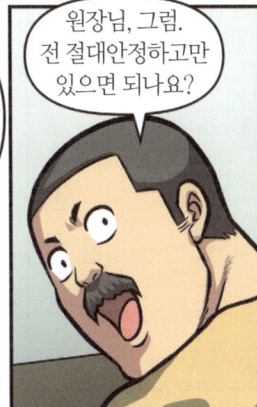
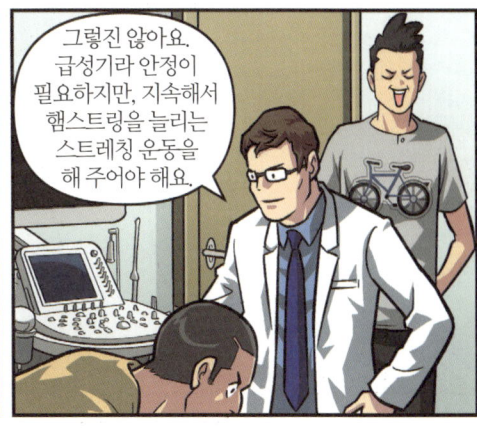
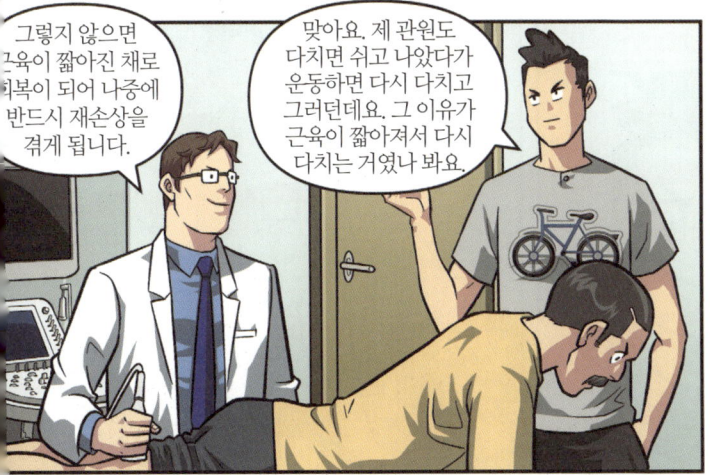
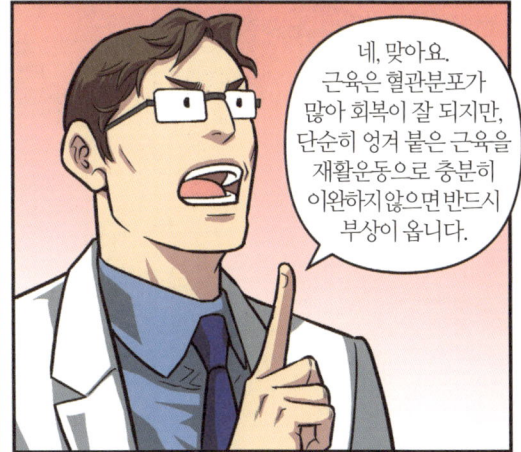

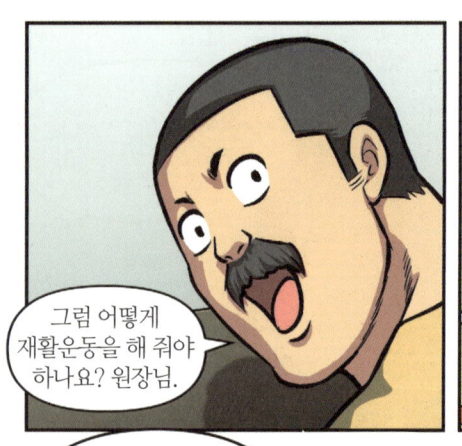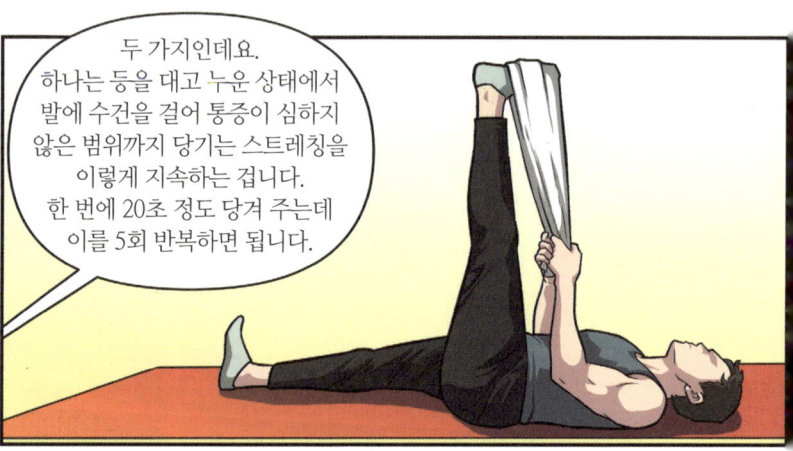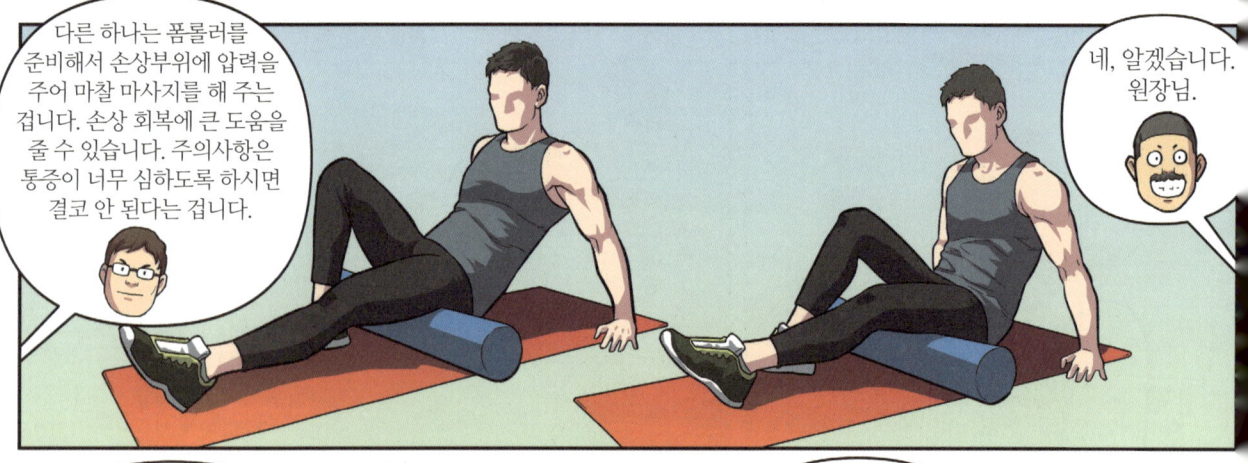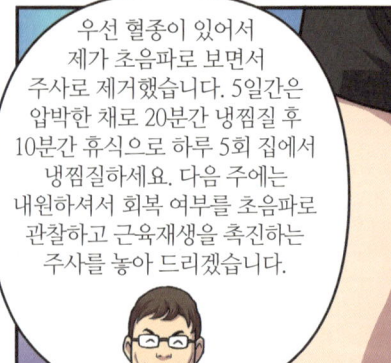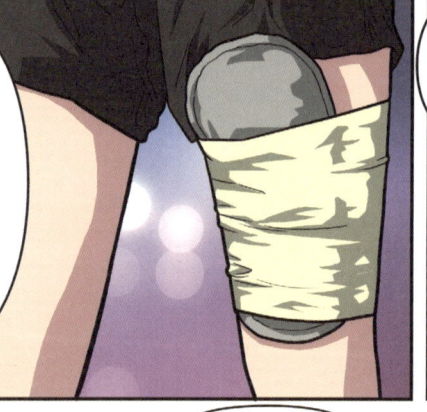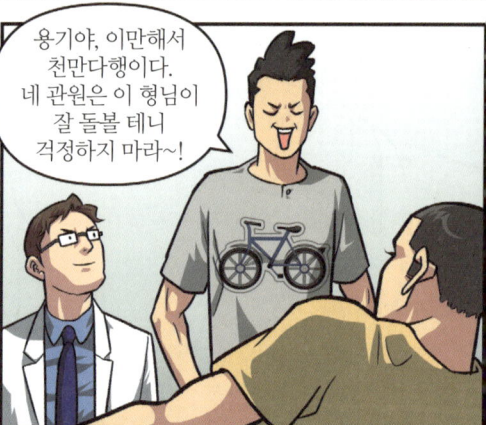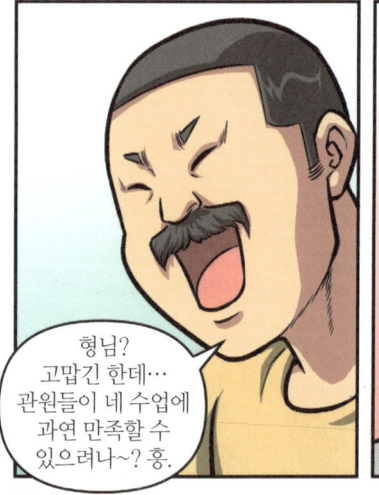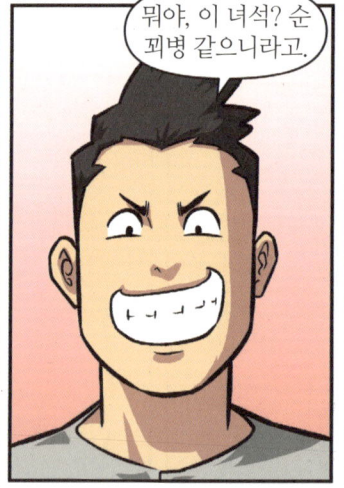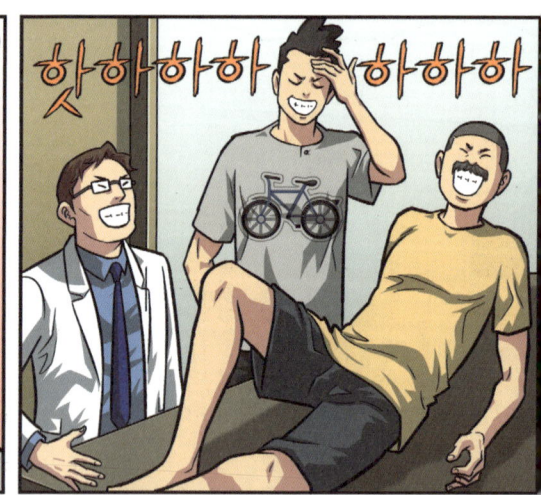

허벅지 뒤쪽이 심하게 당겨요. 어떻게 재활하죠?

햄스트링 손상이 의심되는 경우 반드시 MRI를 촬영해야 한다고 생각하는 분들이 있는데 사실 꼭 그렇지는 않습니다. 파열이 심하거나 구획증후군을 유발할 정도가 아니라면, 초기 진단은 초음파만으로도 충분합니다. 다만, 그 범위가 넓어 수술을 고려할 정도의 심각한 부상인 경우에만 전체를 확인하기 위해 MRI를 촬영한다고 생각하시면 됩니다.

햄스트링 파열은 보존적 치료로 대부분 회복됩니다. 게다가 햄스트링은 단기간 내에 운동을 재개하지만 않고 잘 쉬어도 저절로 회복됩니다. 하지만 바로 여기에 함정이 존재합니다. 사용하지 않으면 저절로 회복되다 보니 대부분 부상자가 치료에 소홀한 경우가 많습니다.

특히, 치료 기간에 근육을 이완시키고 늘려주는 스트레칭을 간과합니다. 스트레칭을 치료 기간에 충분히 해 주지 않으면 힘줄이 짧아지게 됩니다. 분명 통증은 가라앉고 별문제가 없어 보일 수 있습니다. 하지만 실제로는 부상 부위 햄스트링 근육이 단단해 지고 유연성이 상당히 줄어들게 됩니다. 또한, 실제로 근육의 위축으로 인해 다리 길이가 차이나게 되고 운동역학이 비대칭화되어 운동에 복귀했을 때 햄스트링이 재손상되는 경우가 흔합니다.

그러므로 햄스트링 치료에 있어서 햄스트링의 근육을 이완하면서 회복하는 재활치료법에 대해 자세히 알아야 합니다. 회복 기간 동안 꾸준히 충분하게 시행해야만 합니다. 어떤 운동을 어느 정도 어떤 자세로 해야 하는지 아래 영상을 통해 자세히 설명하겠습니다. 손흥민 선수도 이 햄스트링 손상으로 장기간 결장하며 재활한 것을 아시죠? 여러분도 수술 재활치료법 영상을 보시고 정확한 햄스트링 재활방법을 숙지하셔서 반드시 수술 없이 손흥민 선수처럼 회복하시기를 바랍니다.

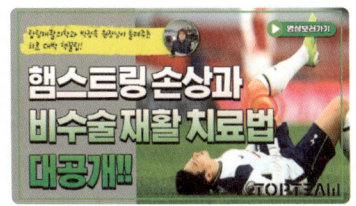

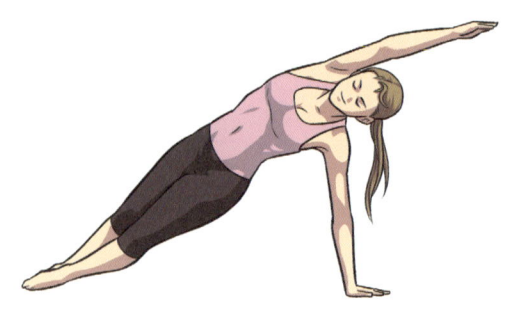

14화 필라테스 강사의 고통

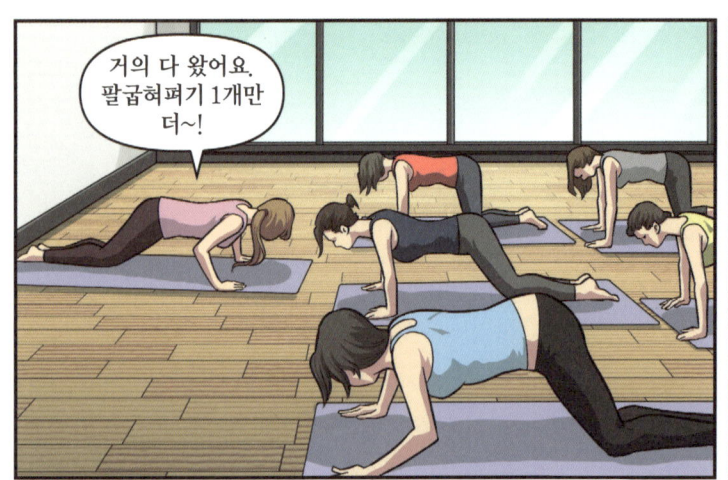
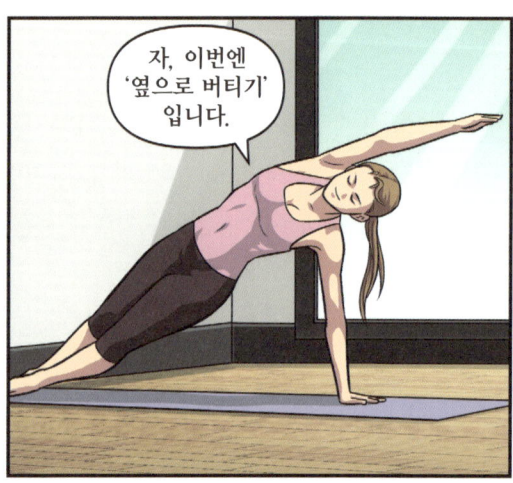
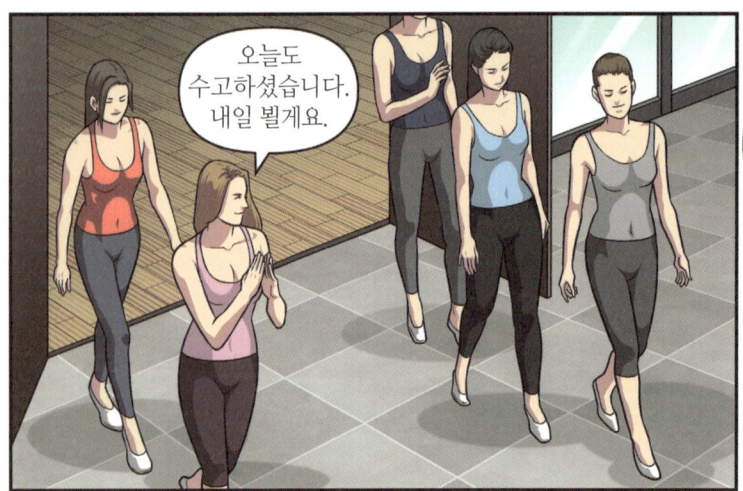
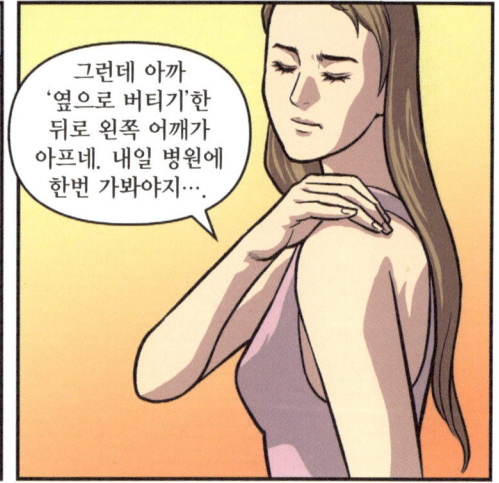
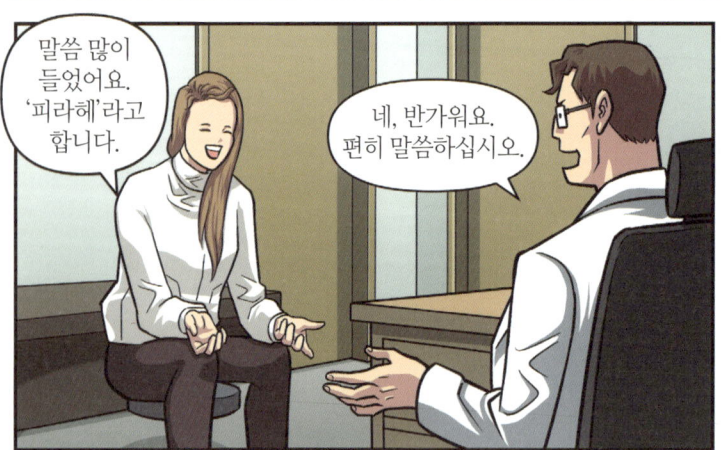
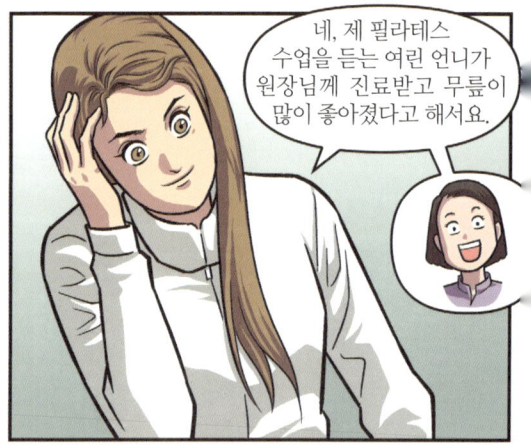

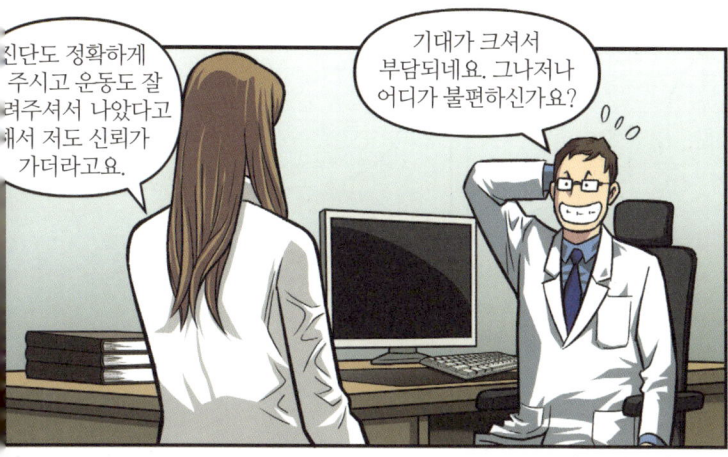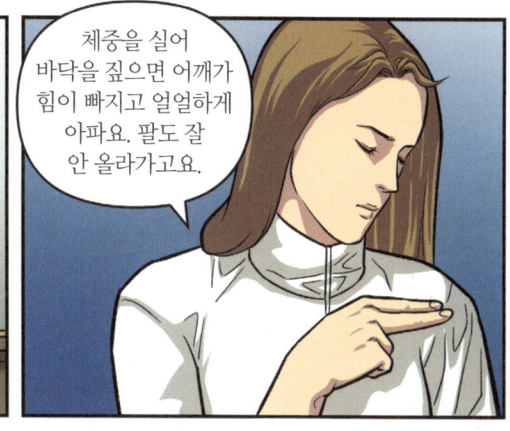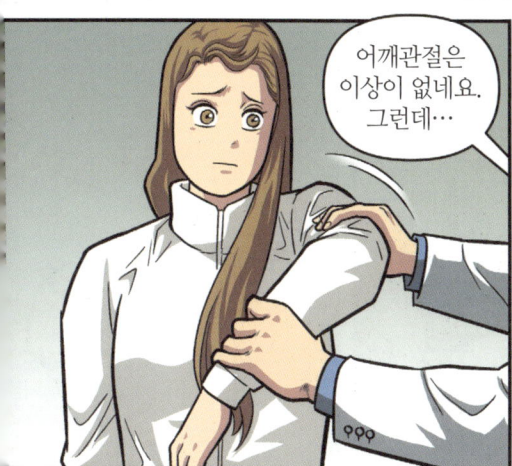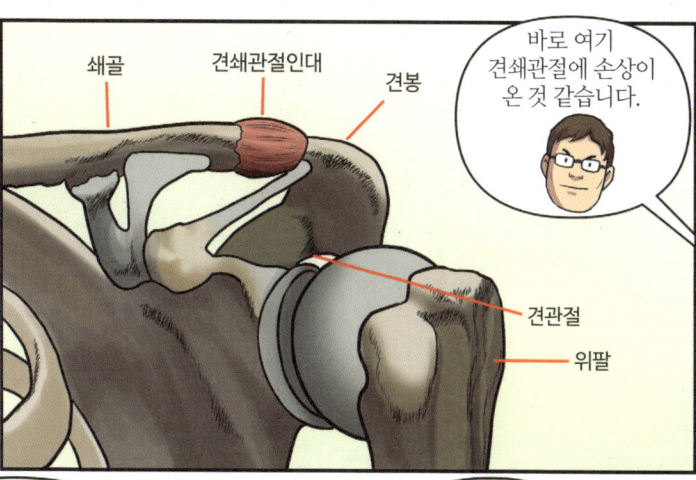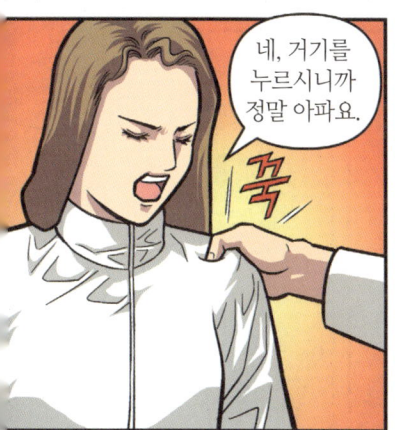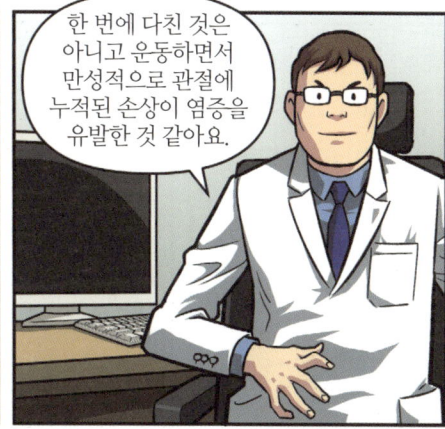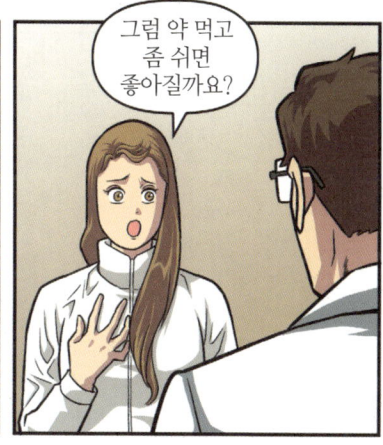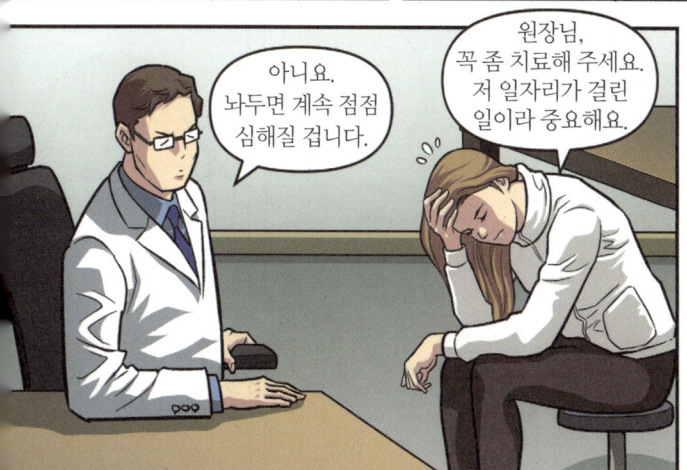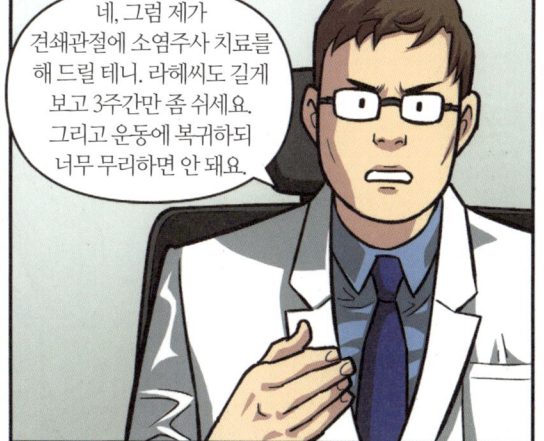

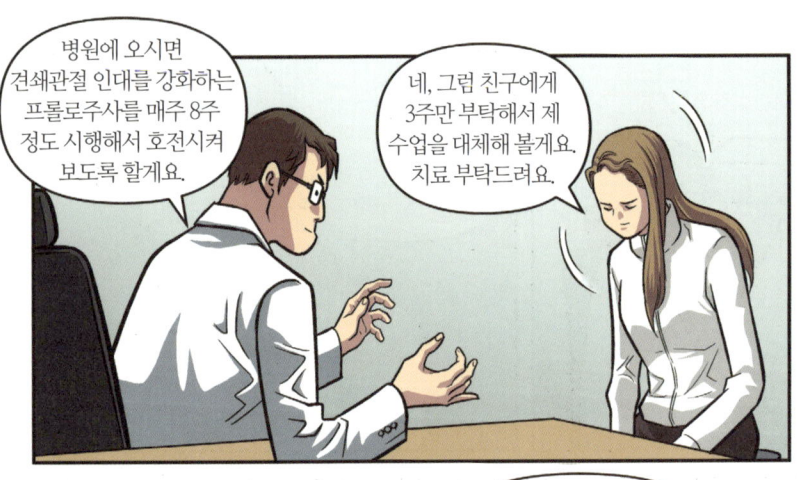
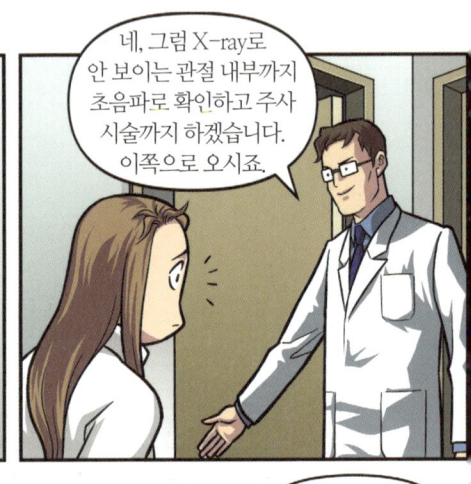
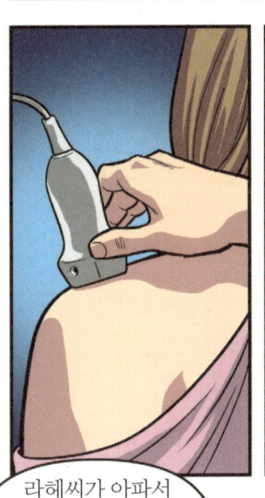
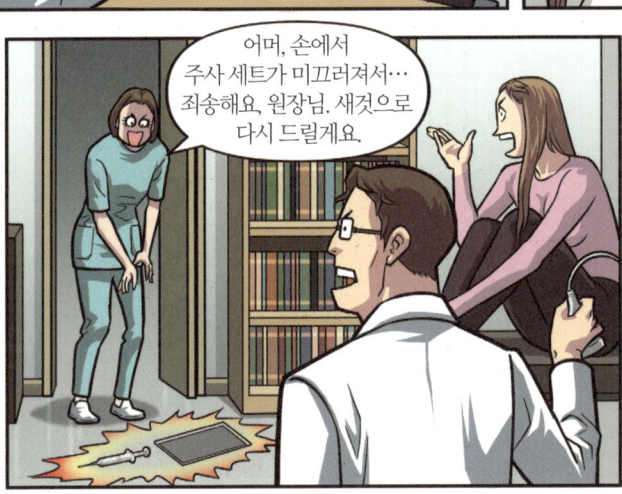
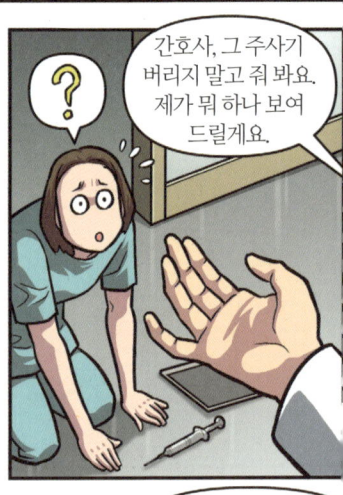
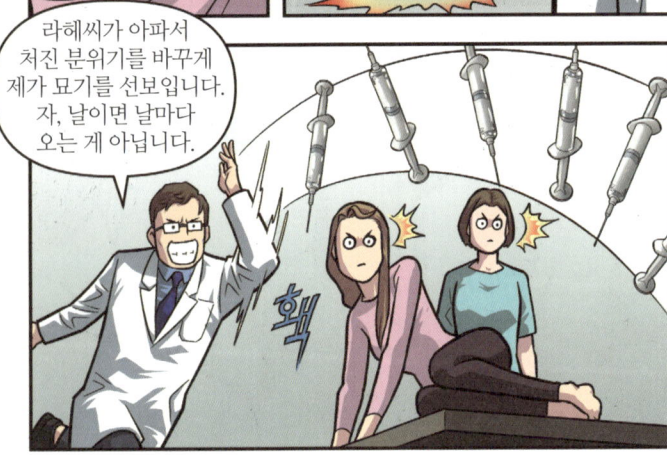
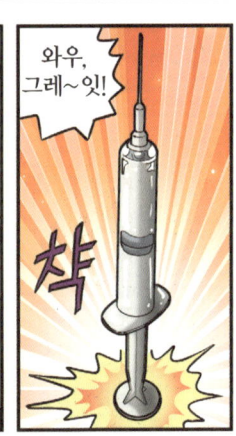
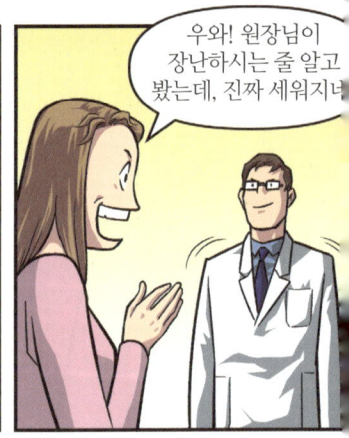
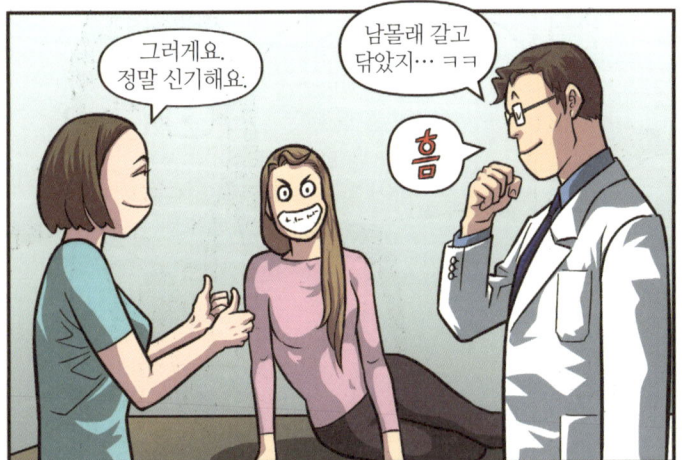
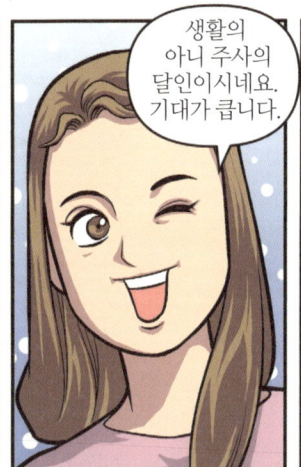
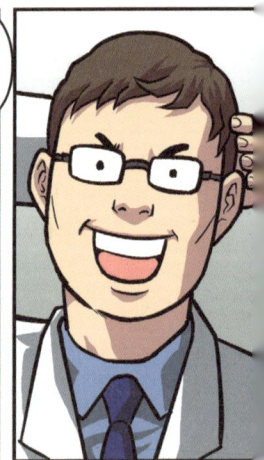

어깨가 아파서 물건을 들고 버티기가 힘들어요.

어깨 위쪽의 뼈가 뾰족하게 솟으며 자꾸만 아플 때가 있습니다. 환우들은 어깨 근육이나 힘줄에 무슨 문제가 생긴 것 같다며 병원을 방문합니다. 하지만 간단한 신체 검진만 해 보아도 견쇄관절이 문제임을 바로 알 수 있습니다.

어깨와 몸통을 연결하는 쇄골 사이의 관절에 발생하는 관절부상의 일종입니다. 젊은 분들에게 발생하는 경우는 운동이나 과한 사용으로 인해 손상이 누적된 경우가 대부분입니다. 물론 작은 손상이 누적되어 발생한 퇴행성 변화도 보일 수 있습니다.

통증을 가라앉히는 치료는 비교적 어렵지 않습니다. 하지만 이렇게 소염 치료만 시행하고 업무나 운동에 복귀하는 경우에는 단기간 내에 다시 통증을 경험하게 됩니다. 반드시 증상이 있는 견쇄관절 쪽의 부하를 줄이고 해당 부위 인대를 강화해 주는 주사치료를 반복해 주어야만 합니다.

견쇄관절을 덮고 있어 관절 주머니 역할을 하는 인대를 강화하는 주사치료가 시행되지 않으면 결코 근본적인 회복을 얻기 힘듭니다. 소염 치료로 통증이 가라앉는다고 해도 1~2주 간격으로 인대 강화 주사치료를 시행해 관절의 안정성을 재확보해야 합니다.

만약 이를 간과하고 내버려 두면 견쇄관절에 연결된 견갑골의 움직임이 저하되게 됩니다. 이어서 이는 어깨 회전근개 및 근육에 상당한 부담을 주게 됩니다. 이는 다시 어깨 관절 각도 제한과 운동능력 감소로 이어지는 악순환을 경험하게 됩니다. 작은 관절이라고 간과하기 쉽지만 이를 내버려 두면 어깨 전체의 운동능력이 감소하는 결과를 가져올 수 있습니다. 그러므로 초기 견쇄관절 치료에 집중하여 주기를 부탁합니다.

▼ 지속적인 부하로 변형된 견쇄관절염 방사선 사진

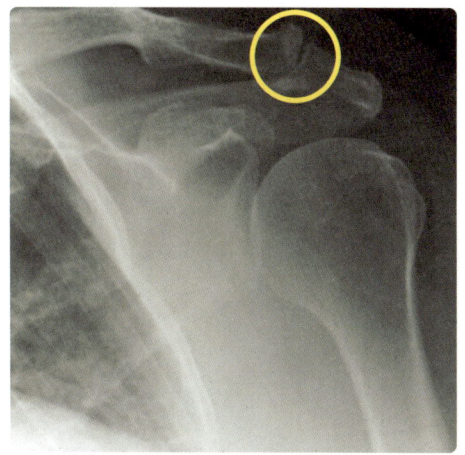

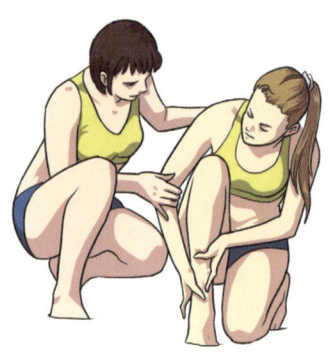

15화 종아리 앞쪽이 아프면

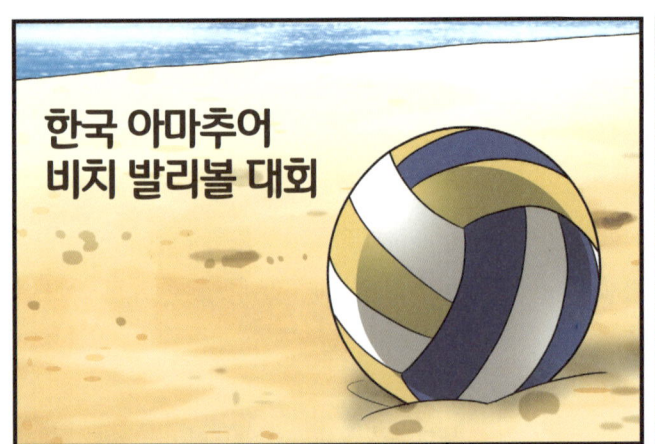

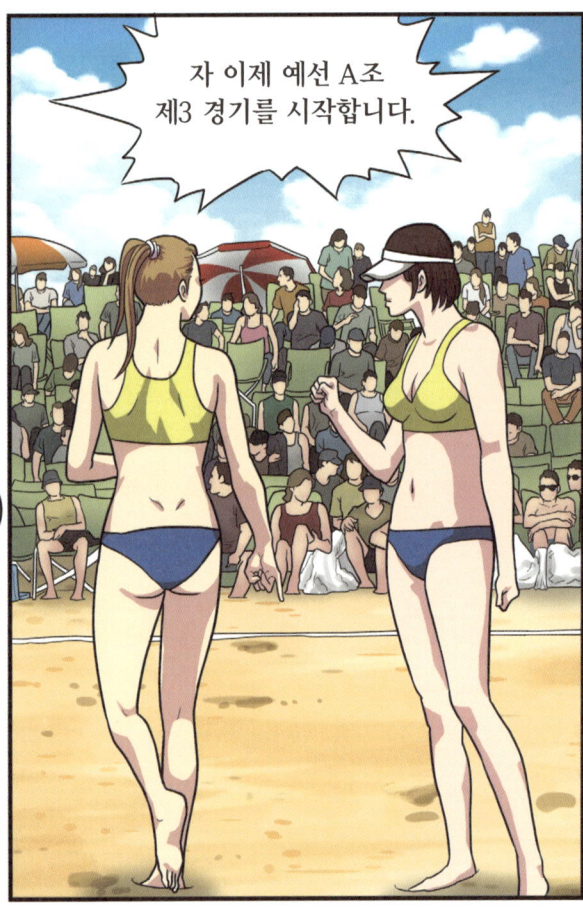

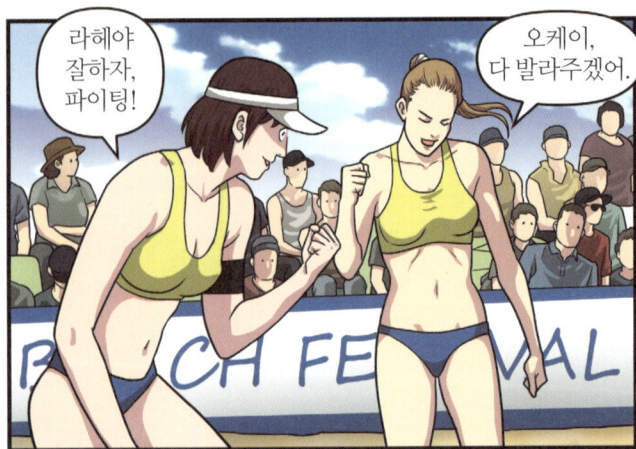

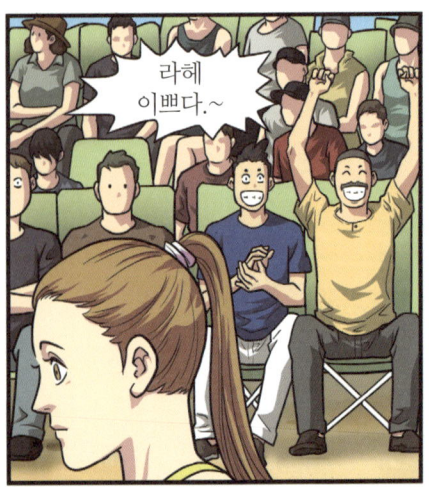

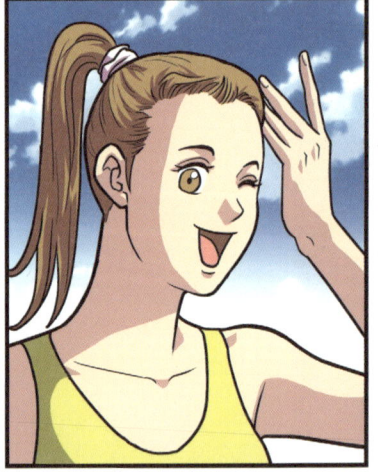

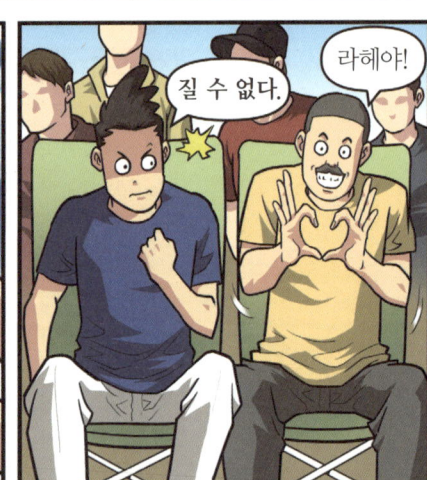

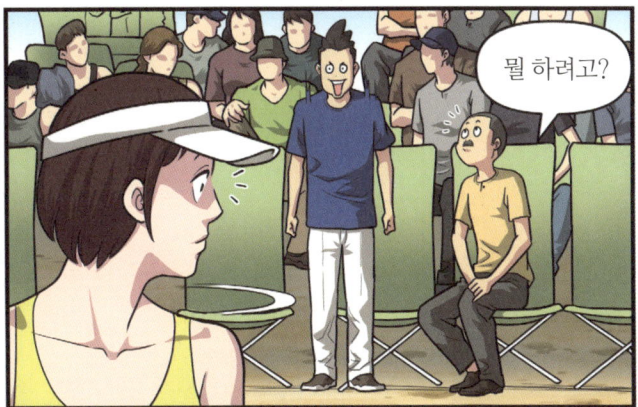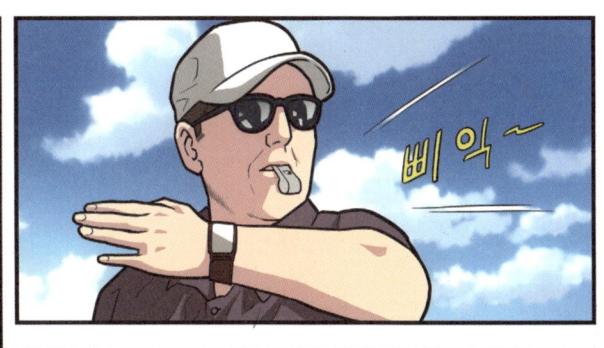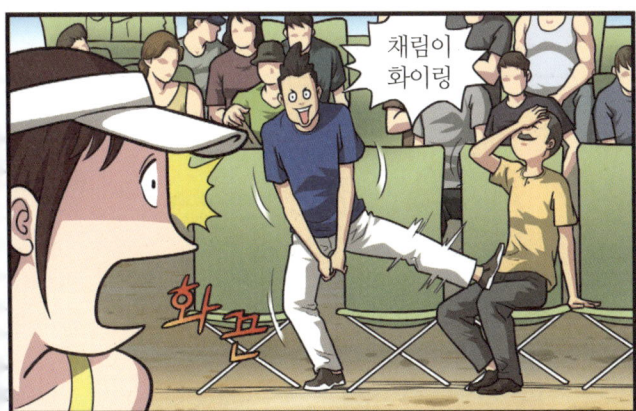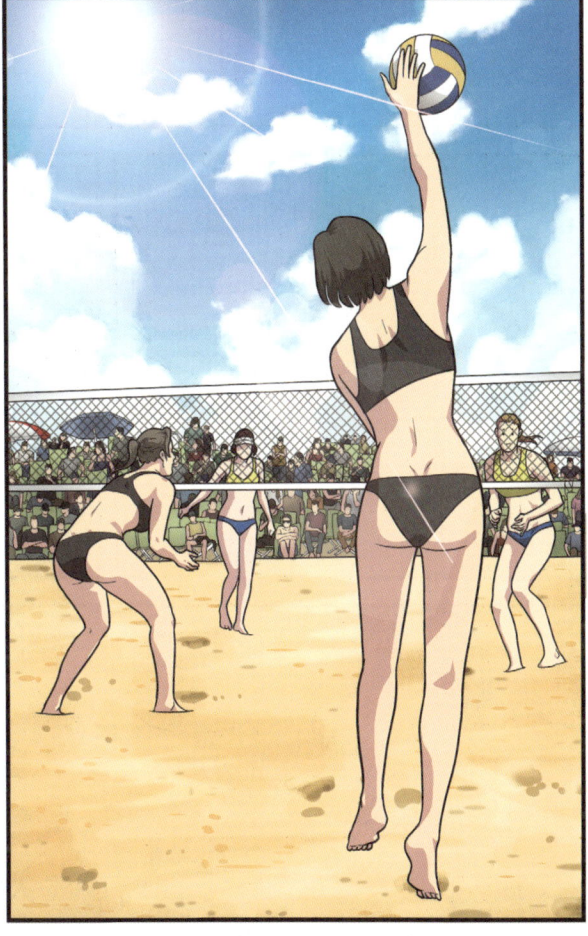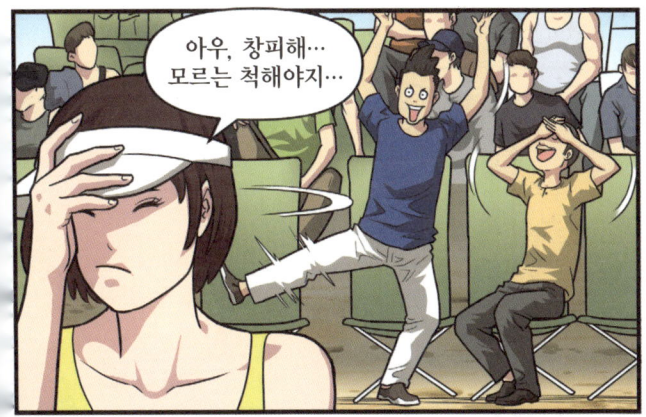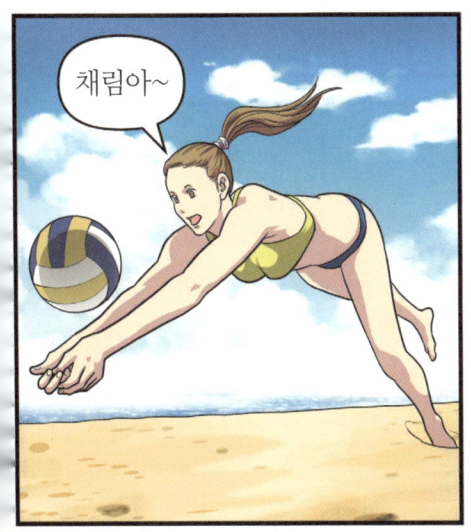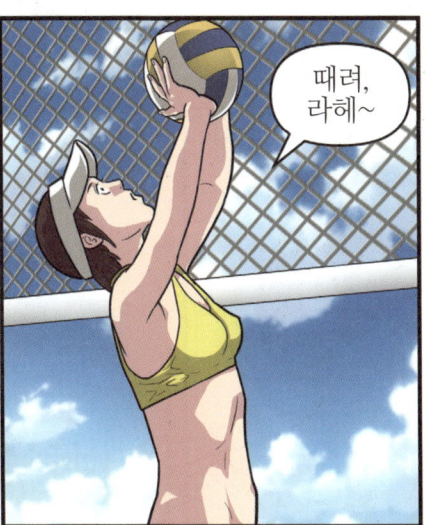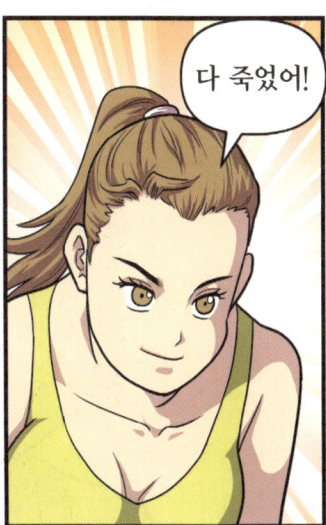

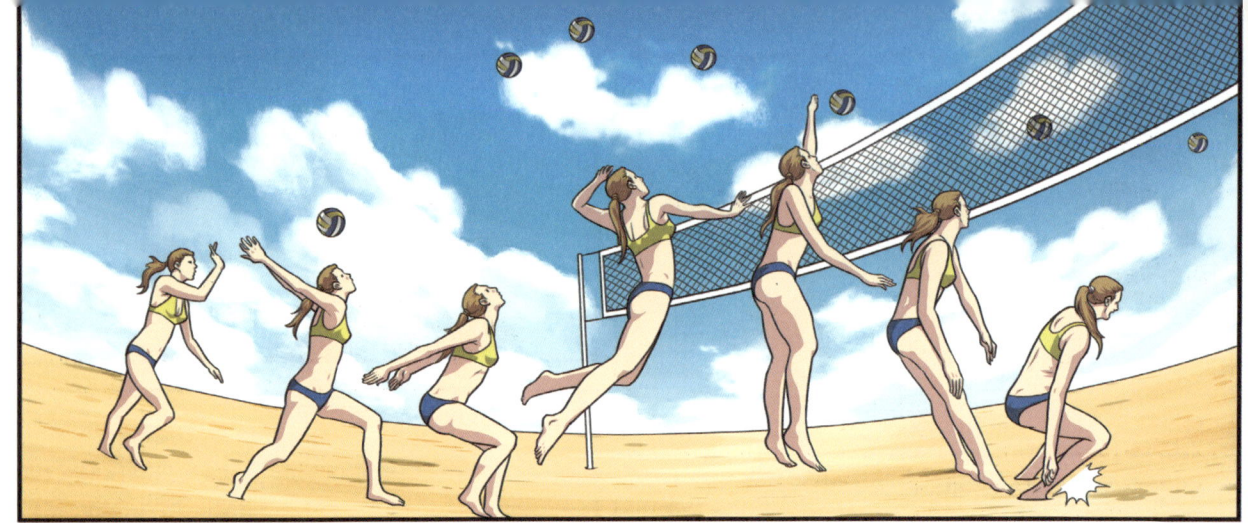

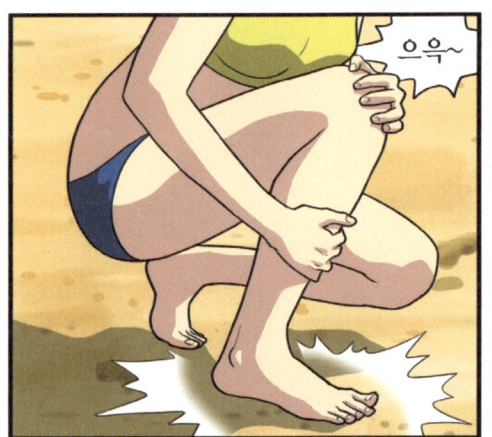

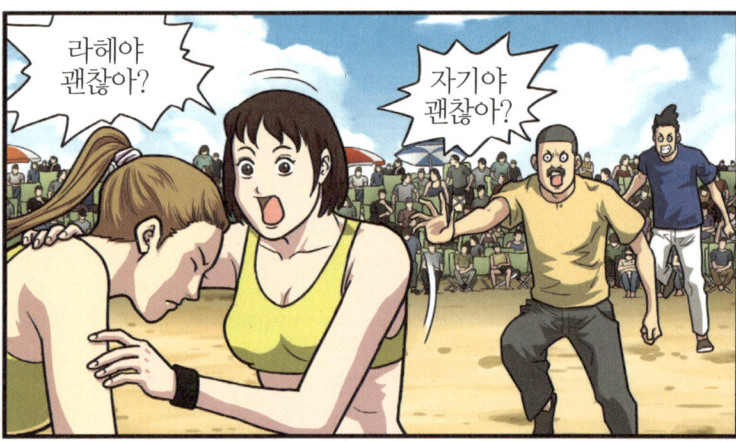

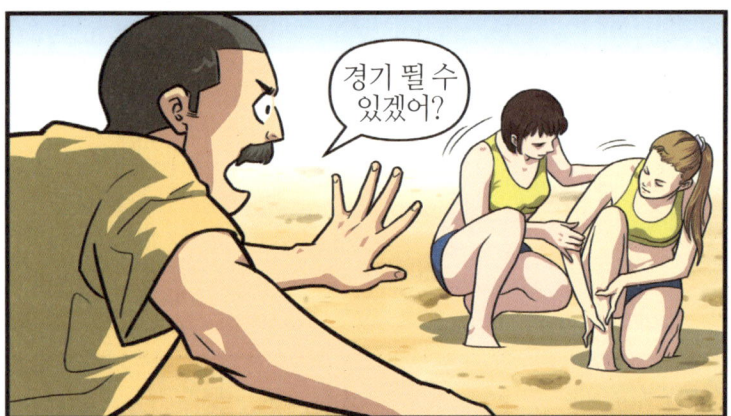

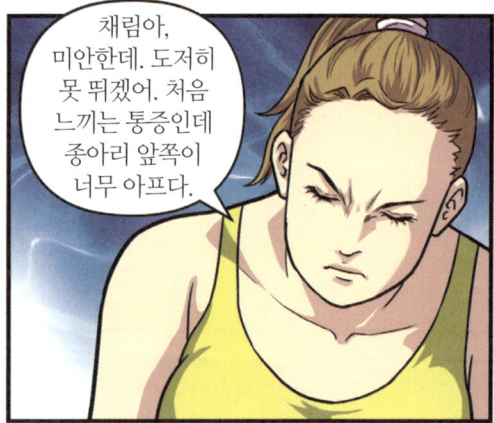

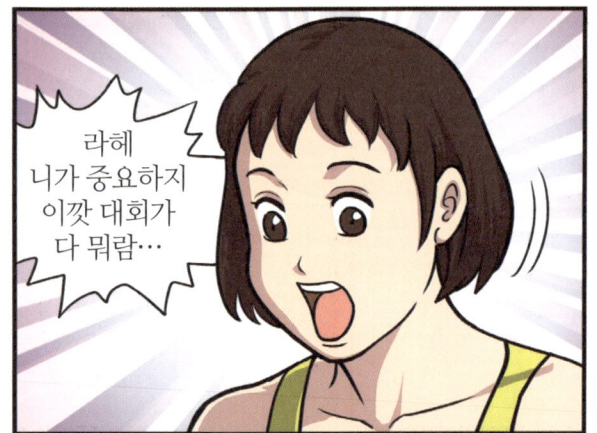

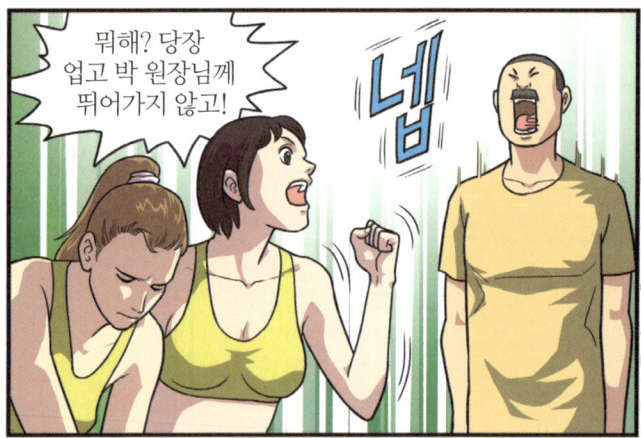

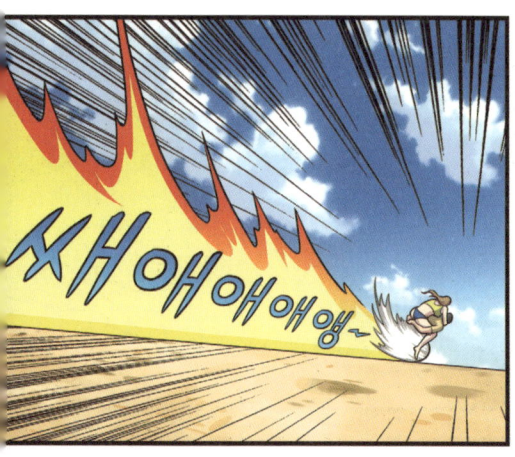
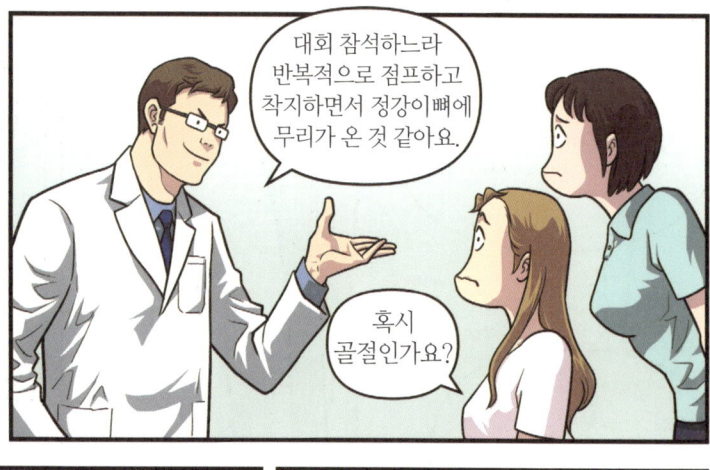
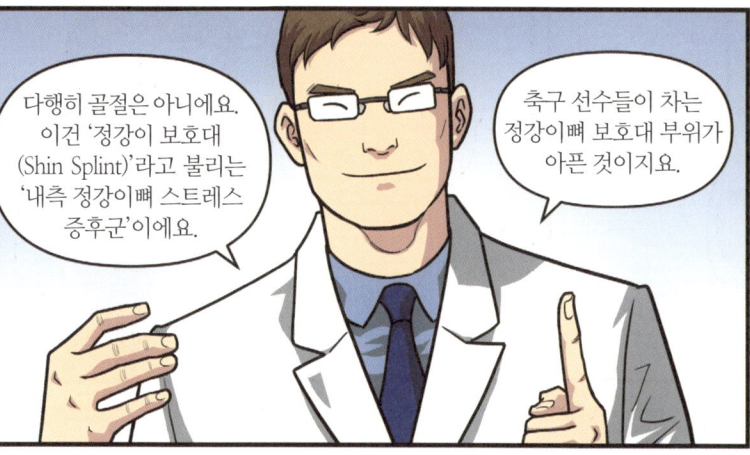
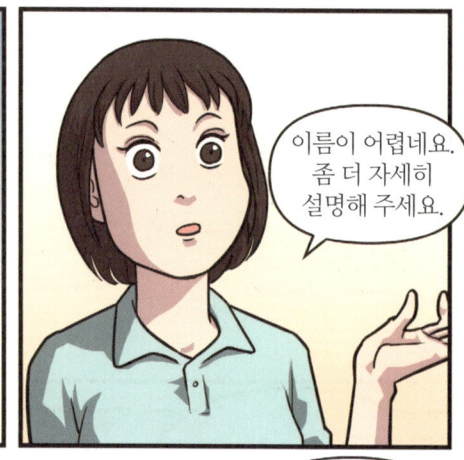
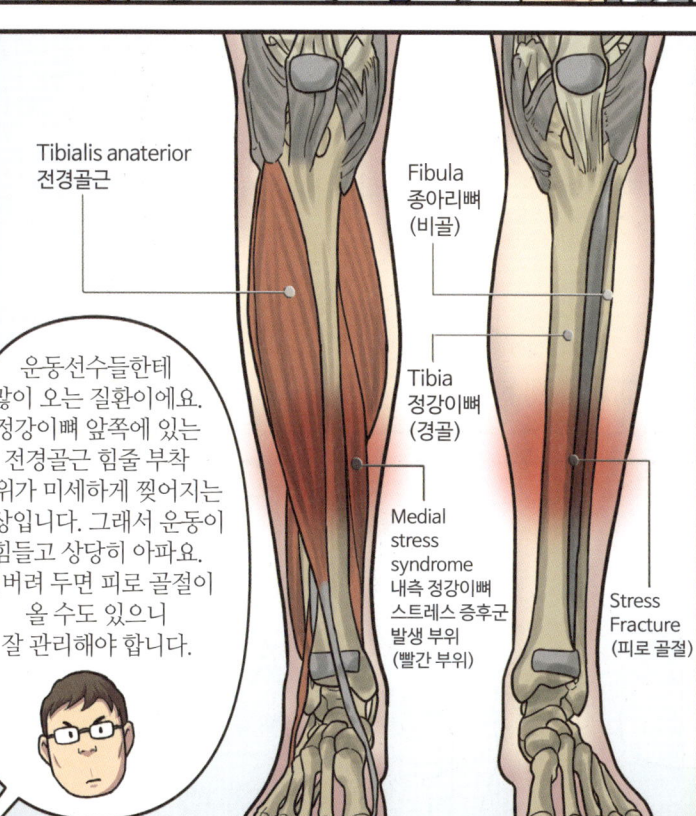
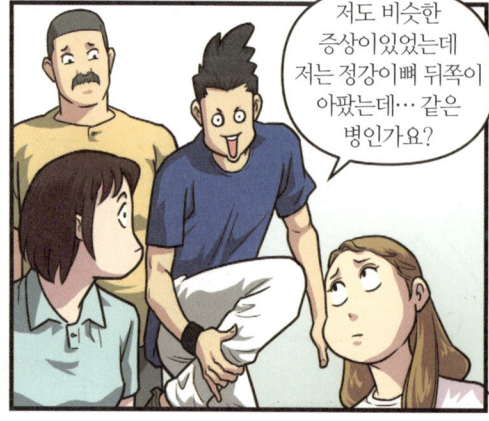
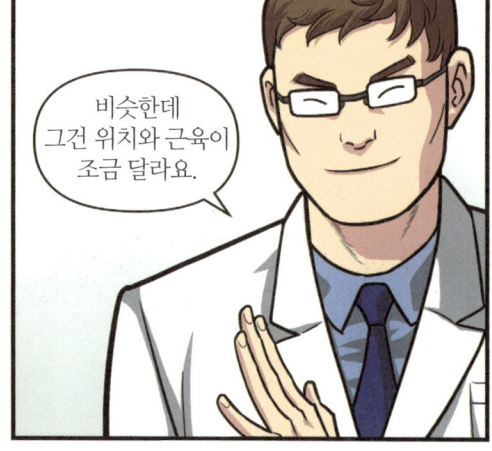

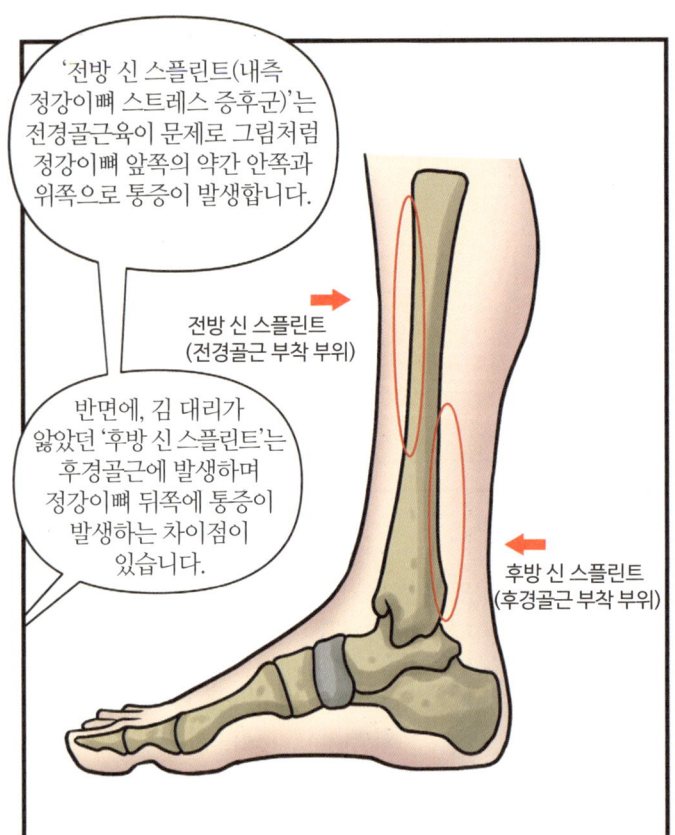
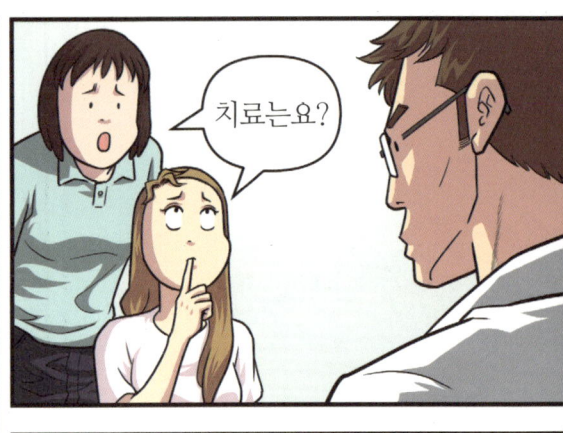
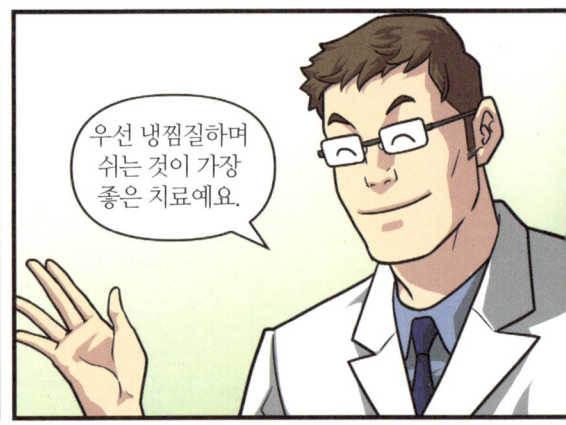
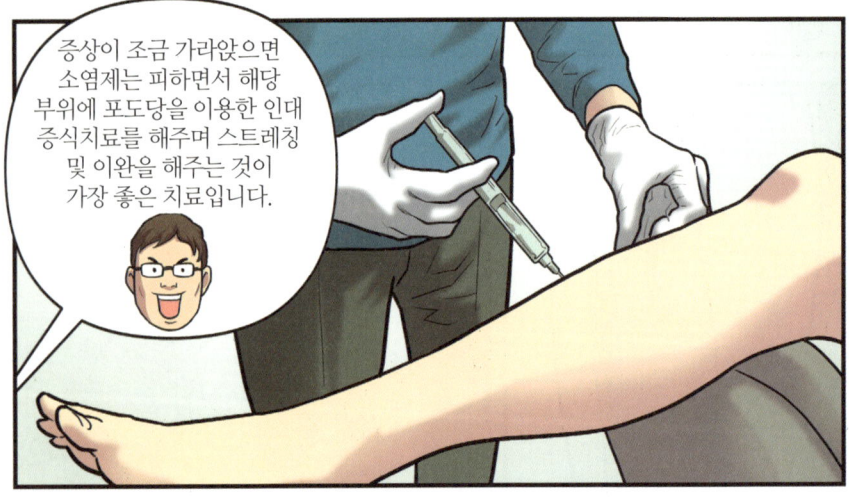
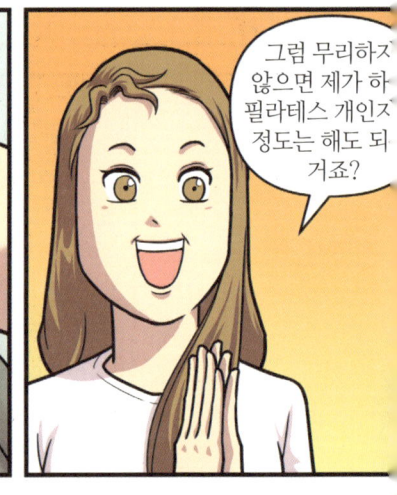
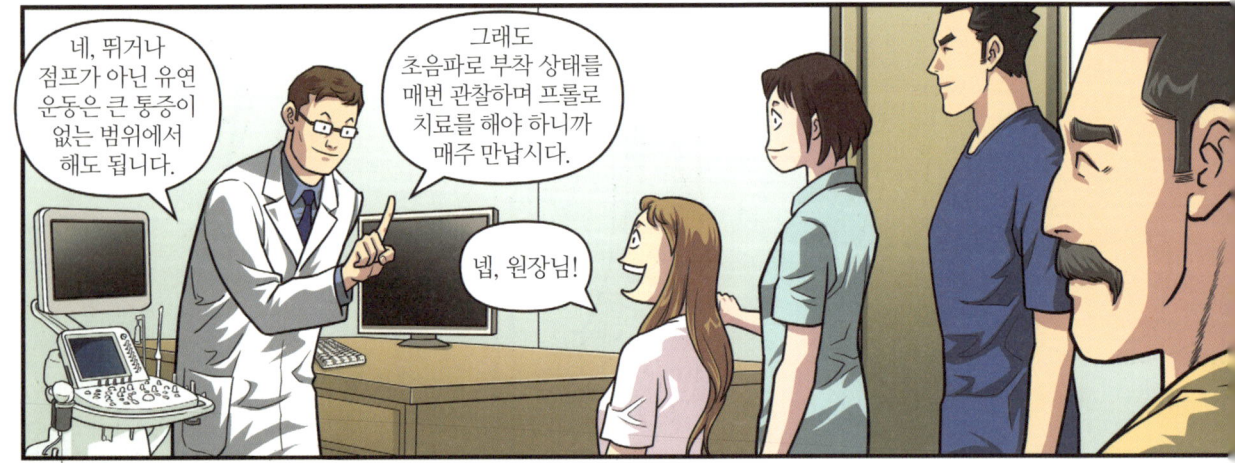

정강이가 당기는데 이유를 모르겠어요!

지속해서 달리기와 뛰기를 반복하는 분들은 정강이의 심한 통증을 경험할 수 있습니다. 이를 'Shin splint(정강이뼈 스트레스 증후군)'라고 합니다. 보통은 뼈가 아프다고 여겨집니다. 그래서 골절을 의심하며 방사선 사진을 찍어 봅니다. 하지만 사진상에 전혀 문제가 없는 경우가 대부분입니다. 그러다 보니 진단과 치료가 늦어지기 일쑤입니다.

이를 알아채지 못하고 내버려 두면 바로 힘줄의 뼈 부착 부위가 미세하게 더 찢어지며 더 큰 통증을 겪게 됩니다. 더 악화하면 스트레스 골절 같은 피로 골절 소견이 발생하게 됩니다. 이는 초기 손상 후 수주 뒤에 발생하는데 이때 방사선 사진으로 그 변화를 알아차렸을 때는 이미 상태가 상당히 악화한 경우가 많답니다. 그러므로 처음 방사선 검사에서 이상이 없더라도 꾸준히 사진을 확인하는 것을 의사와 환우 모두 터부 해서는 안 됩니다. 또한, 반드시 초음파나 MRI 촬영을 해서 힘줄과 근육의 연부조직 및 뼈의 상태까지 확인해 줄 필요가 있습니다.

또한, 이 손상을 발견하고 관리한다고 해도 지속해서 사용하는 것은 꼭 피해야 합니다. 만약 손상 속도가 회복 속도보다 더 빠르다면 우리 조직은 결코 완치에 이르지 못합니다. 이렇듯 조직의 회복은 마치 경제 개념의 수입과 지출처럼 역동적이고 상대적인 속도의 관계로 연결되어 있답니다.

우리 신체는 통증이라는 신호를 통해 손상의 속도를 줄이라는 신호를 뇌에서 보내 그 손상을 제어하려고 합니다. 이로 인해 활동을 줄이거나 쉴 때 비로소 손상이라는 속도가 늦추어지고 이를 따라잡는 회복의 추격이 가능해집니다. 그러므로 우리는 이러한 통증을 성가시게 여기거나 평가절하해서는 안 됩니다. 손상은 그저 시간이 흐르면 해결되는 것이 아니랍니다. 통증이나 염증을 그저 진통소염제 등으로 급행 처리해 버리려는 성급한 태도를 내려놓고 정확한 진단과 치료로 이를 극복하는 태도를 보여야 합니다.

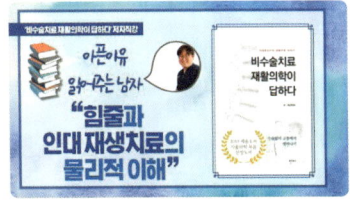

PART 3

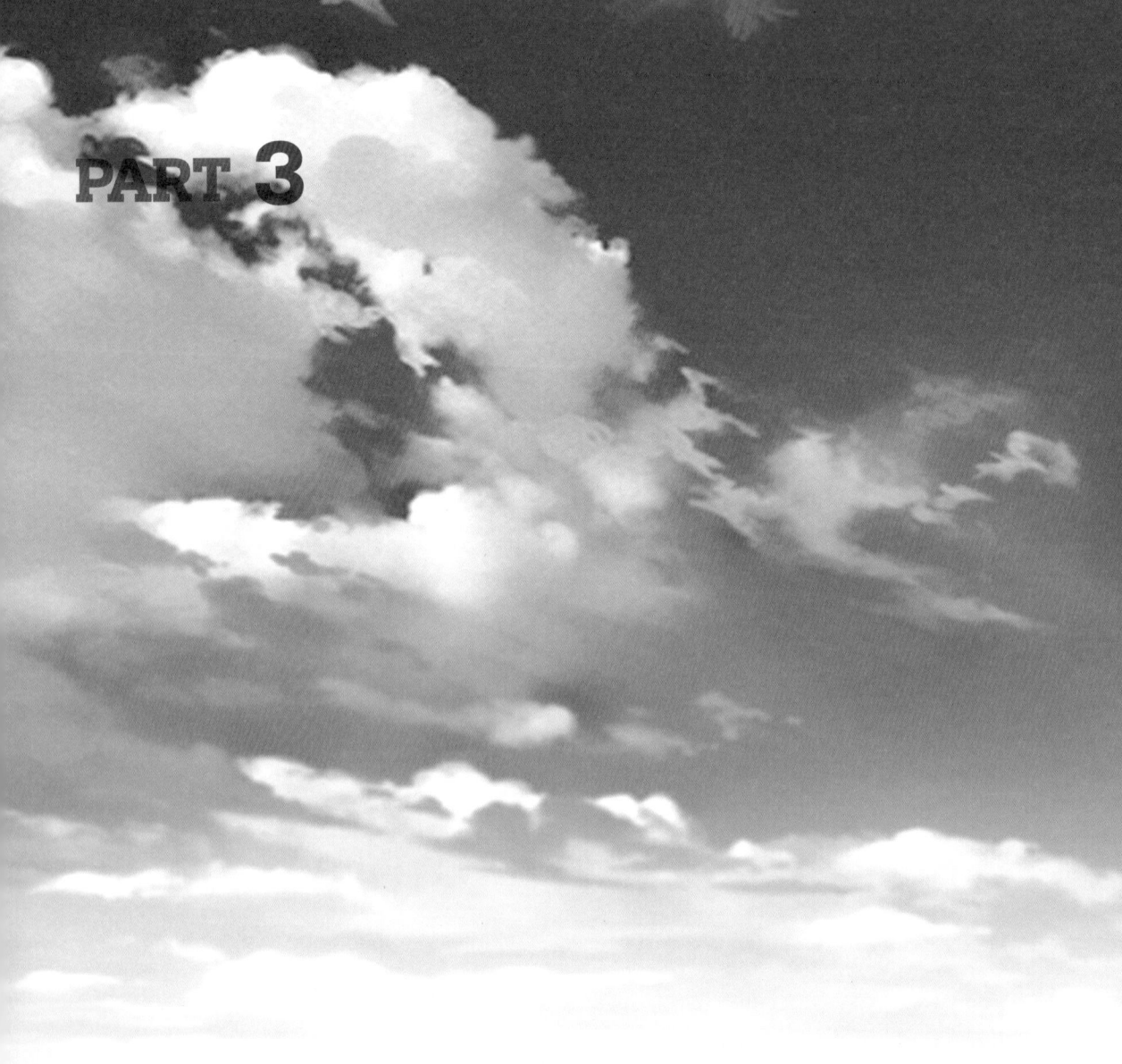

"환우가 아프다고 하는 부분만 들여다보는 의사는 하수이다.
더 윗부분에서 내려오는 문제는 아닌지,
전체적인 기능의 문제는 아닌지,
끊임없이 의심하고 사고하는 의사가 되어야 한단다"

– 박 원장의 스승 이성훈 재활의학과 전문의

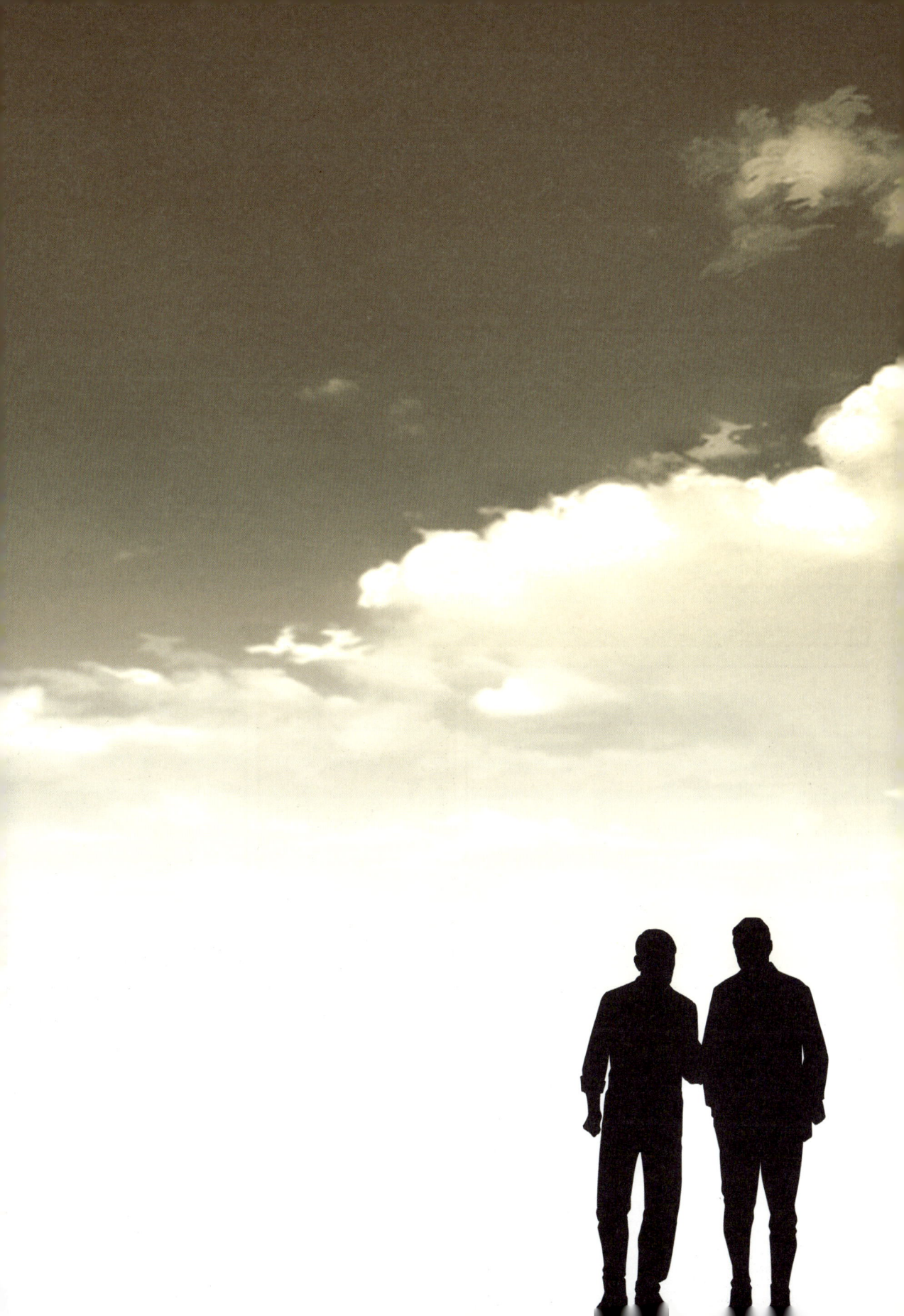

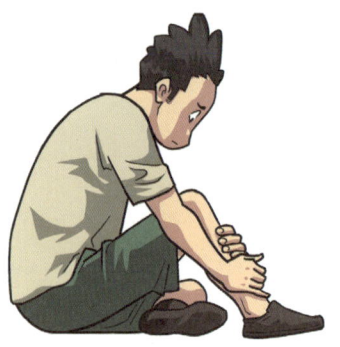

16화 내 종아리 걷어찬 사람이 누구야

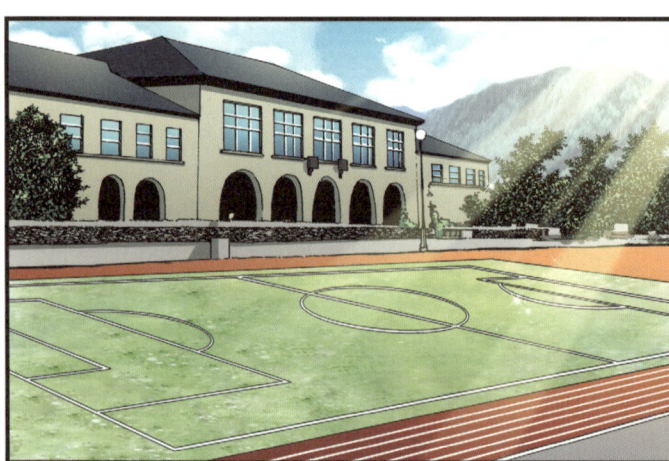
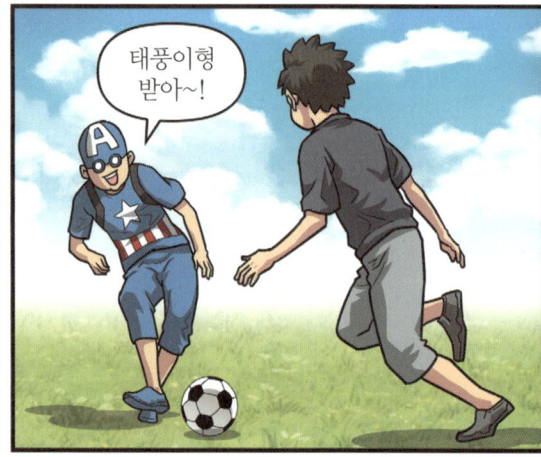
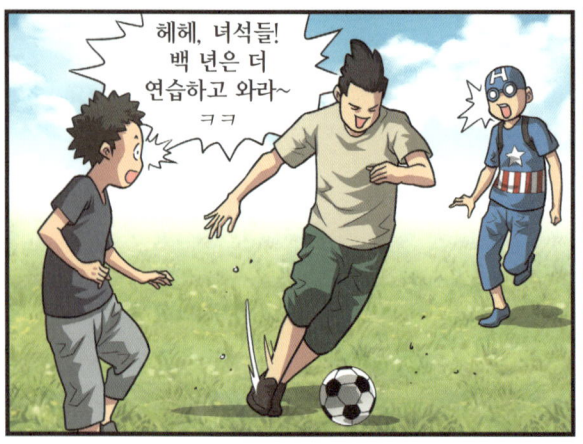
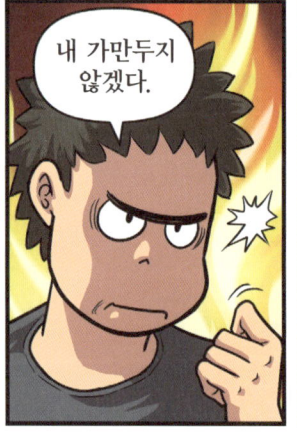
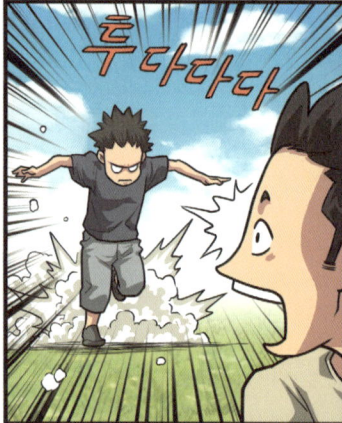
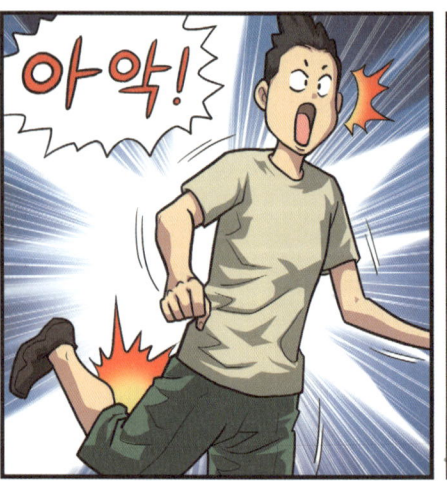
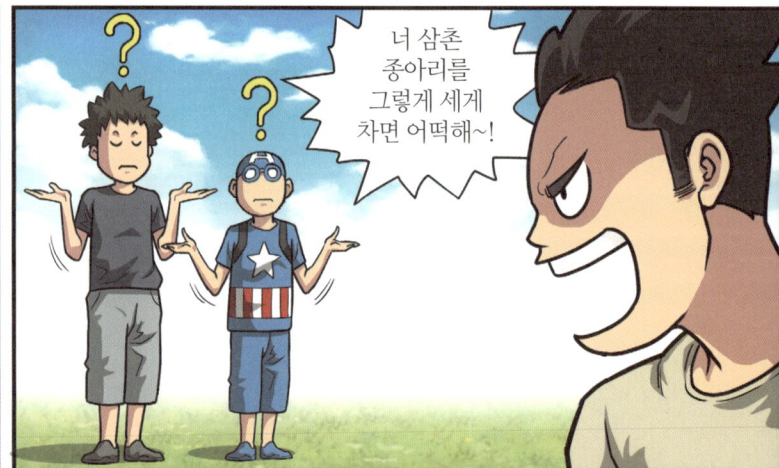

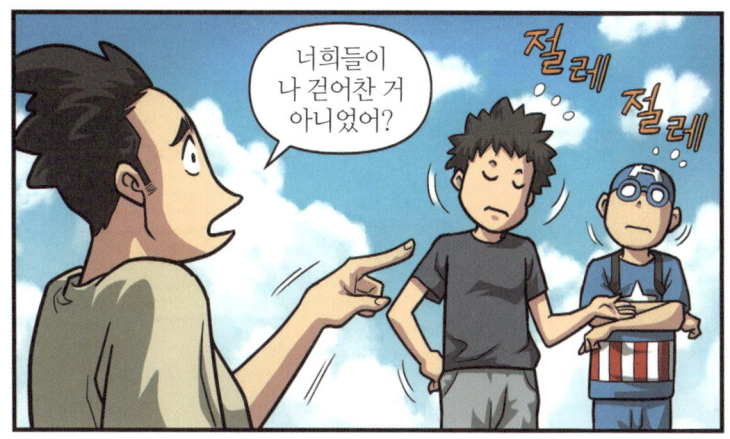
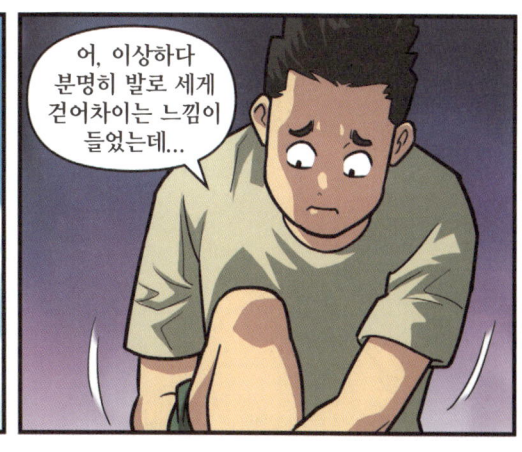
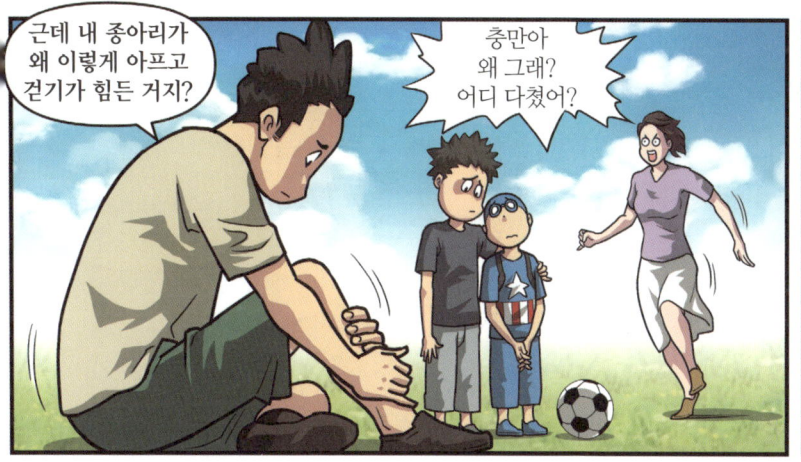
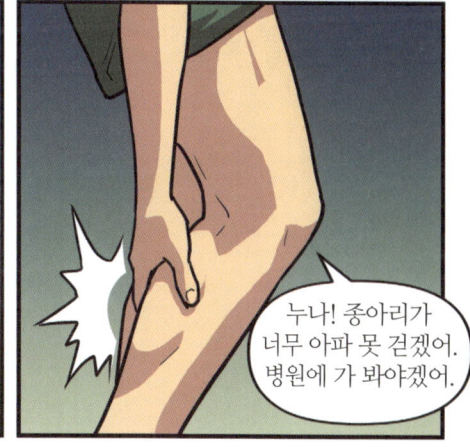
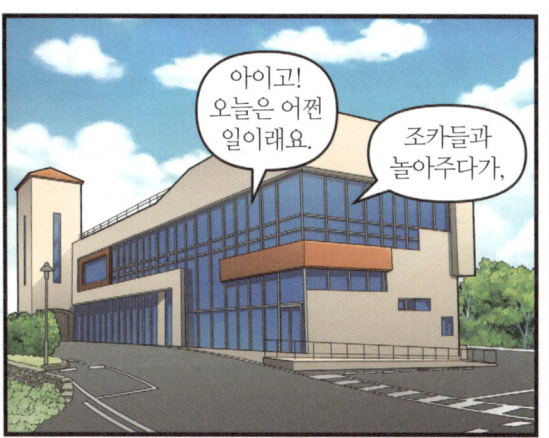
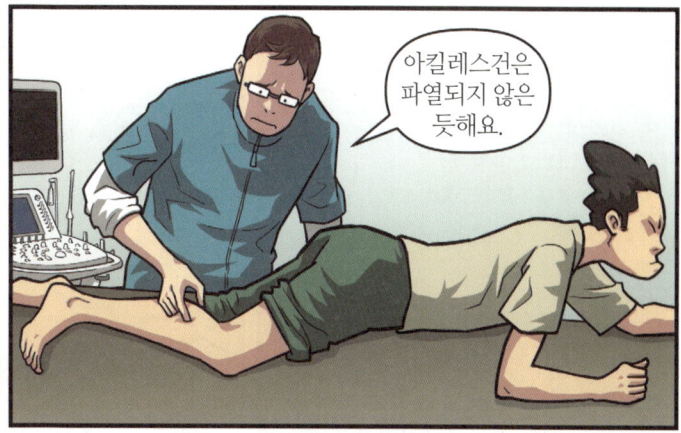
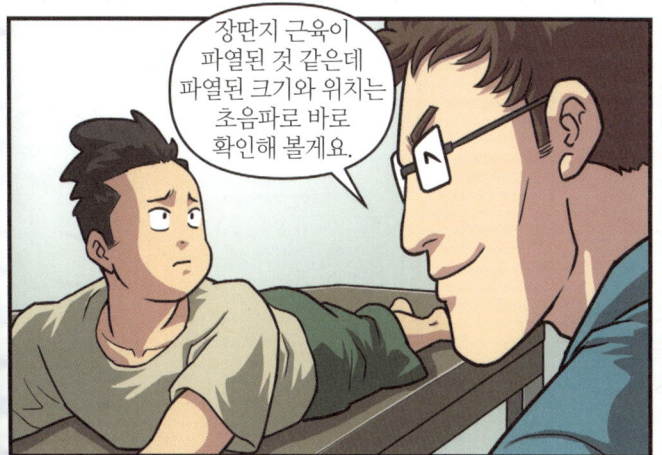
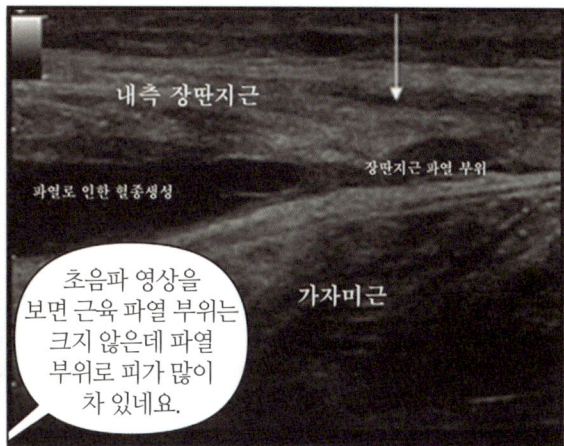

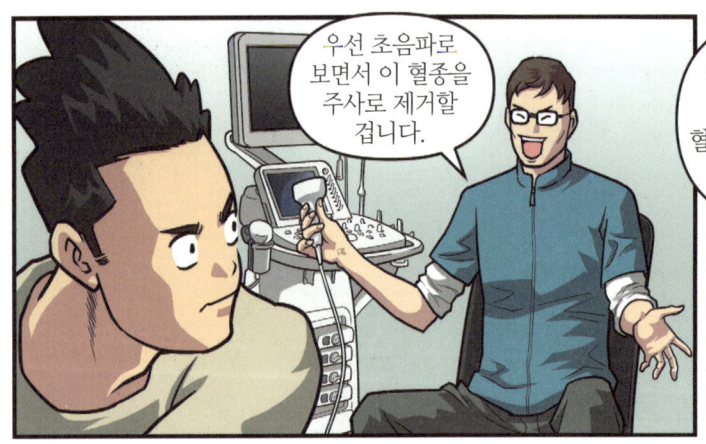
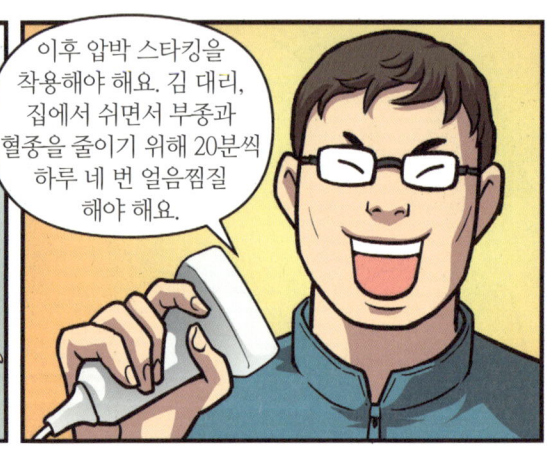
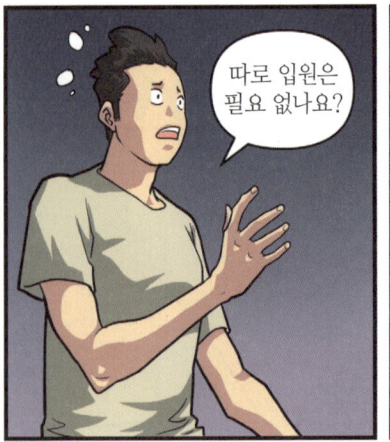
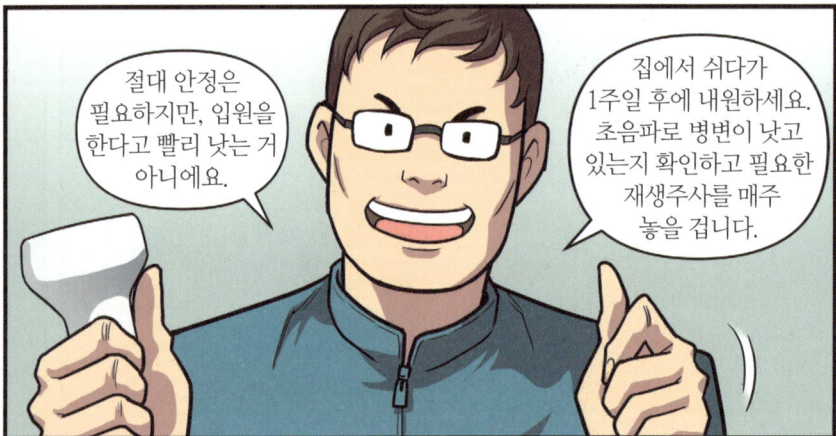
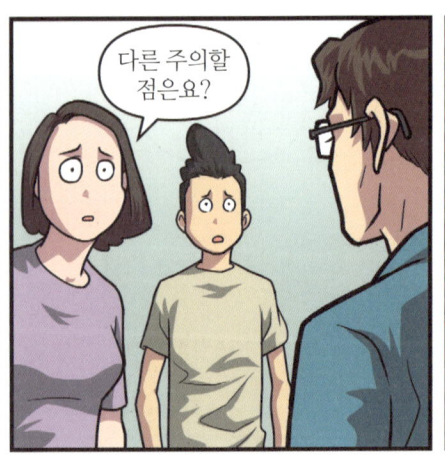
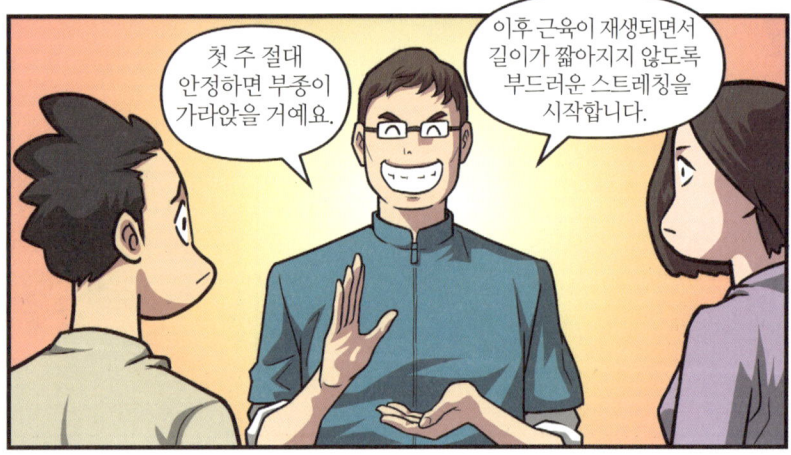
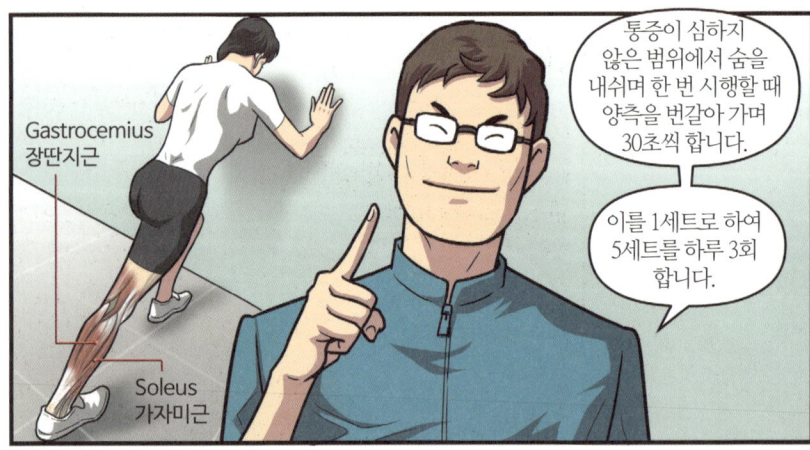
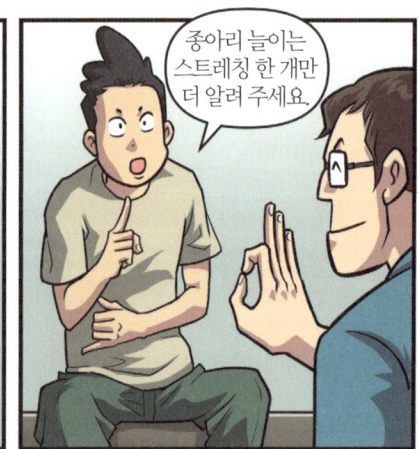

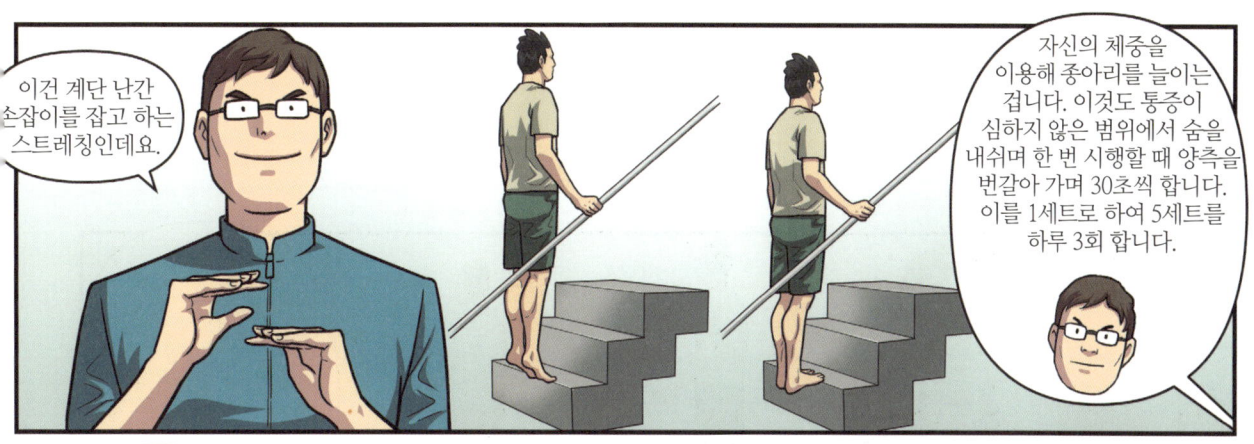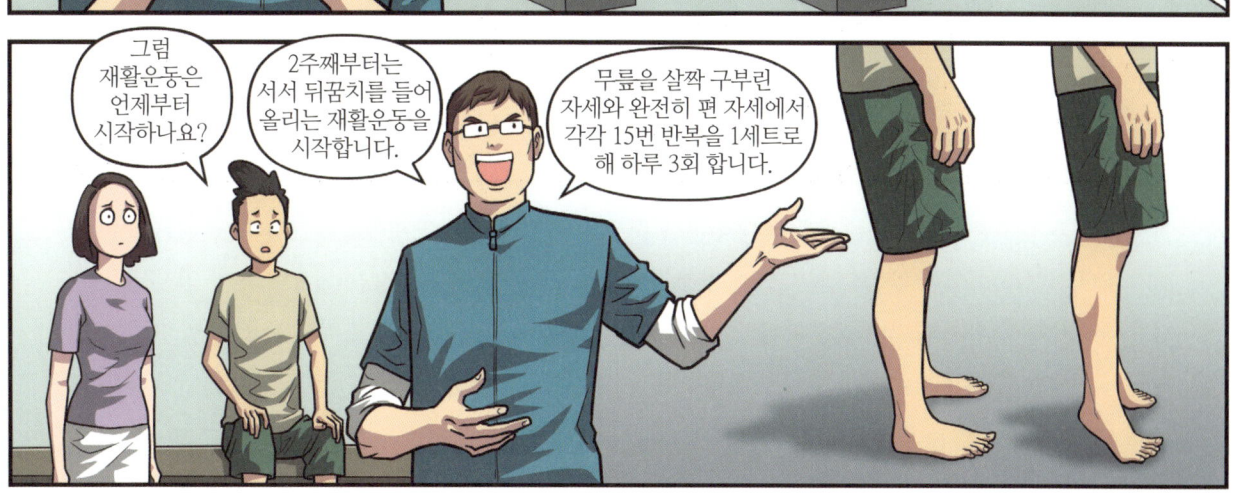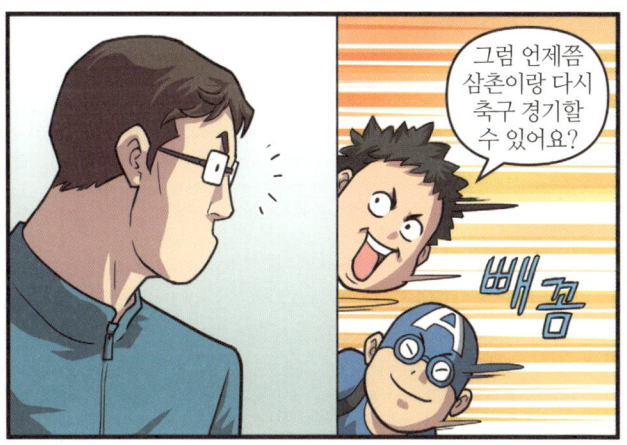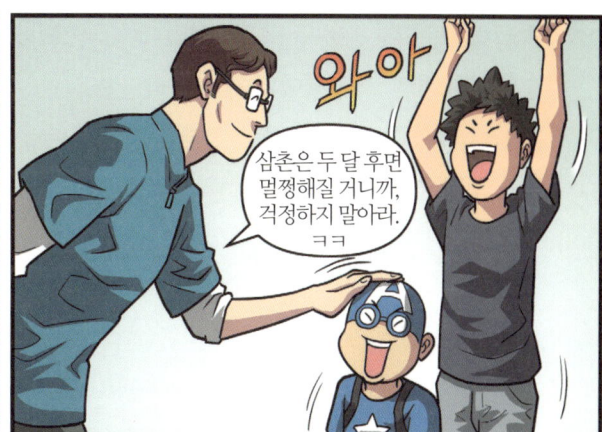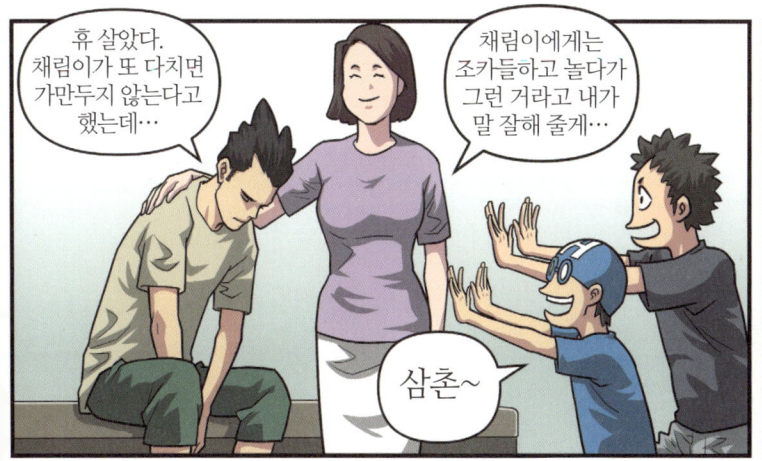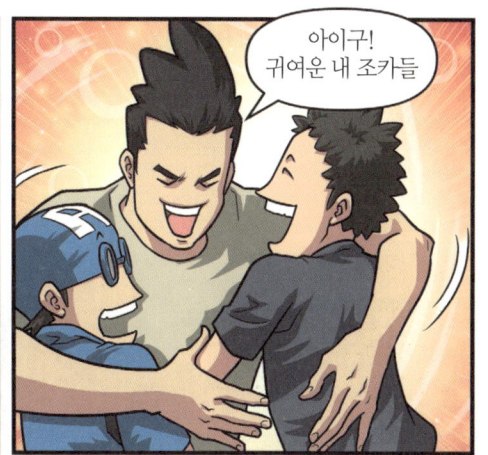

종아리에서 '퍽' 하는 소리가 났어요.

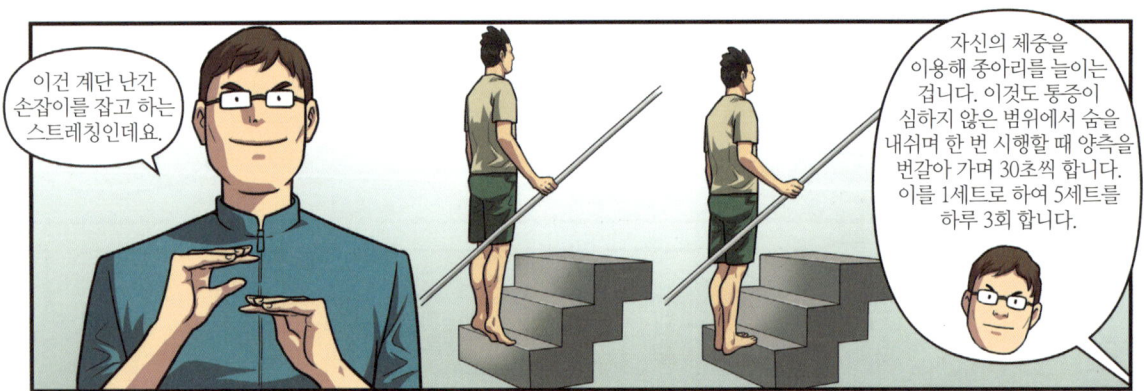

격렬한 스포츠를 즐기는 분들에게서 장딴지 근육 손상은 아주 흔하게 발생합니다. 장딴지 손상은 방사선 검사에서 전혀 확인되지 않습니다. 그렇다고 무조건 MRI를 촬영해 볼 필요는 없으며 초기 검사는 초음파검사로 충분합니다. 하지만 심각한 출혈이나 병변일 때는 수술적 봉합을 고려해 MRI를 촬영하여 그 범위와 동반 손상 여부를 확인하는 때도 있답니다.

치료는 찢어진 근육이 잘 아물도록 돕는 것입니다. 장딴지 근육은 두 개의 쌍둥이근과 깊은 곳의 가자미근 이렇게 총 세 개로 구성되어 있습니다. 파열이 발생한 경우 찢어진 부위가 쌍둥이근인지 가자미근인지 아니면 이 두 근육사이의 근막이 파열된 것인지에 따라 재활방법에 차이가 납니다. 물론 심각한 파열만 아니라면 그저 지켜보아도 시간이 지남에 따라 호전되기는 합니다. 하지만 이렇게 내버려 두고 회복한 근육은 앞서 언급한 햄스트링처럼 그 길이가 짧아지고 호전된 흉터가 유연성이 없어 반드시 다시 부상을 일으키게 됩니다.

그러므로 회복 기간 중 약간의 통증을 견디며 정확한 근이완 운동을 지속하는 것이 재활치료의 핵심임을 잊지 마시기 바랍니다. 하지만 장딴지 근육은 워낙 단단한 근육이어서 그 길이를 늘이기가 쉽지 않습니다. 최근 재활의학에서는 거의 부상 초기부터 장딴지 근육을 적극적으로 이완하는 치료를 바로 시작합니다. 약간의 통증은 참으며 늘여가다 더는 참기 힘든 범위까지 계속 진행합니다. 특히 자신의 체중을 이용해 종아리를 늘이도록 아래 그림과 같이 시행하는데, 정확한 방법은 아래의 영상을 통해 안내합니다.

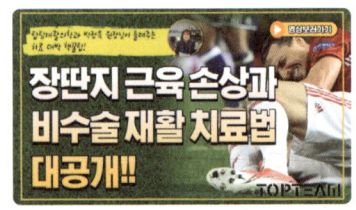 

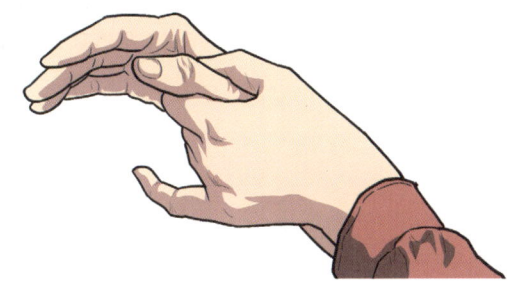

17화 아이고, 엄지야

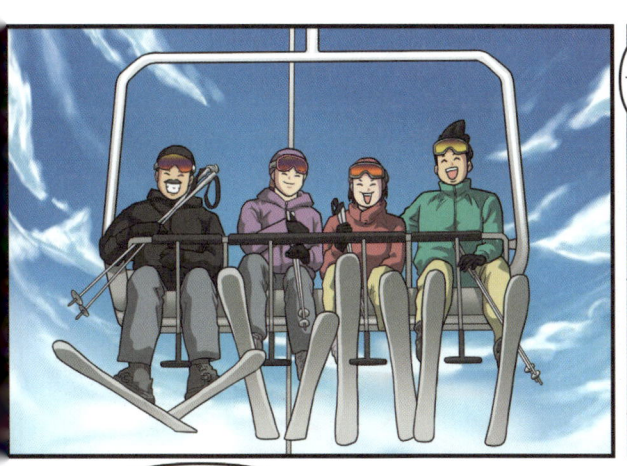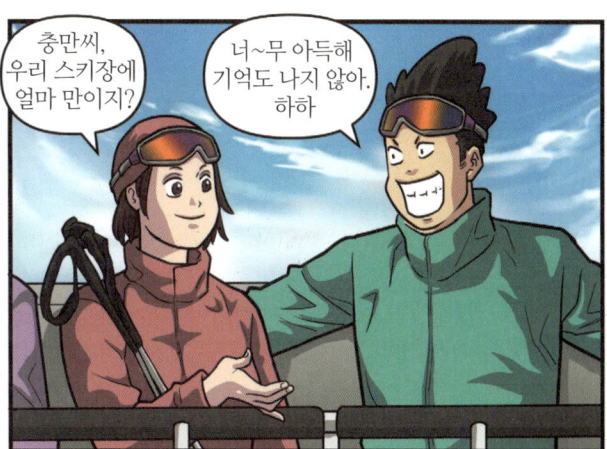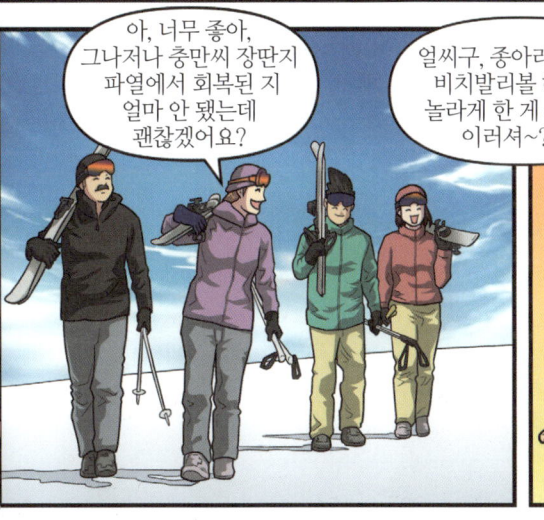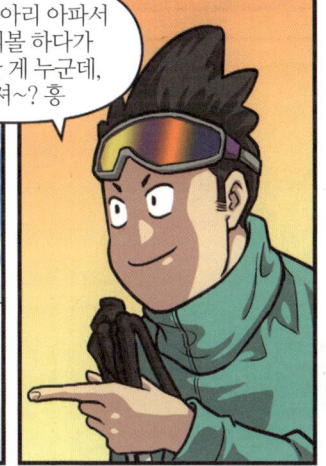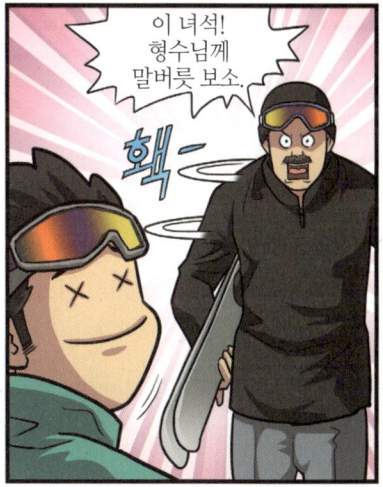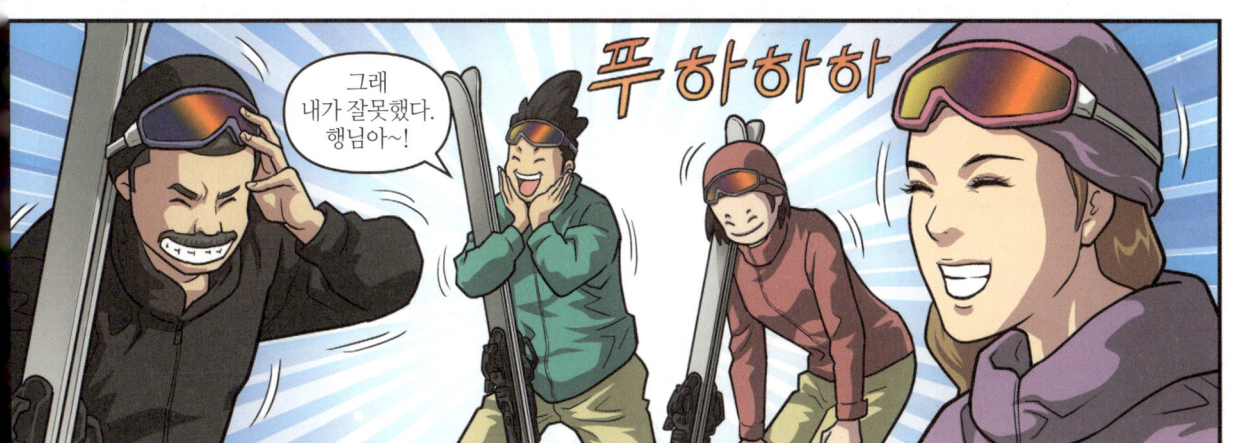

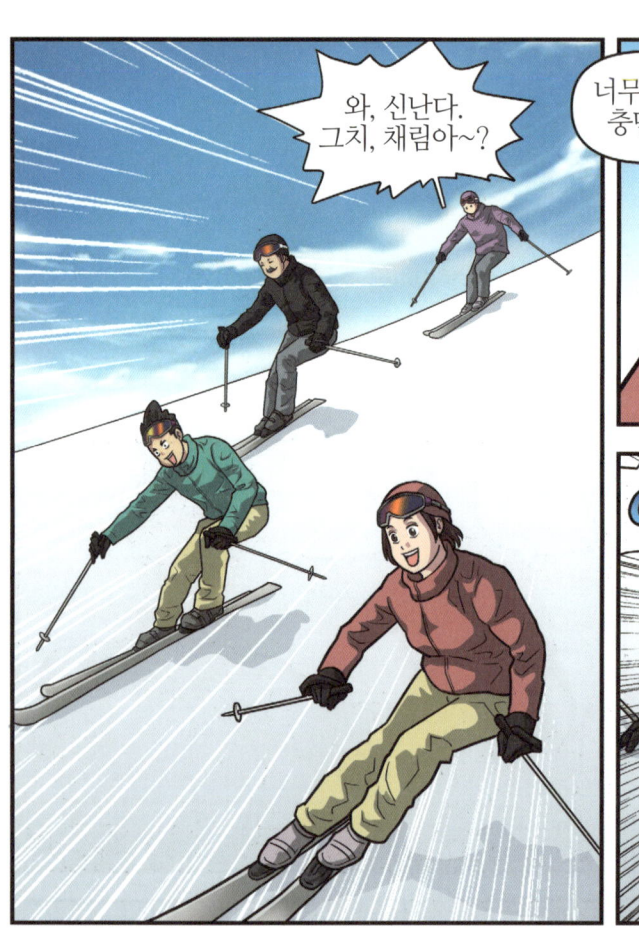
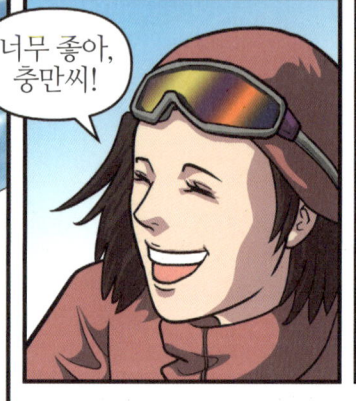
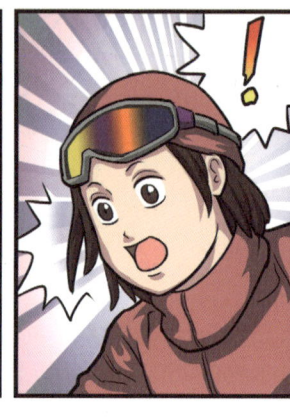
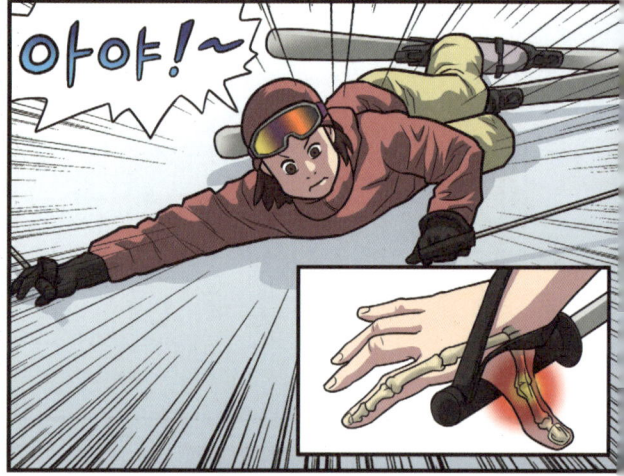
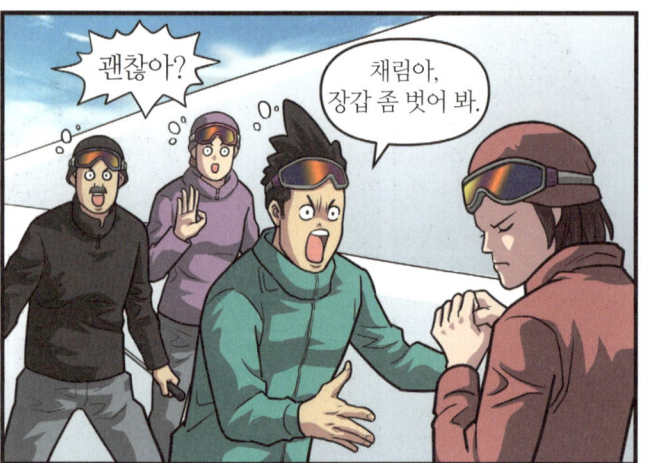
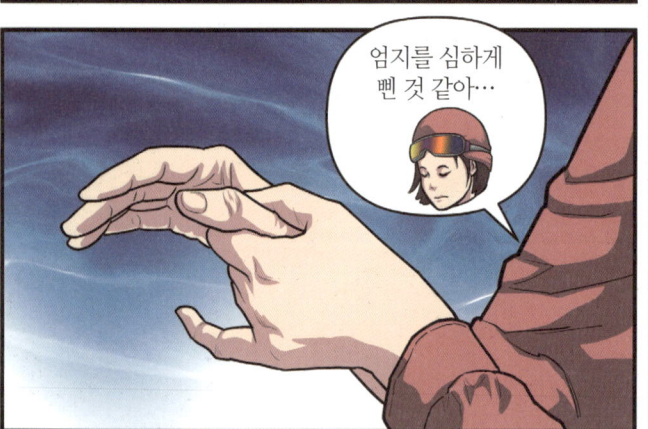
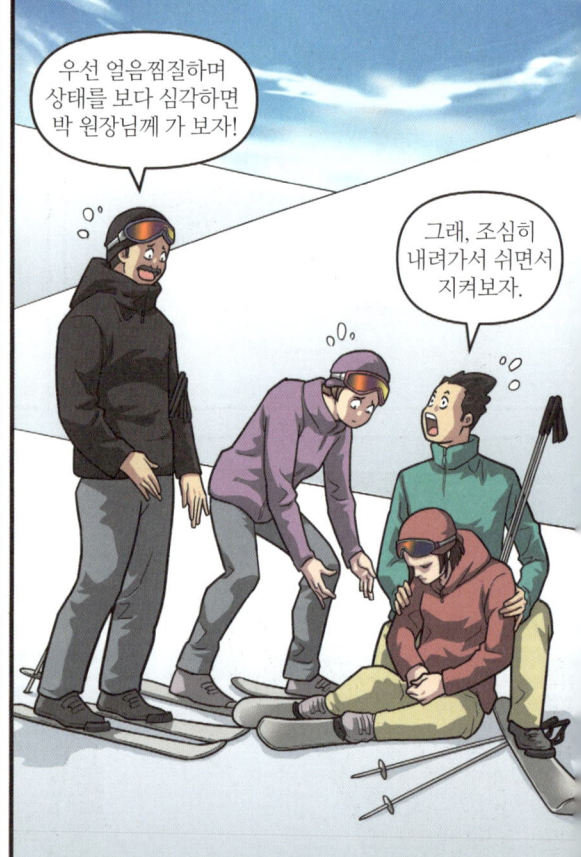

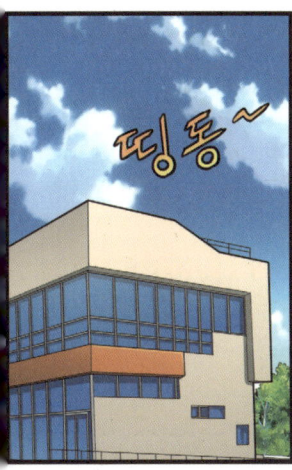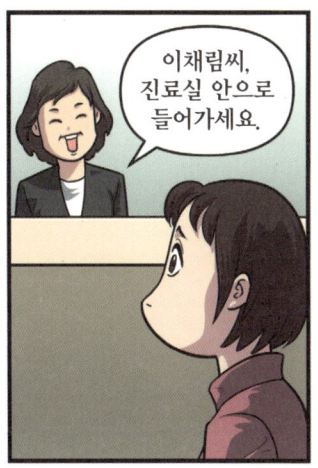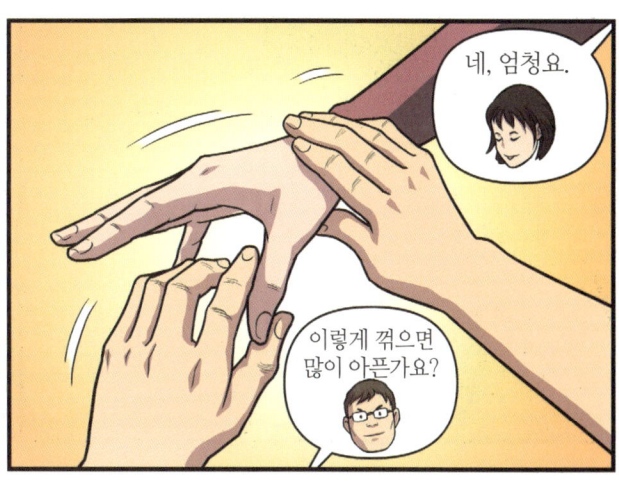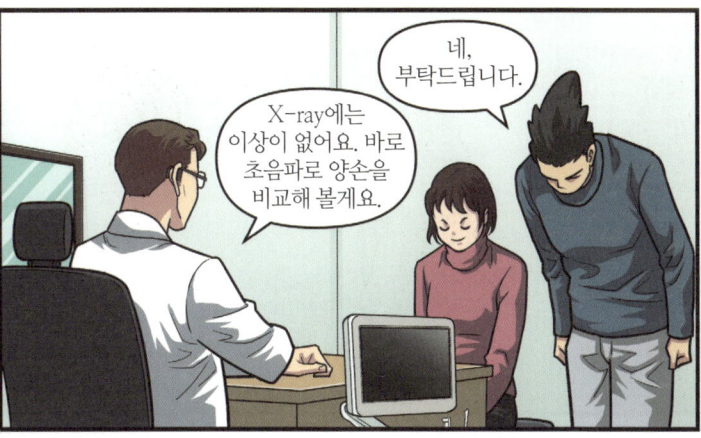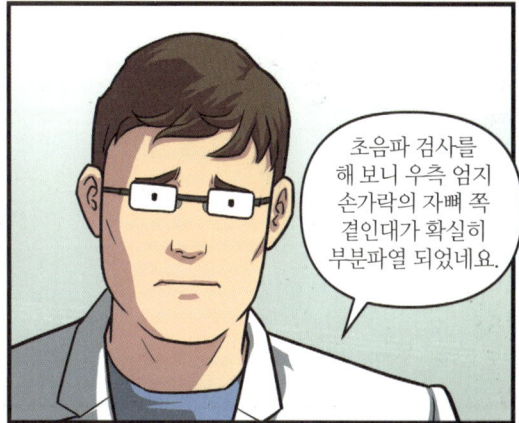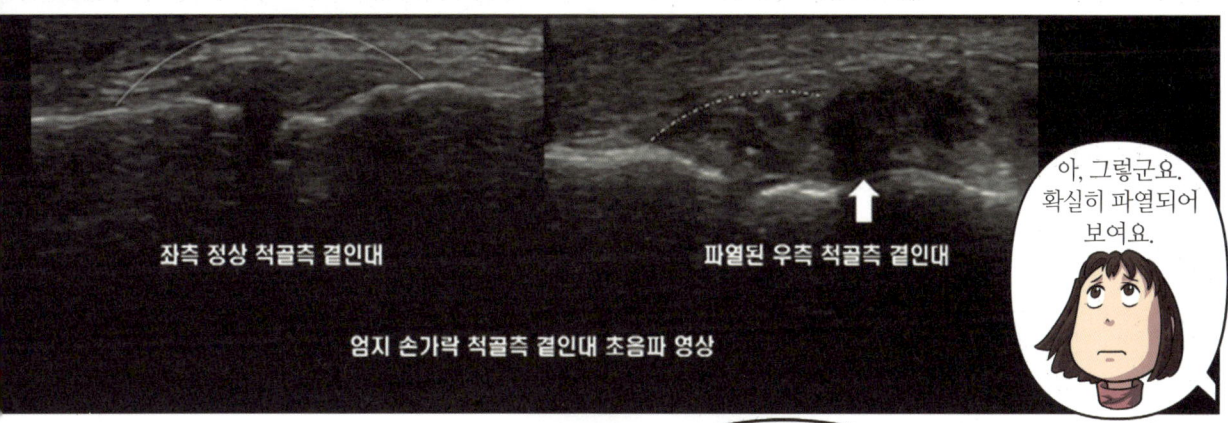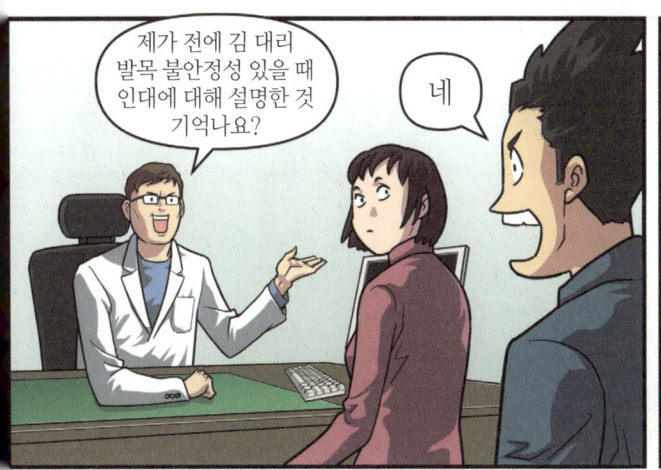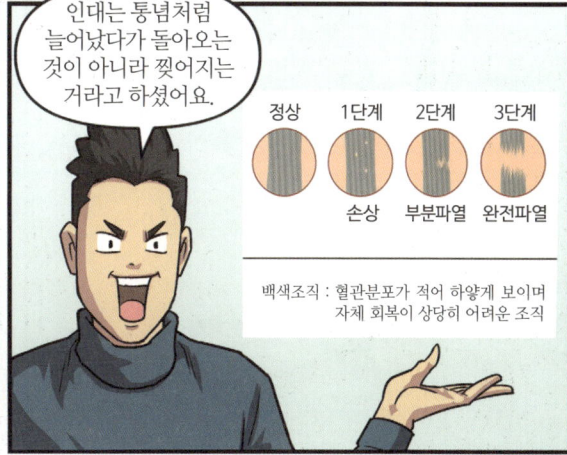

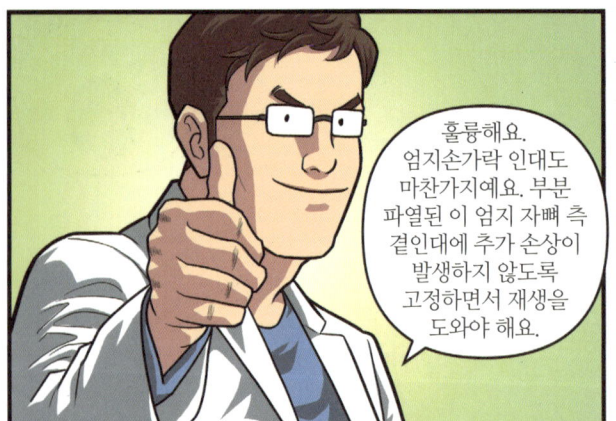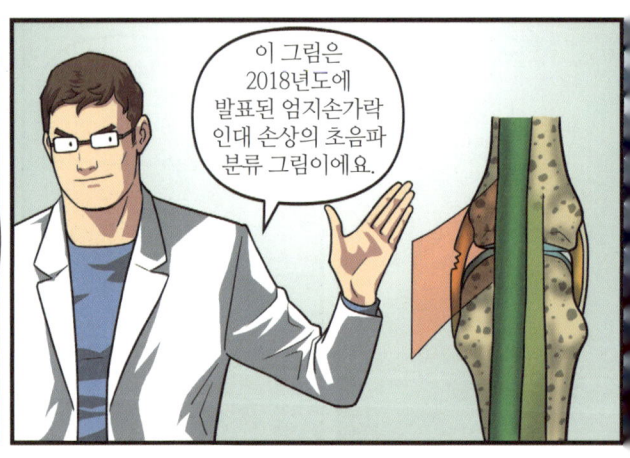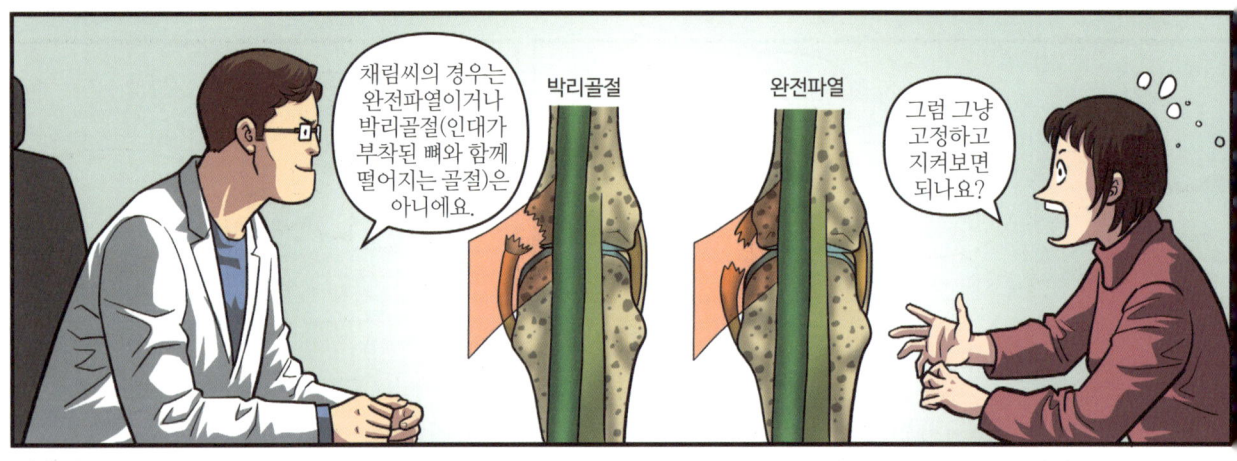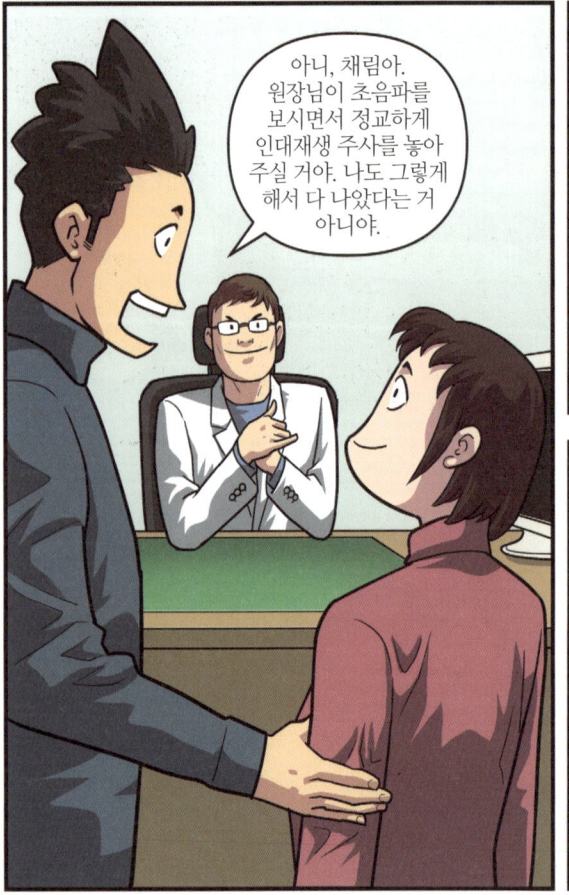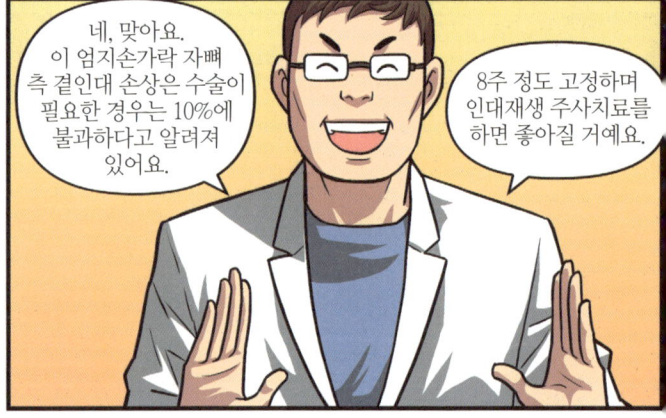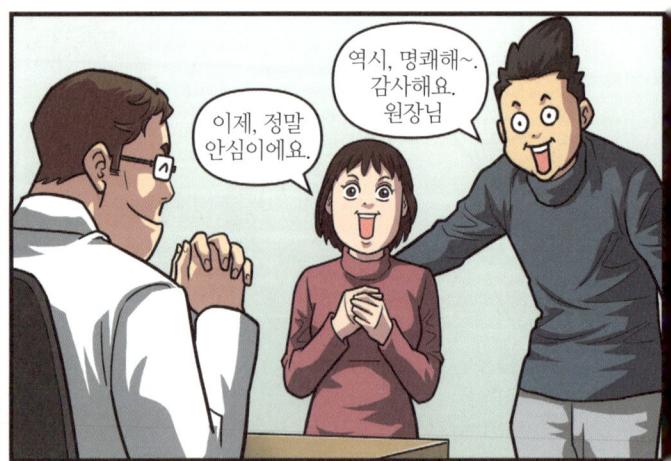

방사선 사진에는 이상이 없다는데 손가락이 계속 아파요!

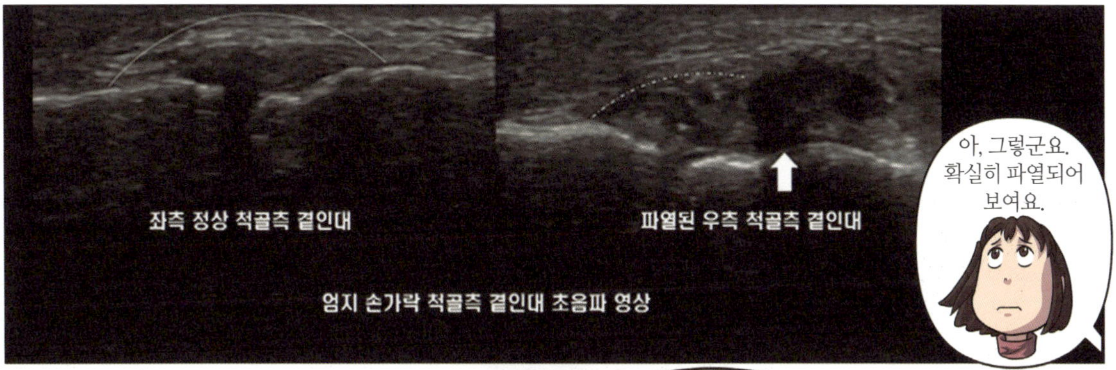

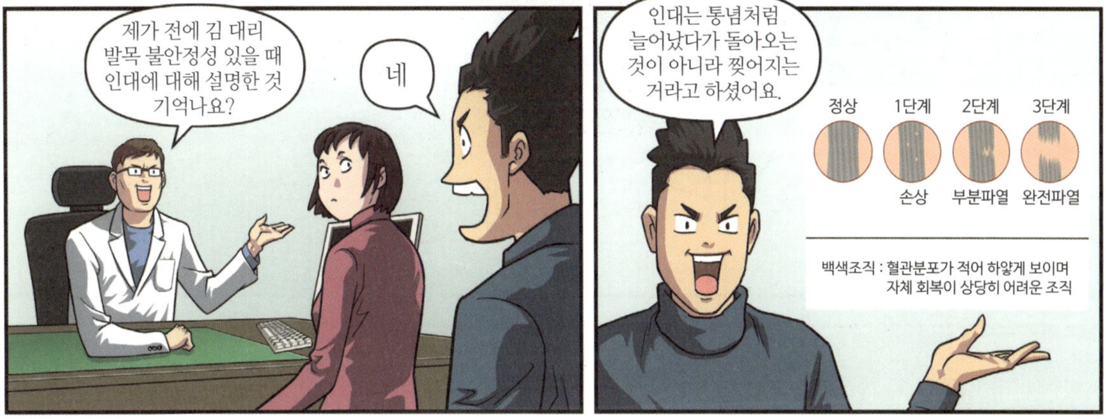

제가 늘 강조하듯이 골절이나 심한 탈구가 아니면 손가락 인대 혹은 힘줄의 손상은 결코 방사선 사진에서 확인되지 않습니다. 하지만 환우들이 계속 통증을 호소하는 경우 반드시 초음파검사를 꼭 해 보시기를 권합니다.

인대나 힘줄 손상이 있다고 하더라도 아래 그림처럼 3단계에 해당하는 완전파열이나 박리골절이 아니고 50% 이하의 부분파열이면 인대증식주사인 프롤로치료와 재활운동을 동반한 비수술치료로 회복할 수 있습니다.

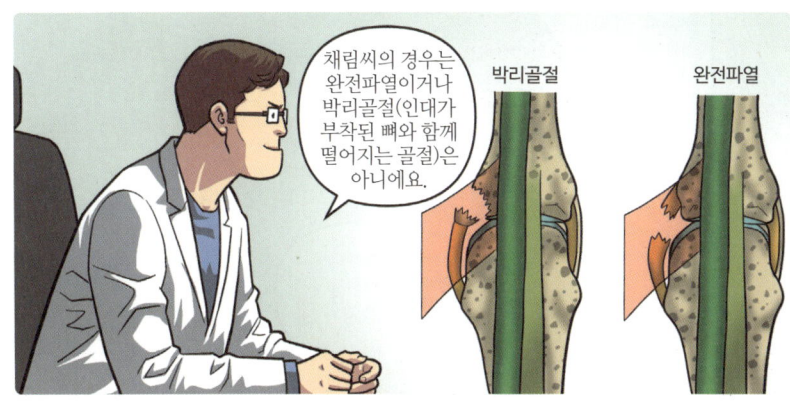

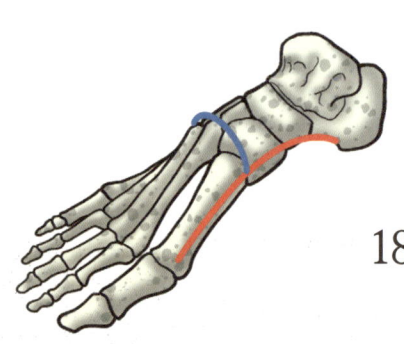

18화 발등이 아픈 이유

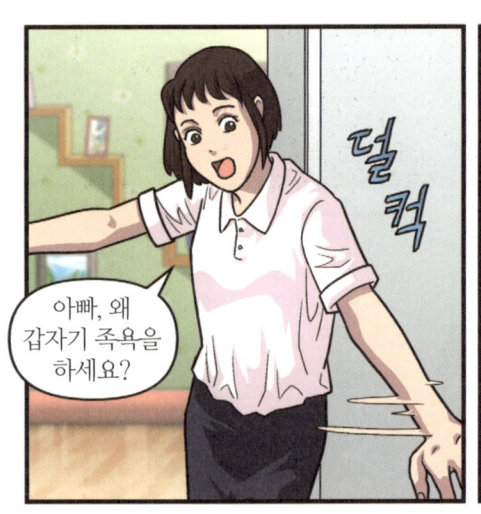
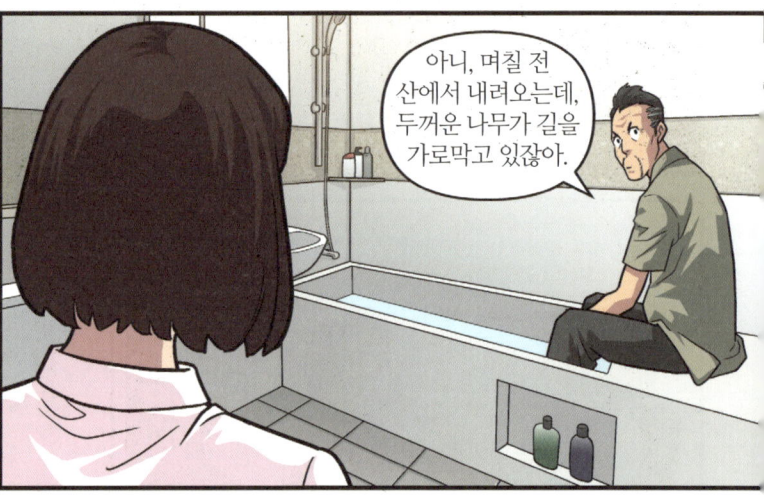
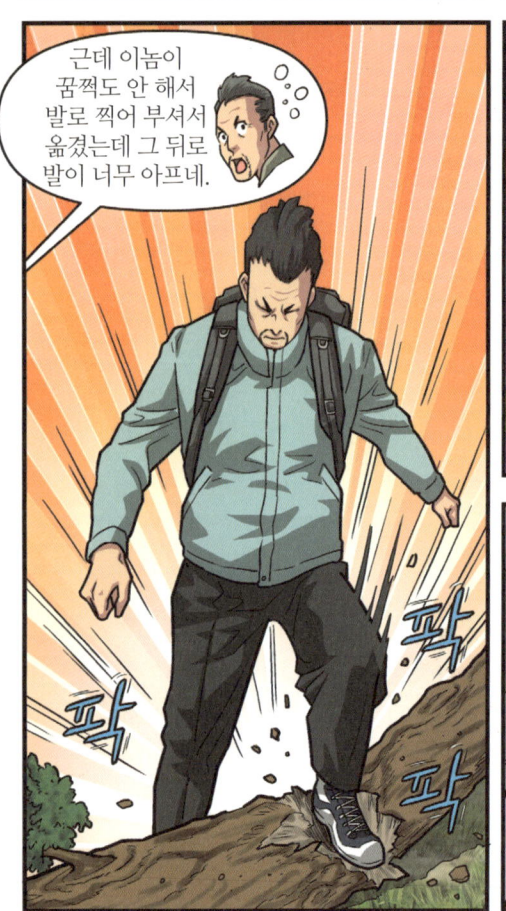
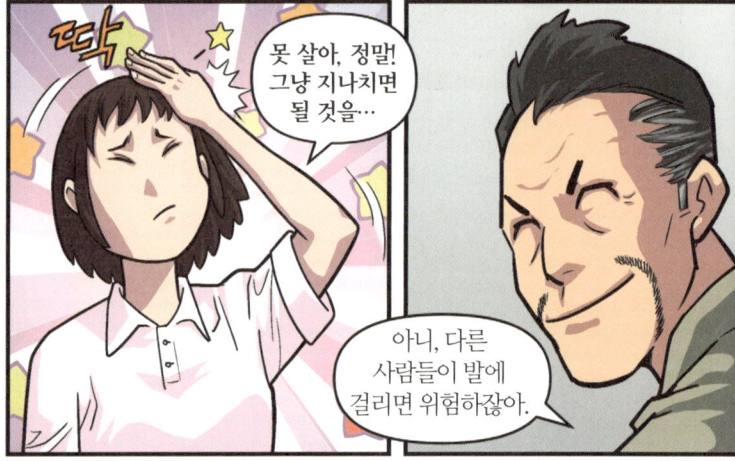
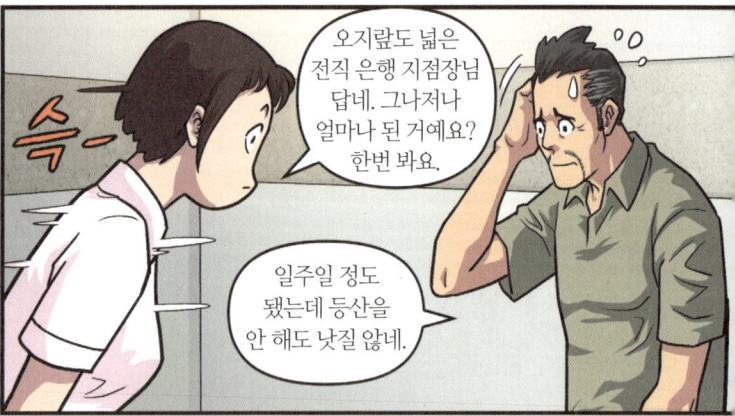

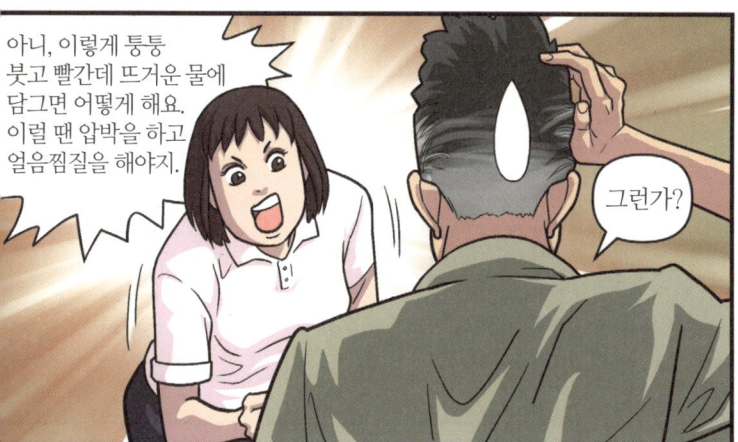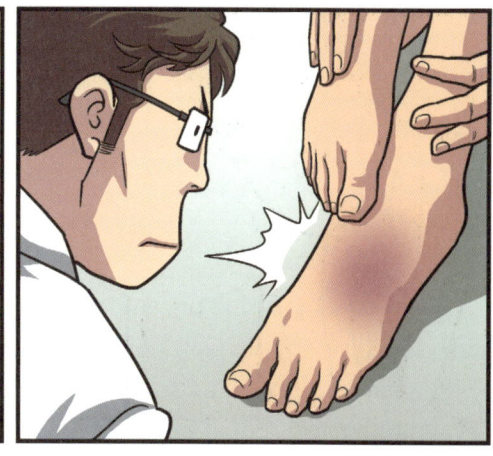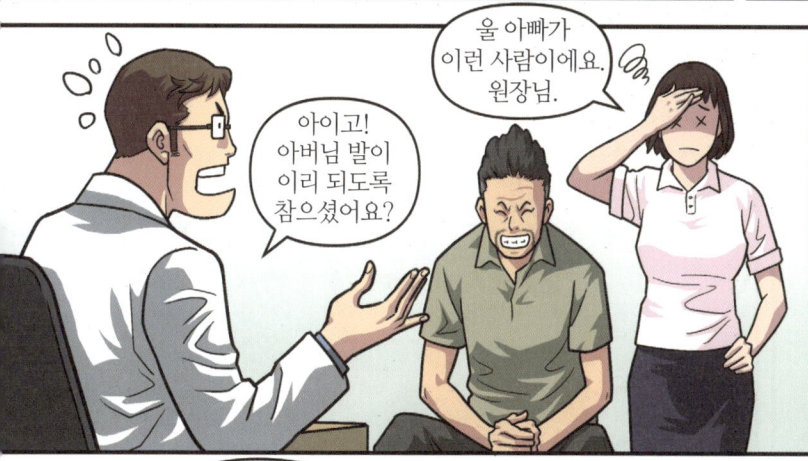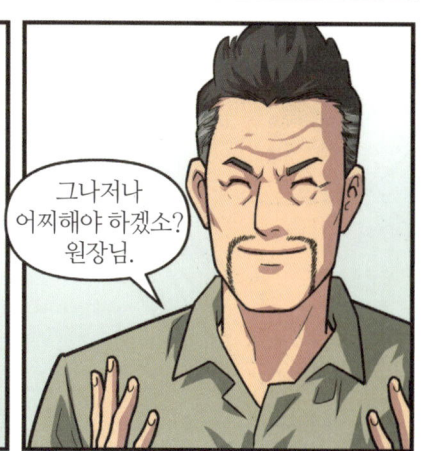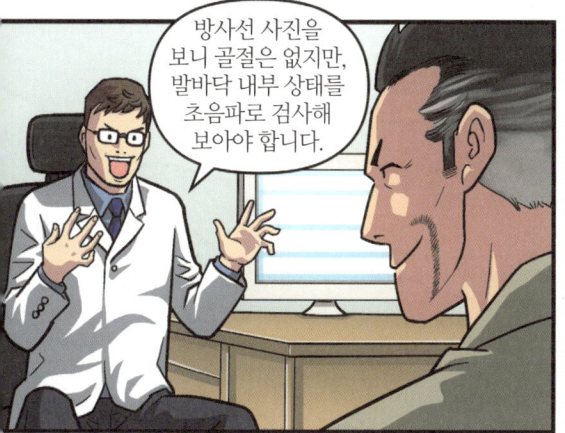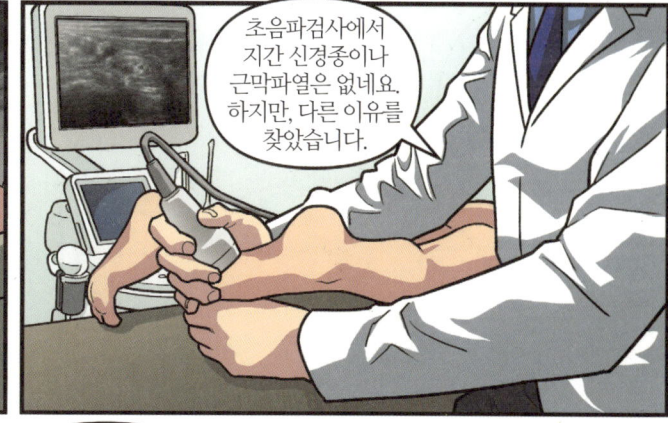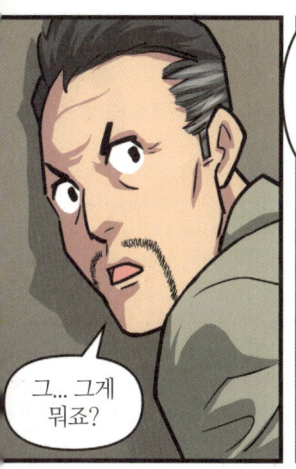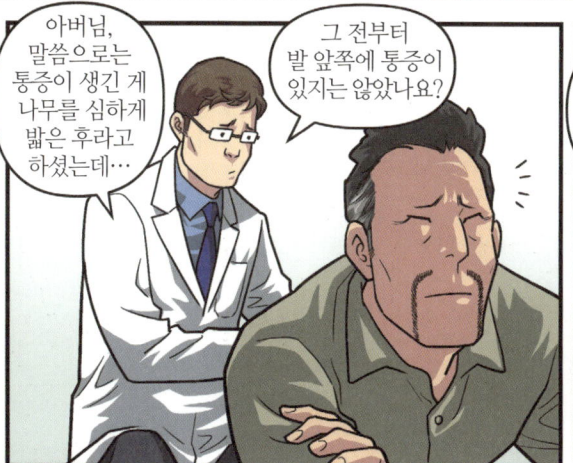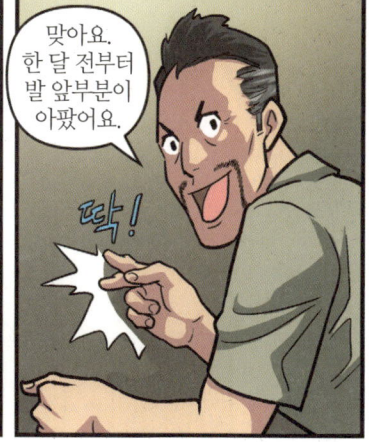

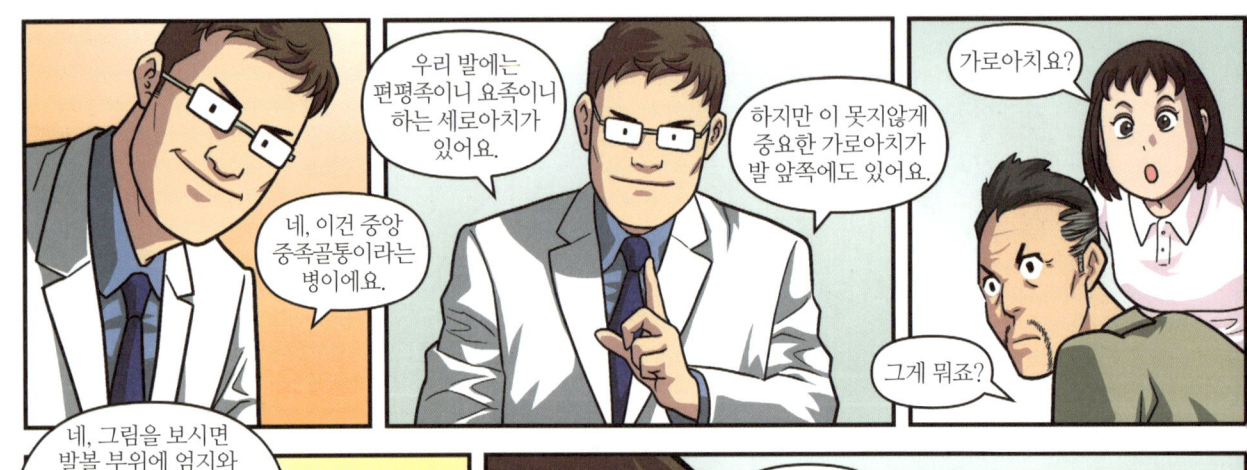
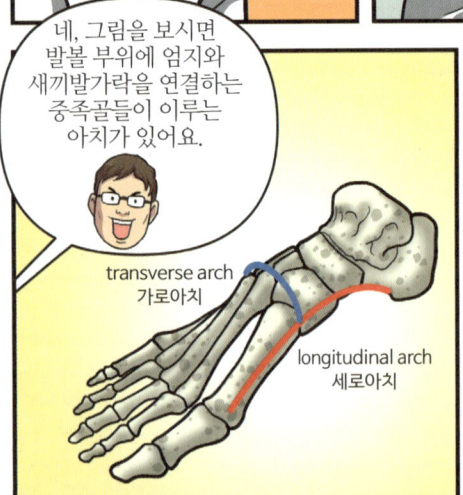
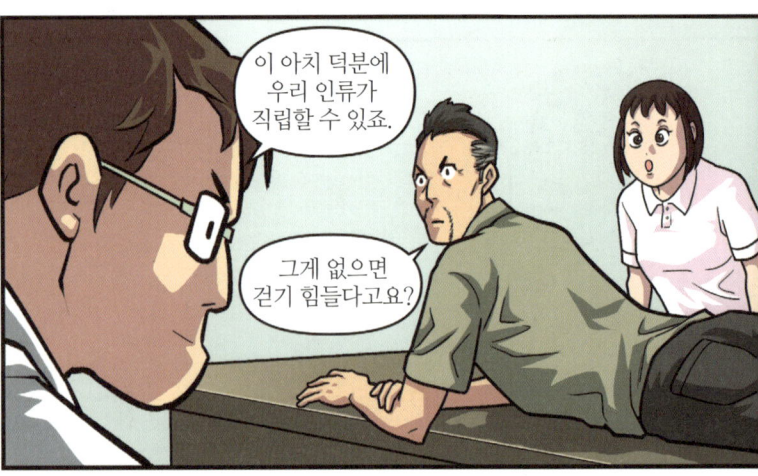
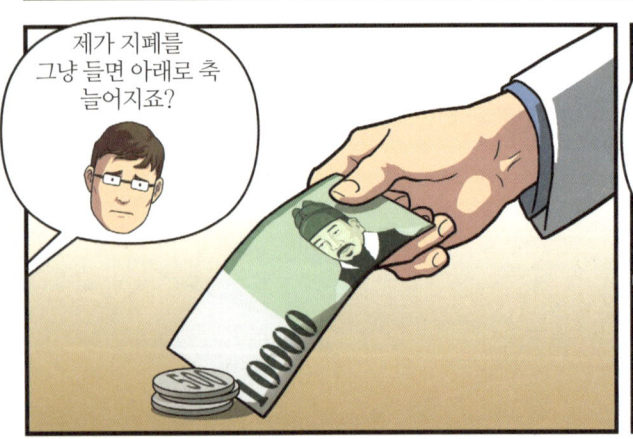
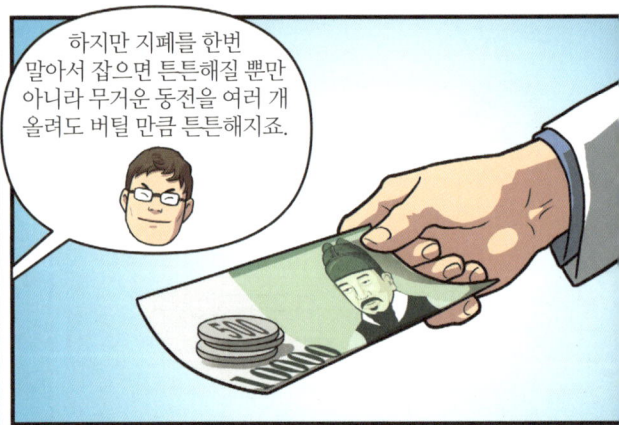
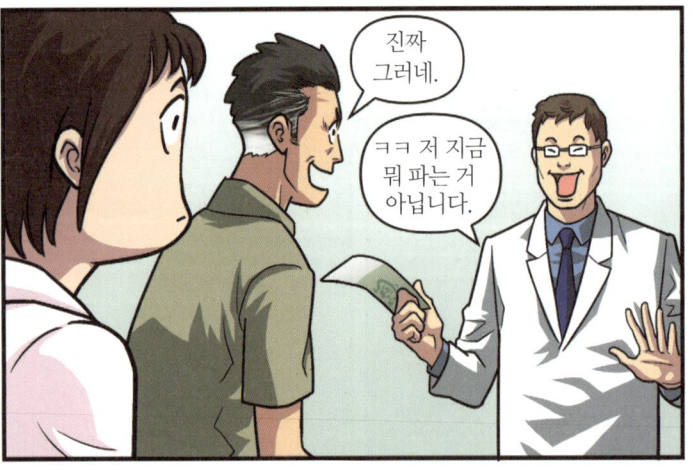
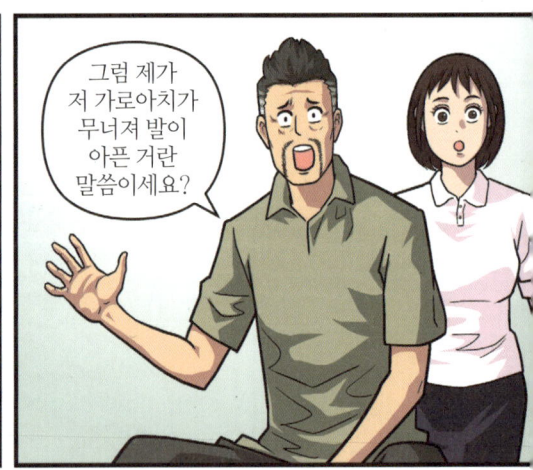

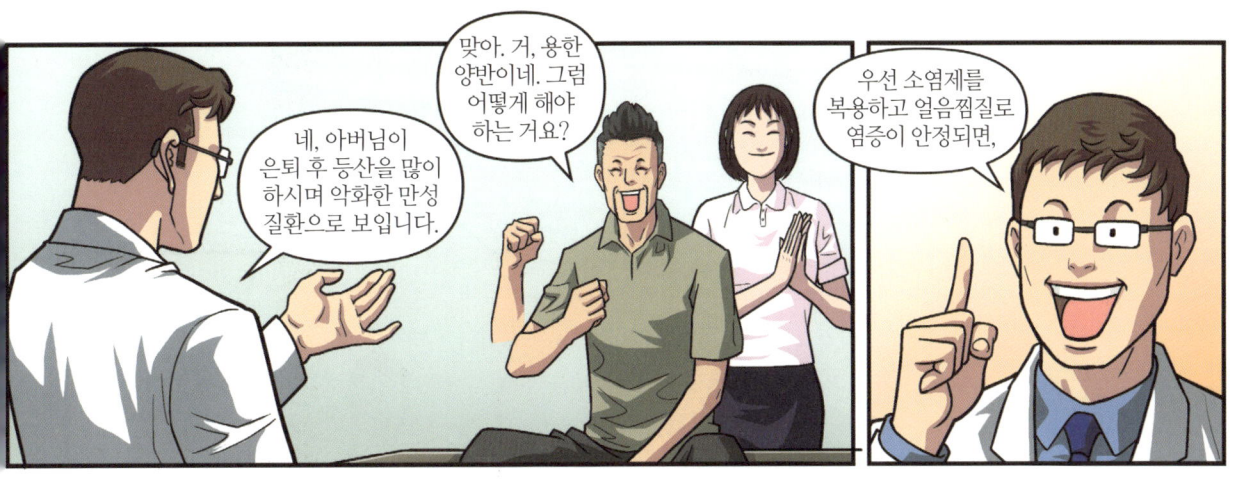
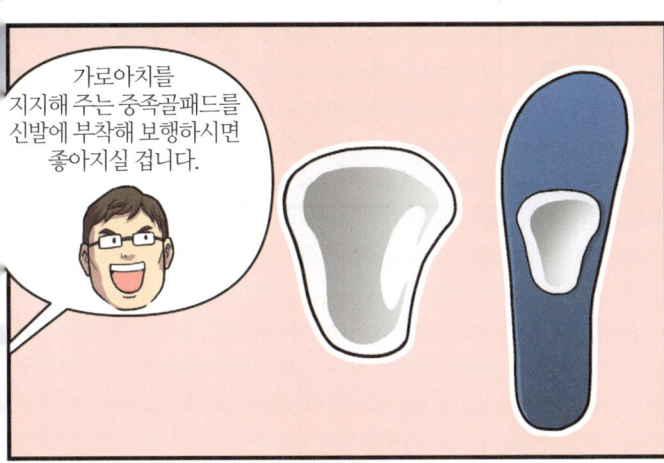
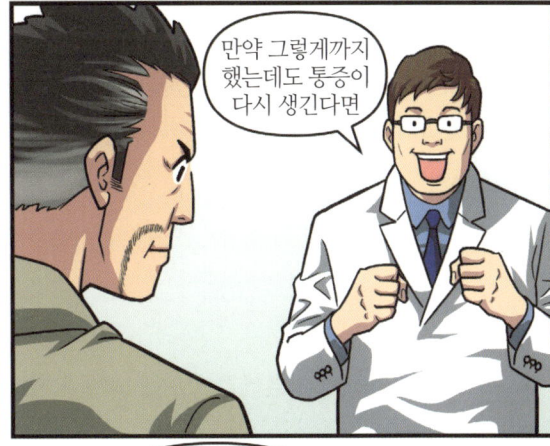
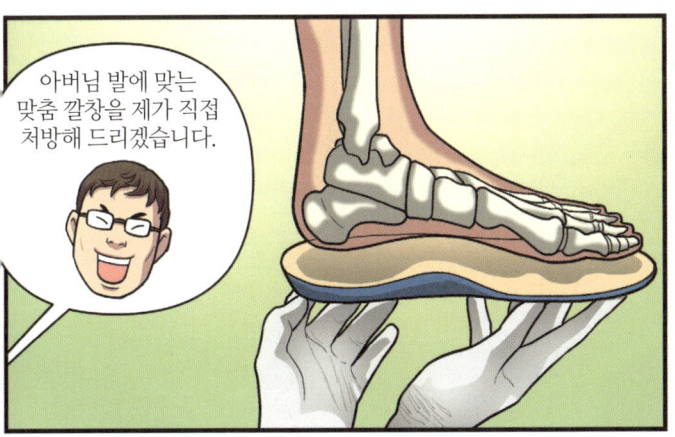
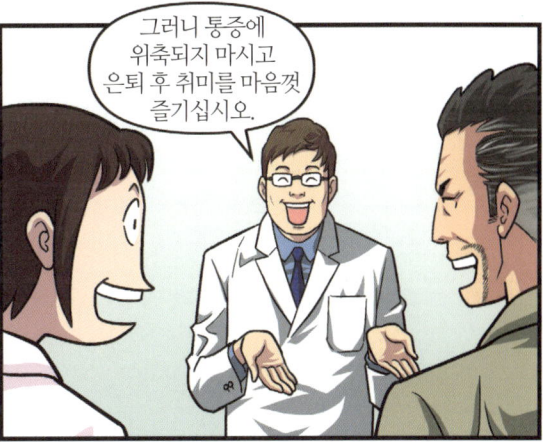
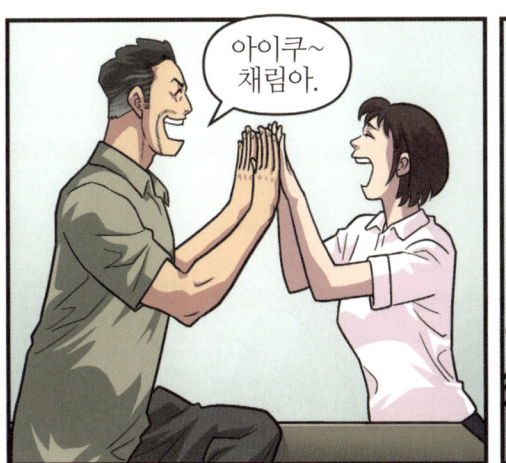
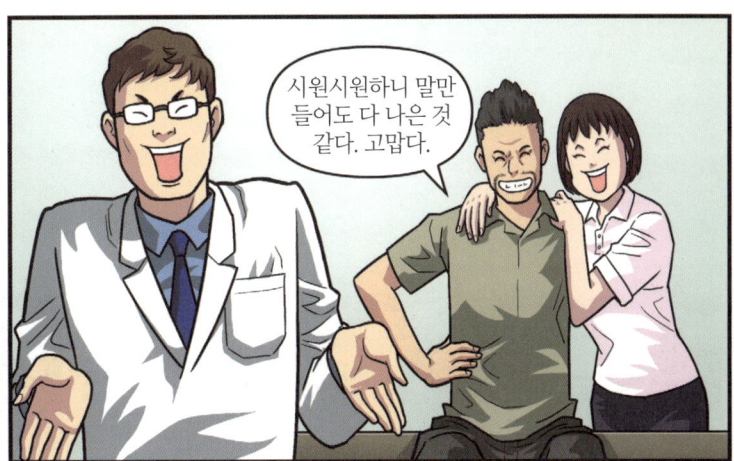

발 앞쪽이 아프면 지간신경종인가요?

영장류 중에 오직 사람만이 발에 가로아치를 가지고 있다는 사실을 아시나요? 이 가로아치는 두 발로 서 있어도 버틸 수 있는 역학적 안정성을 제공합니다. 그래서 바로 인류만이 이 가로아치를 통해 직립보행을 할 수 있답니다.

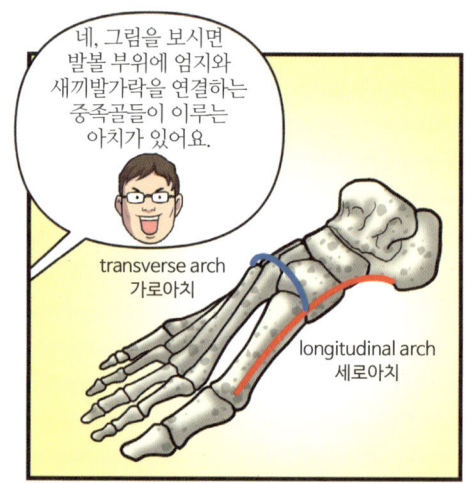

이렇듯 보행과 직립에 가로아치의 역할은 절대적입니다. 그러나 이 가로아치가 기능을 잃고 붕괴되는 경우에 발에는 치명적인 역학적 결함이 생기게 됩니다. 마치 자동차 타이어에 구멍이 난 것과 같다고 설명할 수 있습니다. 타이어가 지면과 자동차 사이의 충돌을 더는 막지 못하면 자동차 기능에 엄청난 손실이 초래되는 것을 상상하시면 될 겁니다.

바로 이 가로아치가 무너지면 오래 걷거나 서 있는 것이 무척 어려워집니다. 이 기능을 잃은 후 무리한 보행을 지속하면 엄청난 압력을 버티지 못하고 발에 통증과 염증이 따라오게 됩니다. 이렇게 가로아치의 붕괴로 인해 발생한 질환이 중족골통증과 무지외반증입니다. 그래서 이러한 질환이 생긴 경우에 이 가로아치를 교정하고 지지해 주는 것이 바로 치료의 핵심입니다.

발 앞쪽이 아파서 병원을 방문하면 단지 지간신경종일 것이라며 추정진단을 받고 별다른 치료법을 안내받지 못하는 경우가 많습니다. 하지만 실제로 지간신경종을 실제로 진단할 수 있는 경우는 많지 않습니다. 특히 지간신경종은 실제로 과잉진단되는 질병으로 유명합니다. 아래 영상에서는 중앙 중족골통증이라는 발 질환의 이해와 지간신경종과의 차이점에 대해 그림과 영상을 추가해 자세히 설명하겠습니다.

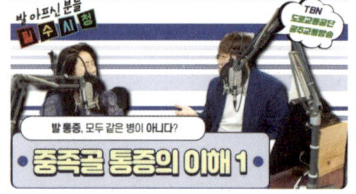  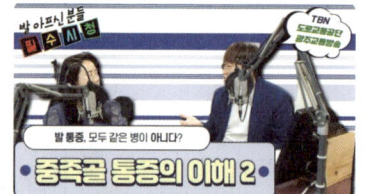 

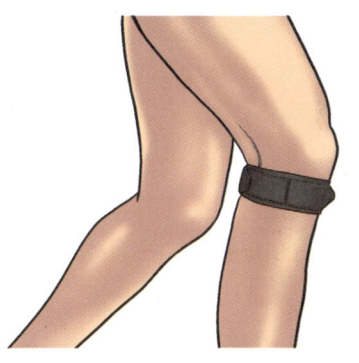

19화 아이들 무릎 통증의 원인은?

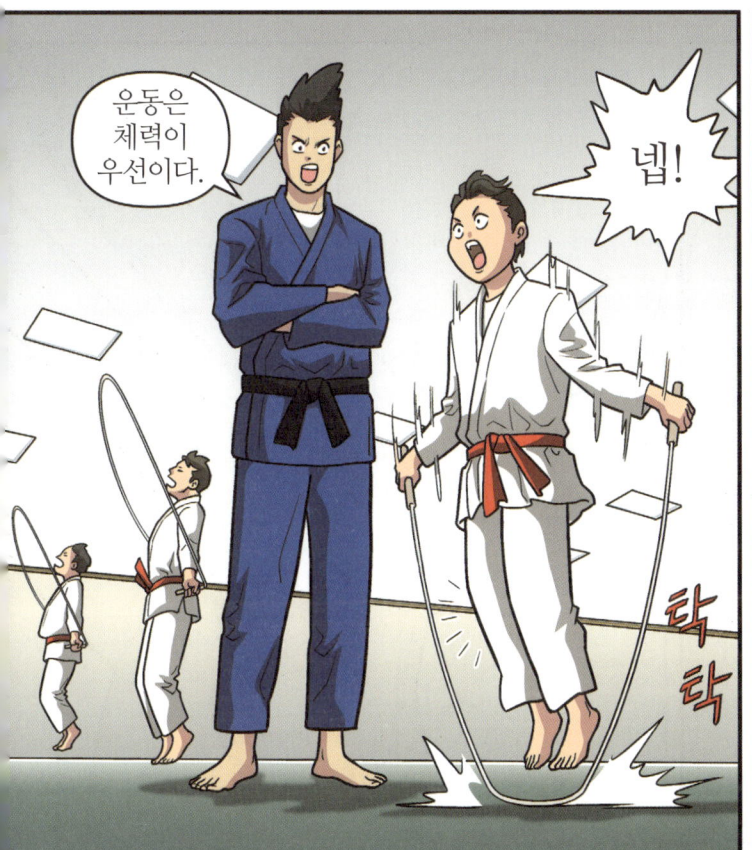
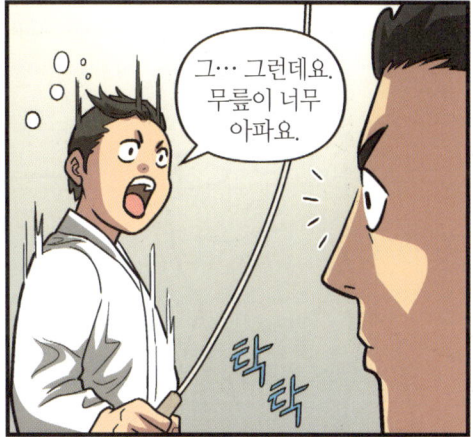
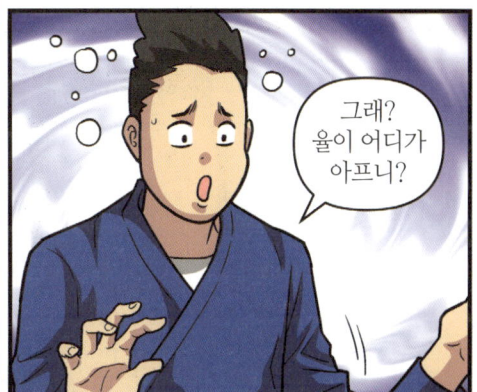
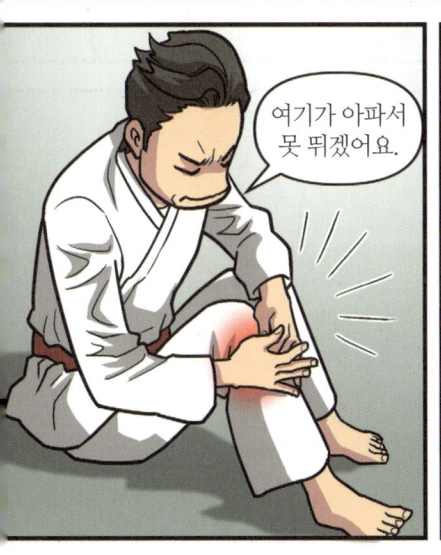
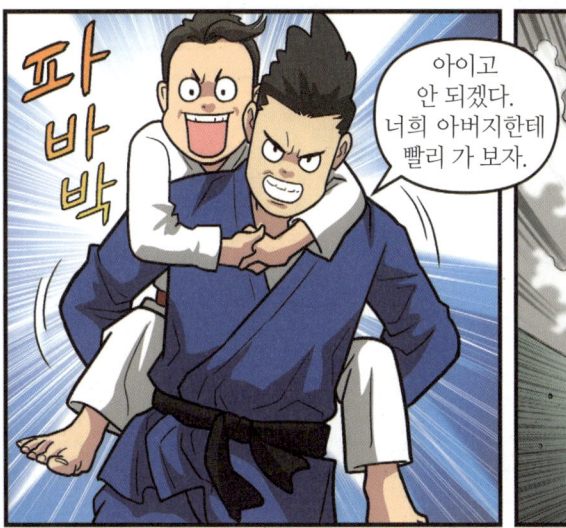

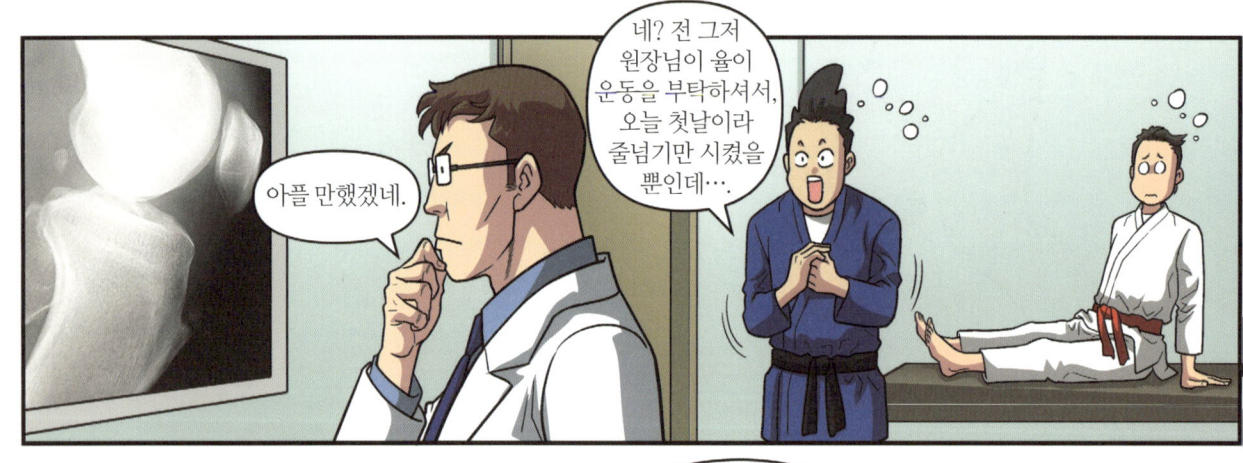
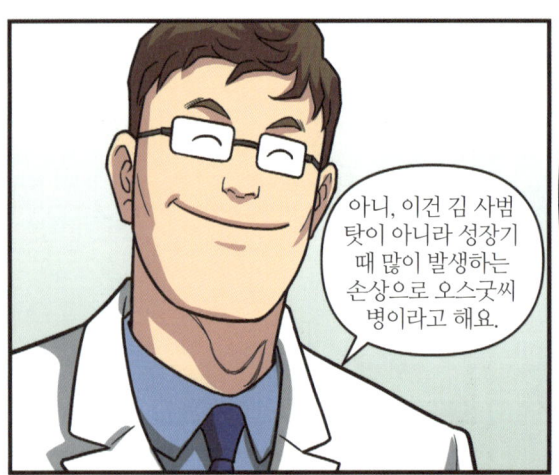
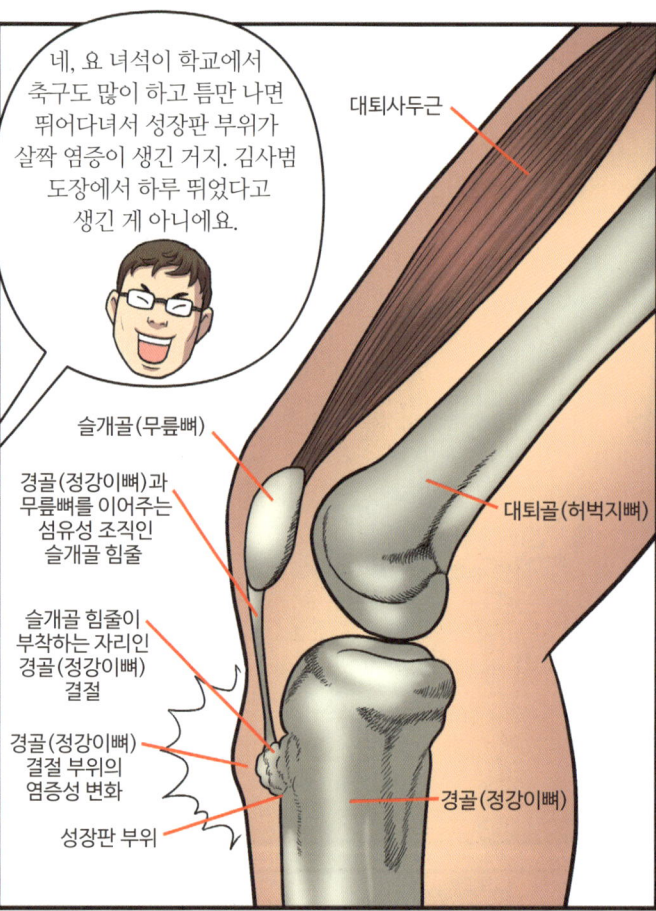
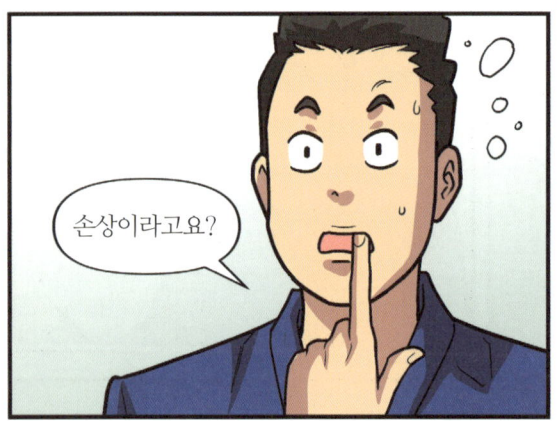
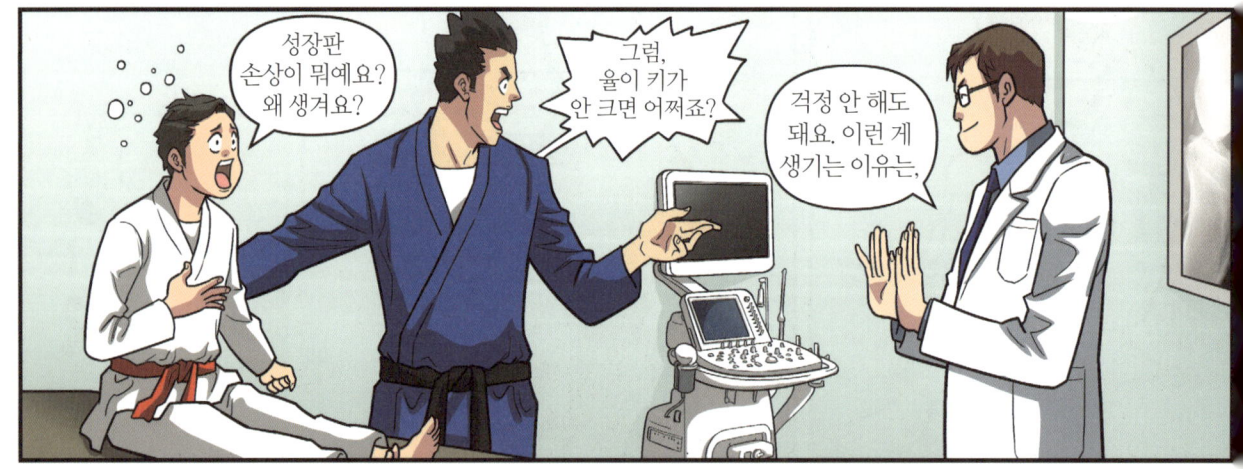

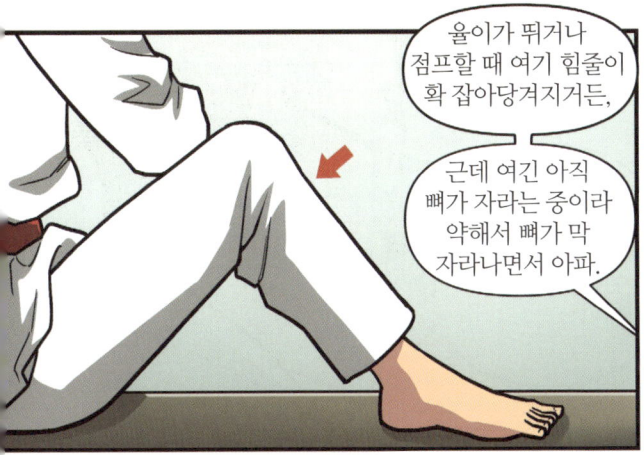
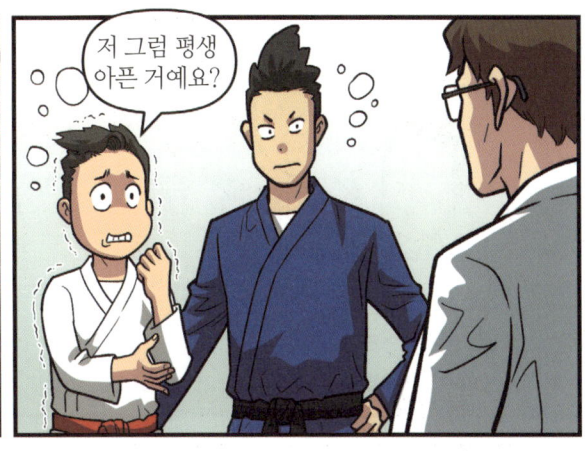
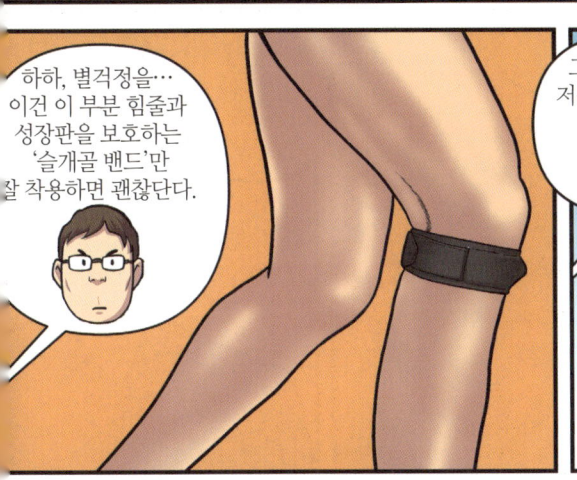
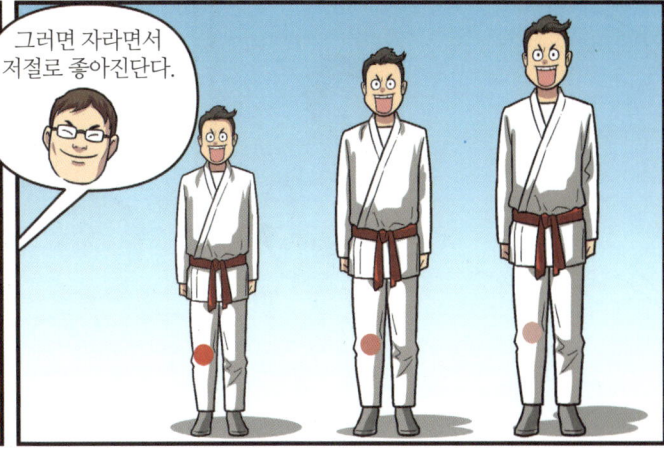
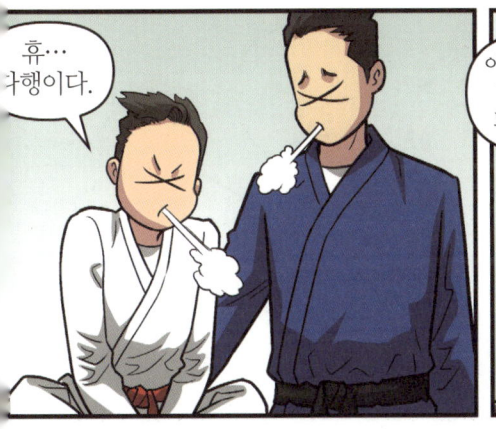
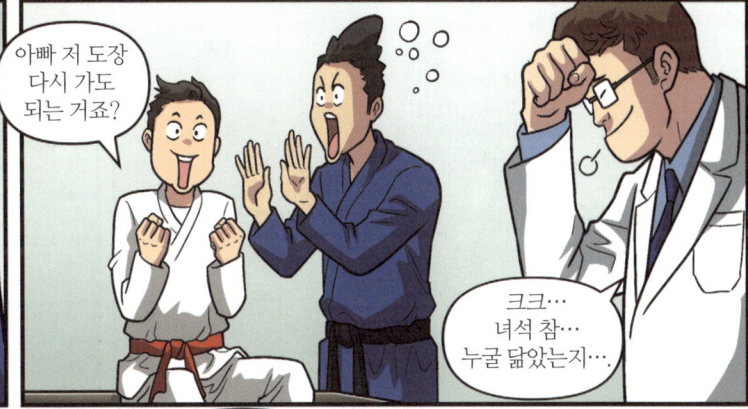
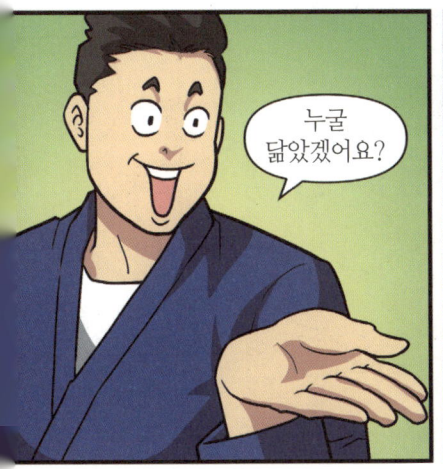
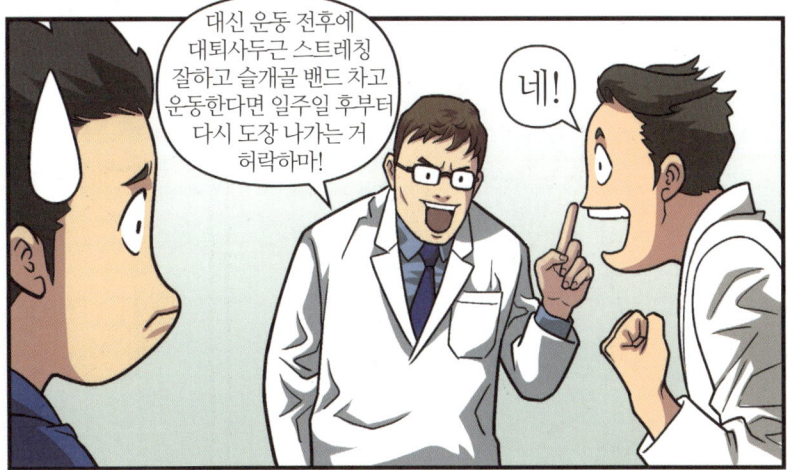

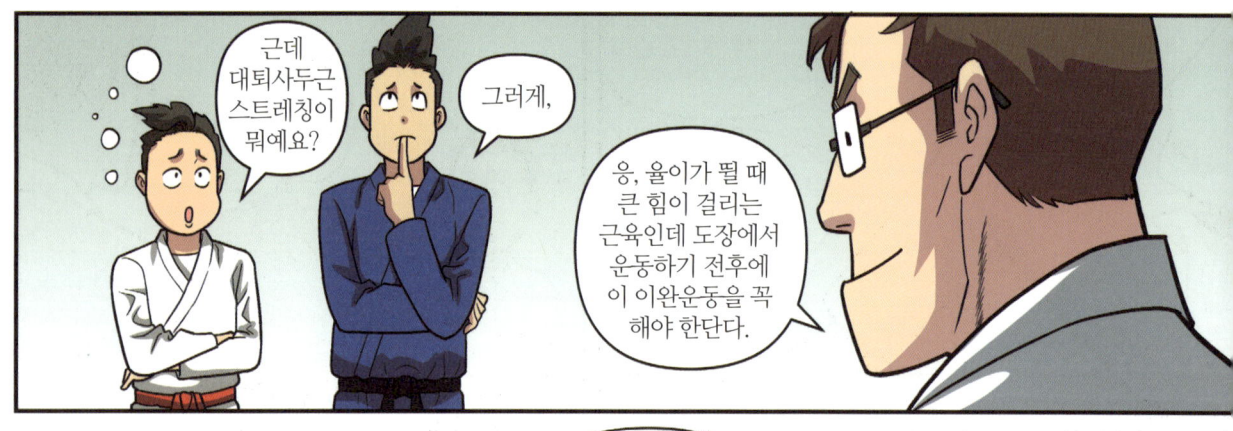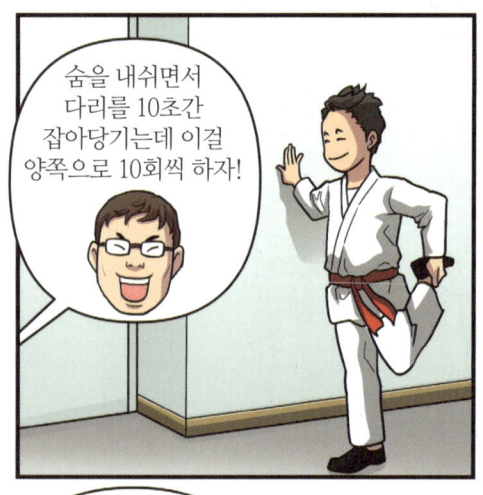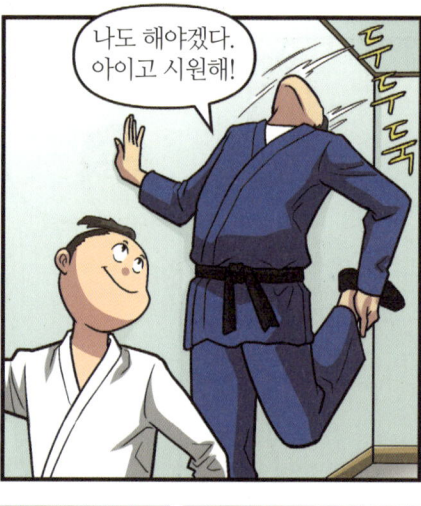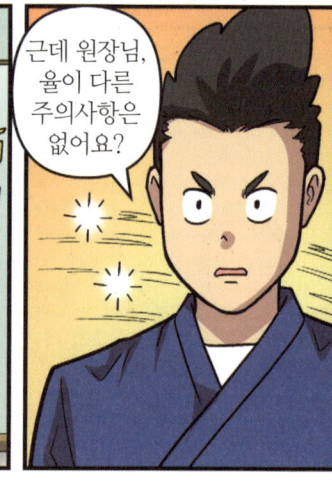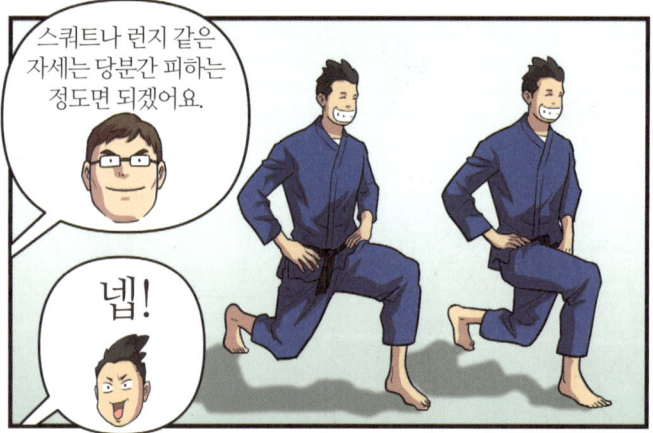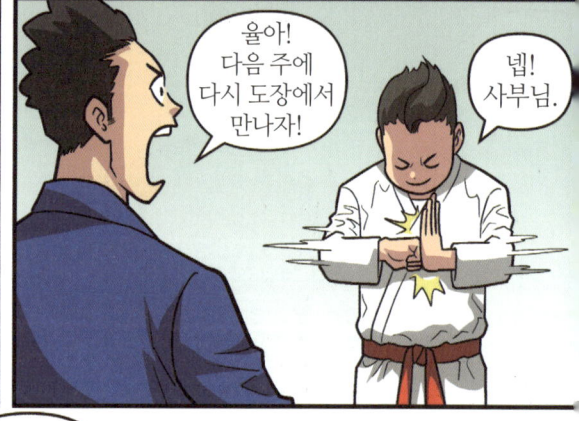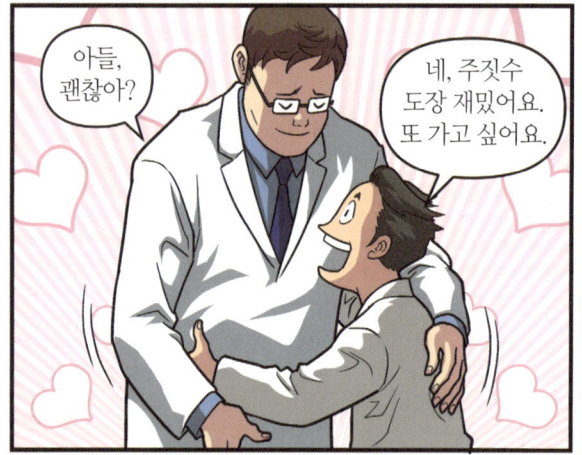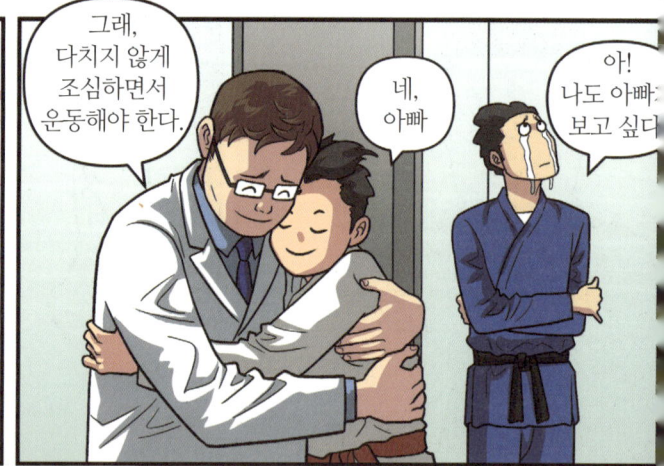

밤마다 무릎이 아프다고 하는 우리 아들 괜찮을까요?

공놀이만 하고 돌아오면 밤마다 무릎뼈 아래가 아프다고 하는 아이들이 있죠. 많이 아프다가도 저절로 좋아지곤 해서 지켜보고 있었는데 통증도 점점 심해지고 뼈가 점점 튀어나오는 것 같은데 어떻게 해야 할까요?

우선 이 질환은 오스굿씨란 분이 발견하여 이름 붙여진 성장기에 흔한 질환입니다. 다행히 이 질환은 실제 무릎 관절의 문제가 아니라 종아리뼈의 성장판에 발생한 진행성 힘줄염증입니다. 하지만 실제로 많이 아픈 통증이며 내버려 두면 심각한 변형이 생길 수도 있으니 주의해야 합니다.

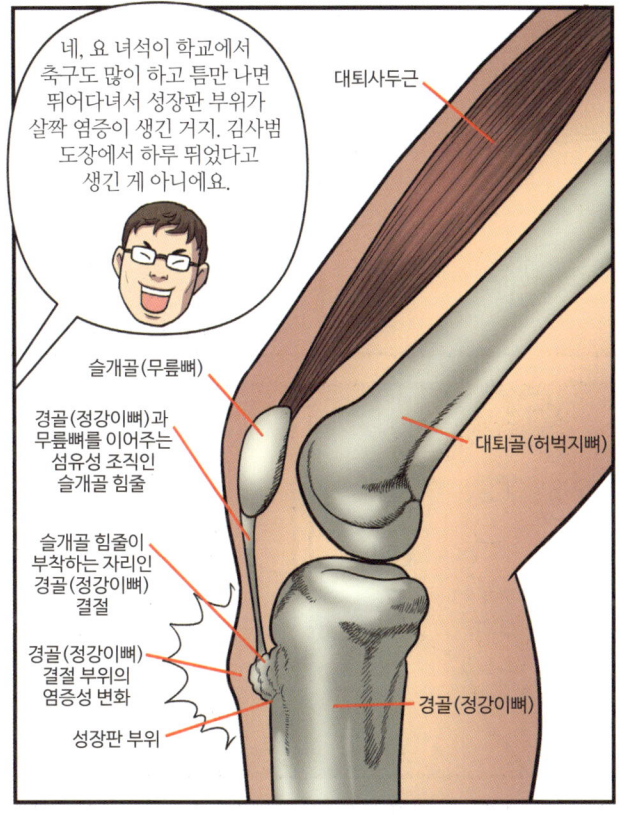

하지만 성장기가 끝나면 대부분 저절로 호전되는 질환이라 큰 염려는 하지 않으셔도 됩니다. 다만, 염증의 진행을 내버려 둘 경우, 뼈가 돌출되어 미관상 좋지 않고 운동능력에도 영향을 미칠 수 있습니다. 통증이 심한 경우에만 진통제를 2~3일 복용하고 아이싱으로 염증의 진행을 막아줍니다.

꼭 활동이나 운동이 필요하다면 슬개골 밴드를 온라인에서 구매해 착용하고 운동하면 악화를 예방할 수 있습니다.

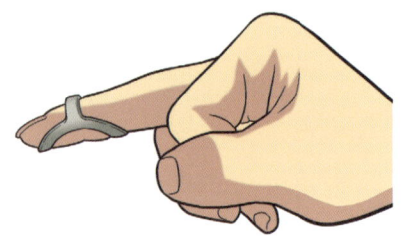

20화 손가락이 공에 그만

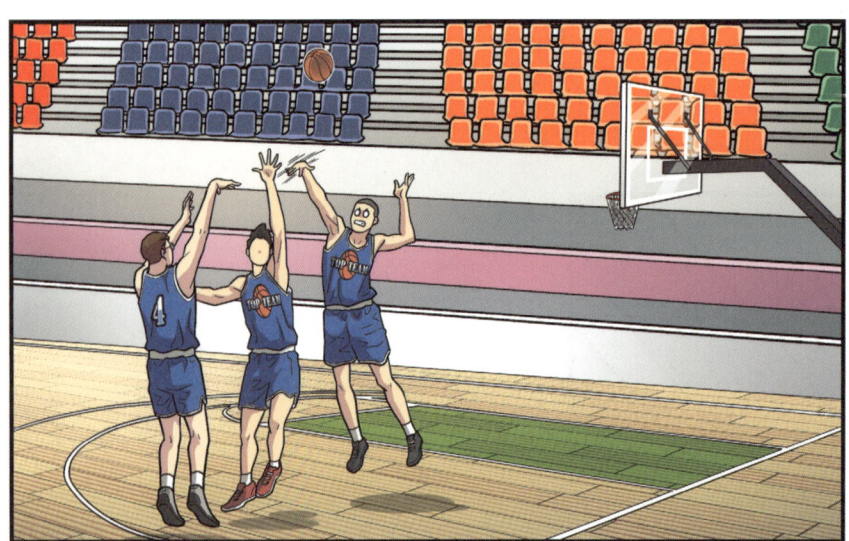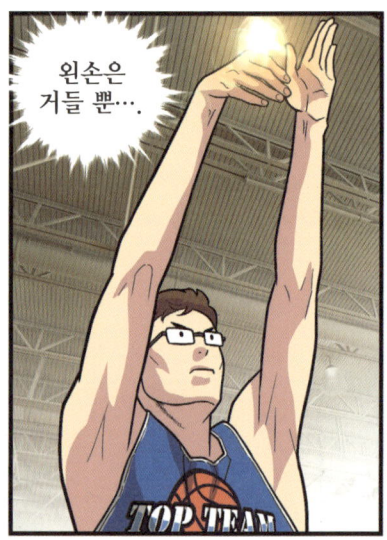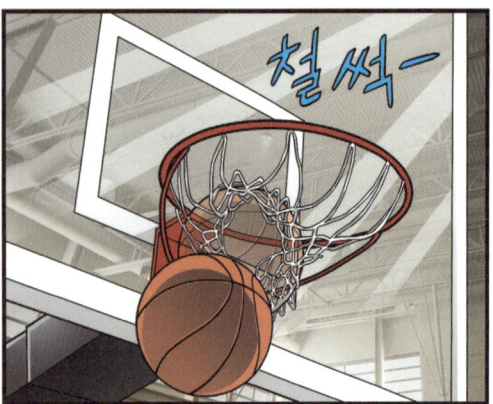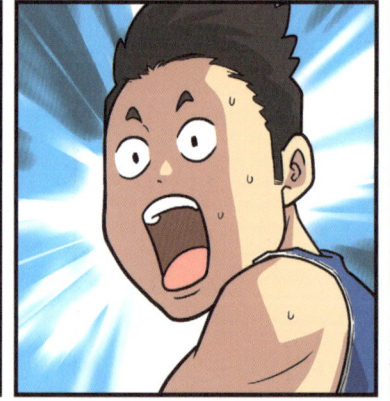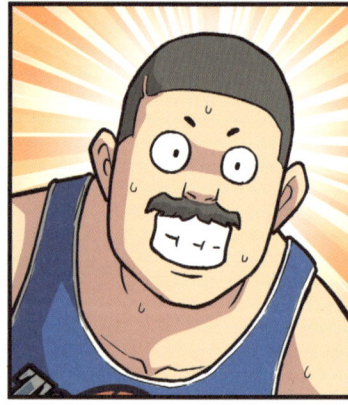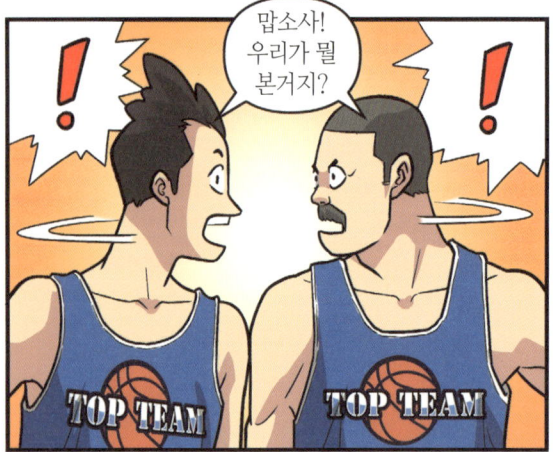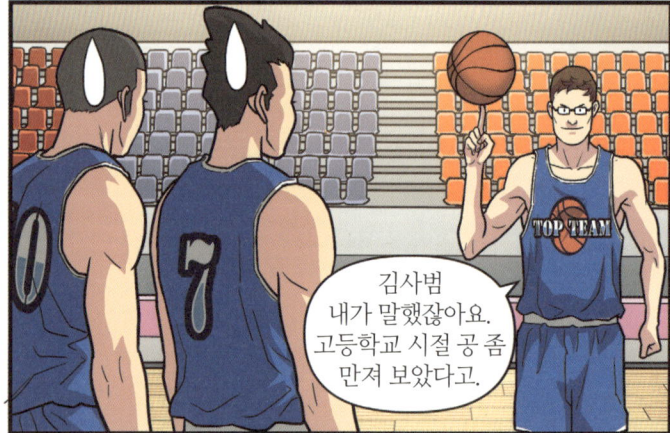

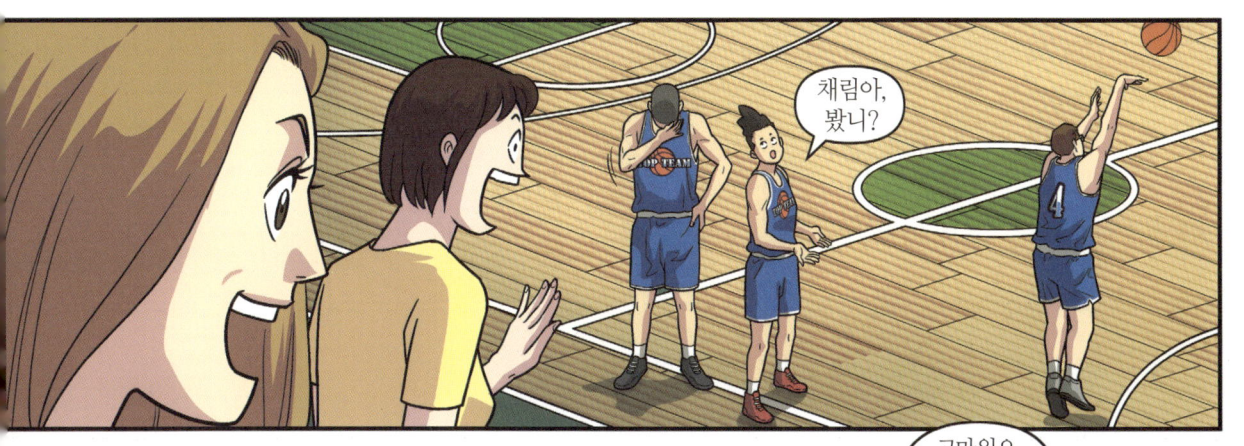
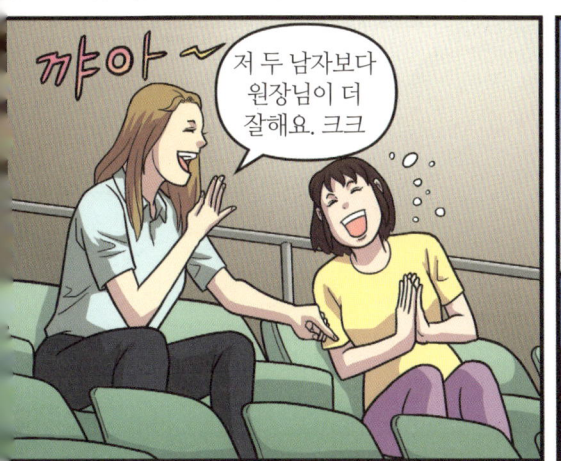
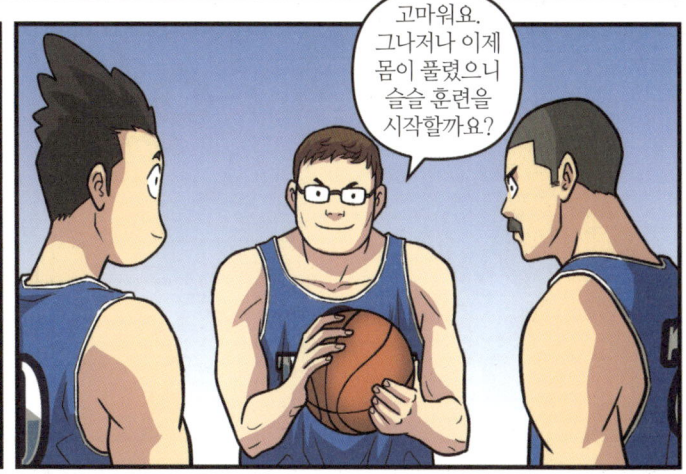
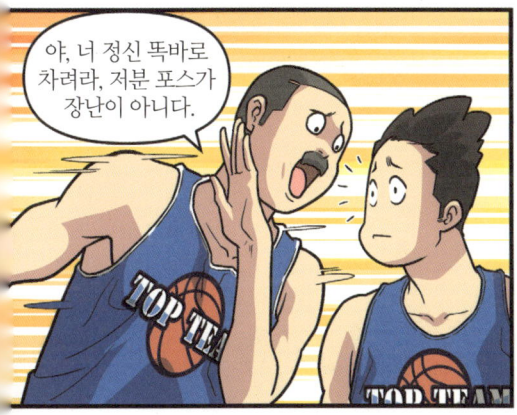
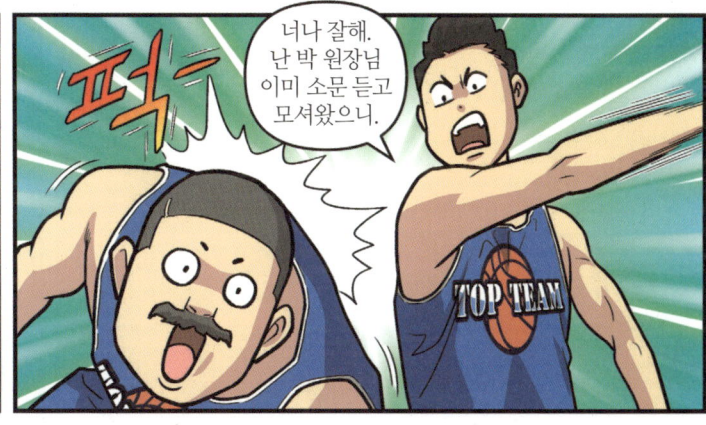
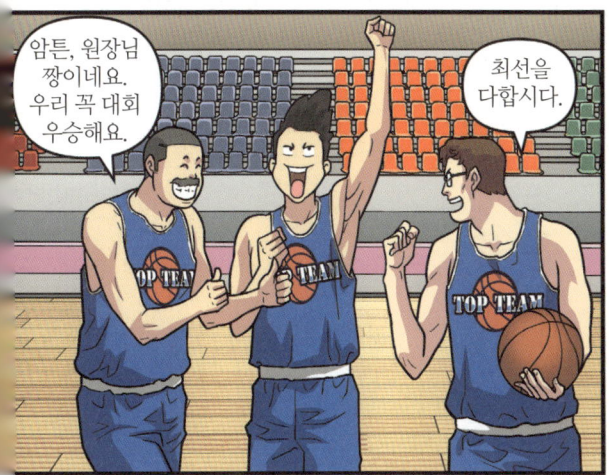
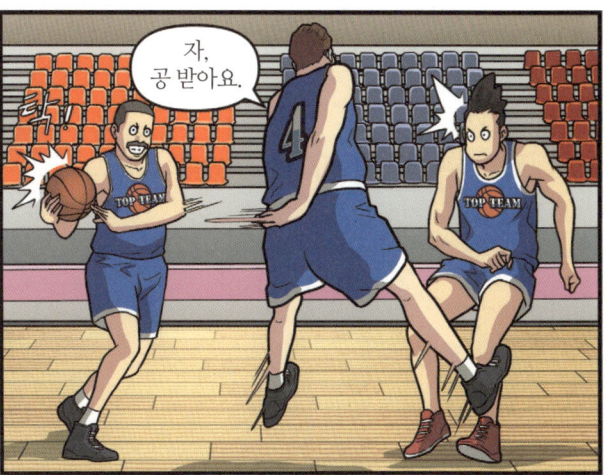

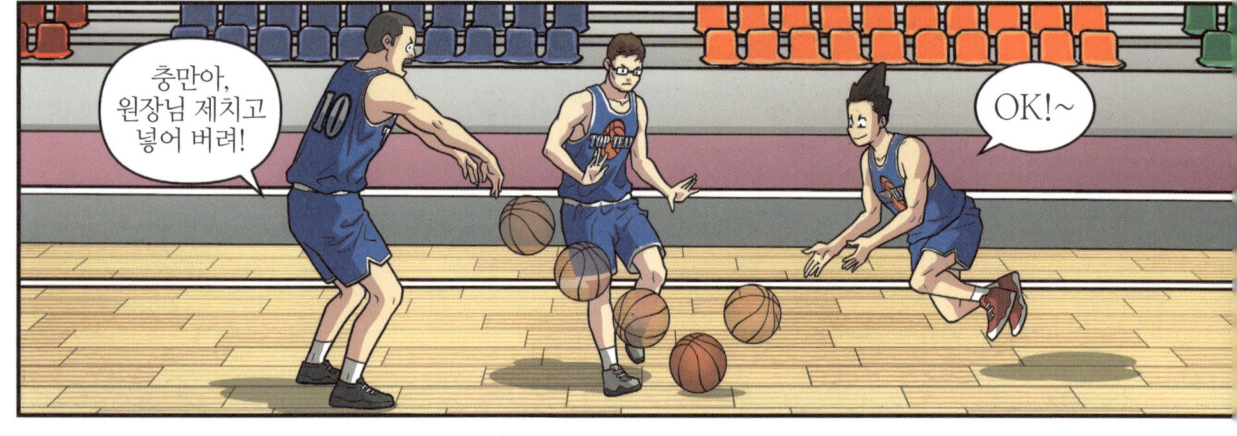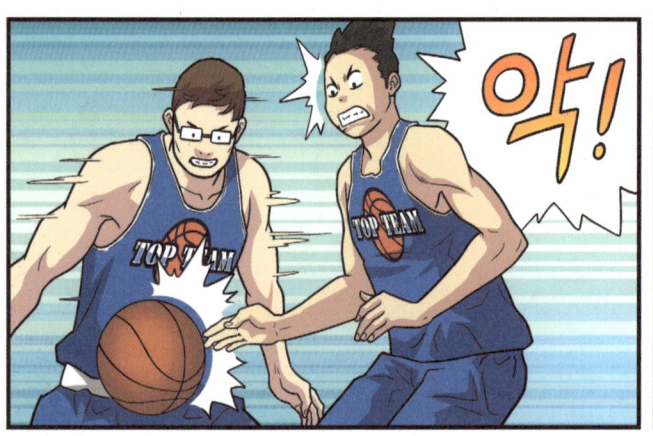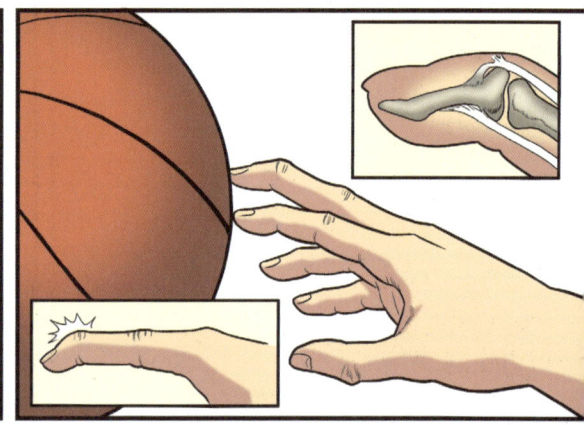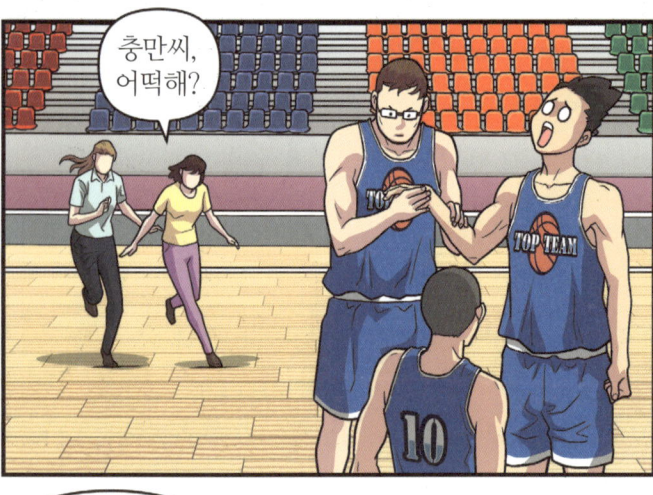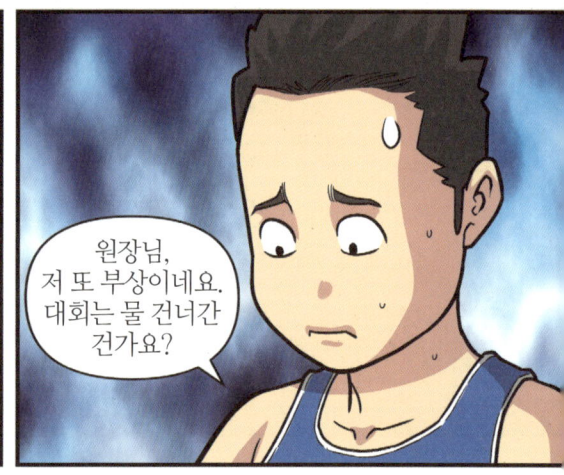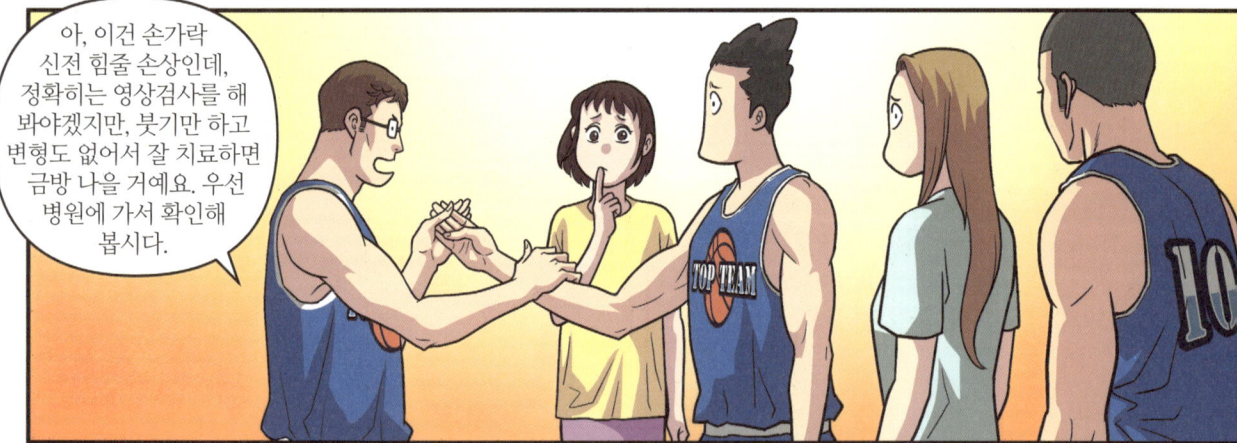

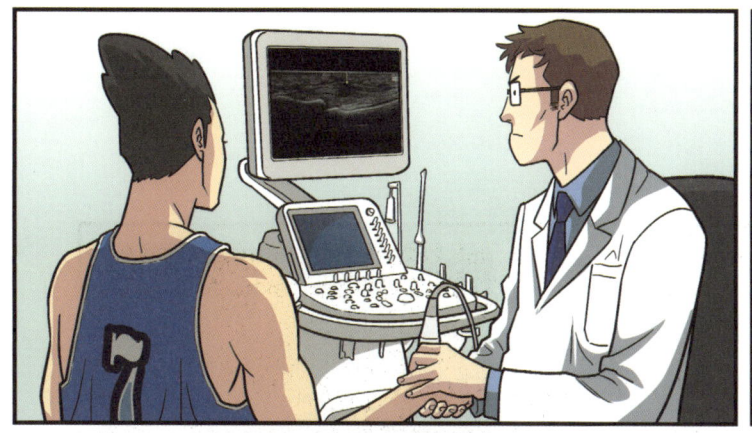
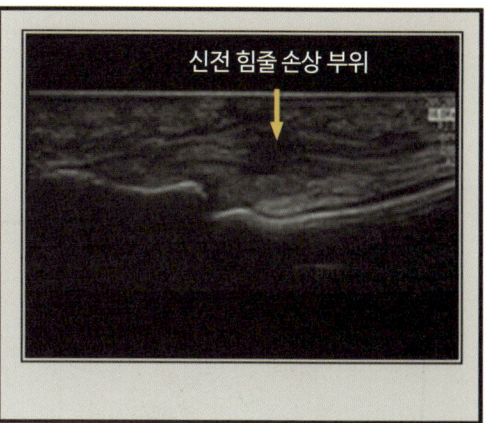
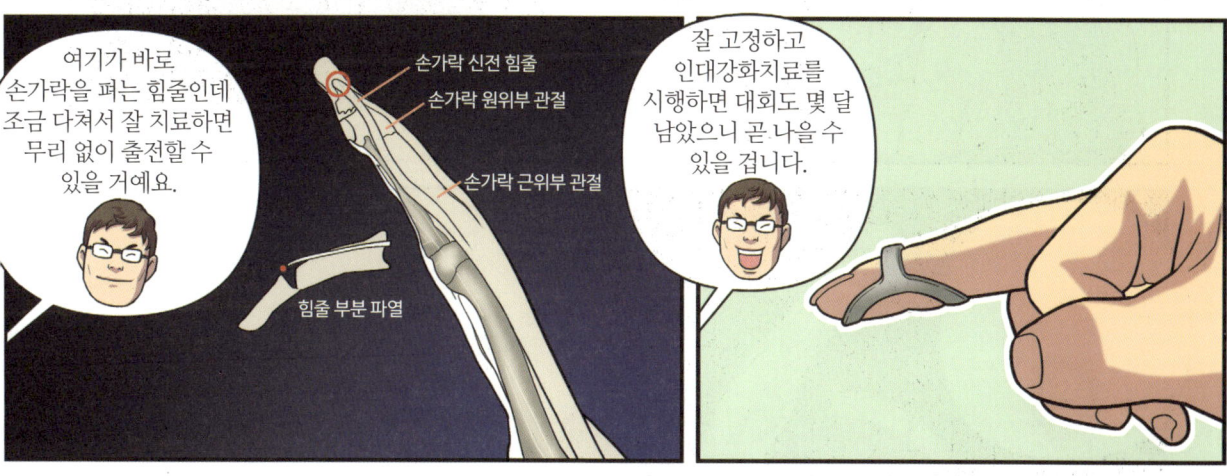
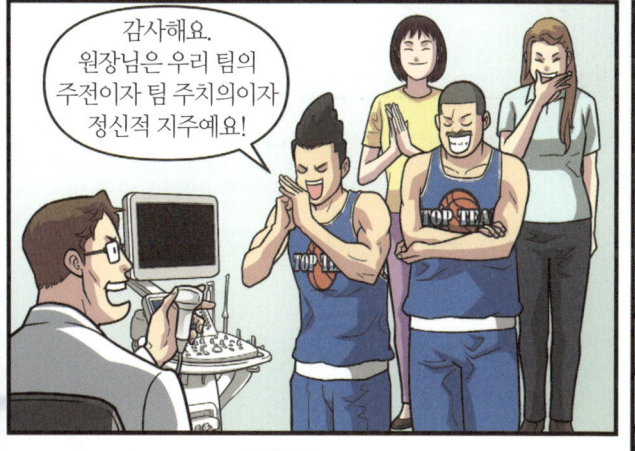
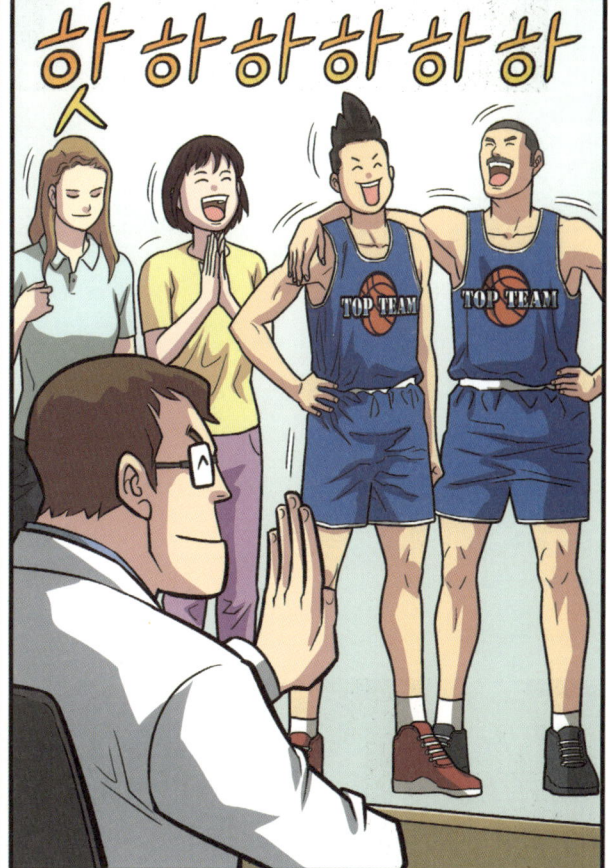
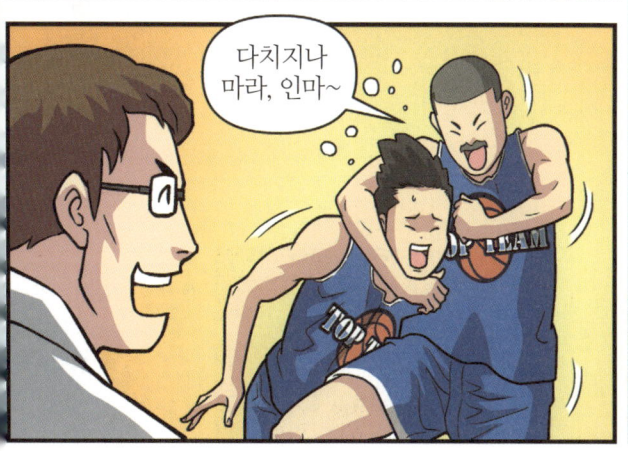

고된 일로 변형되어 가는 우리 부모님 손가락 어떻게 해야 하나요?

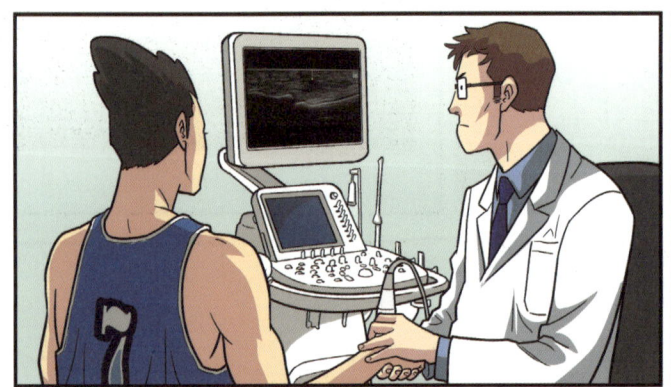
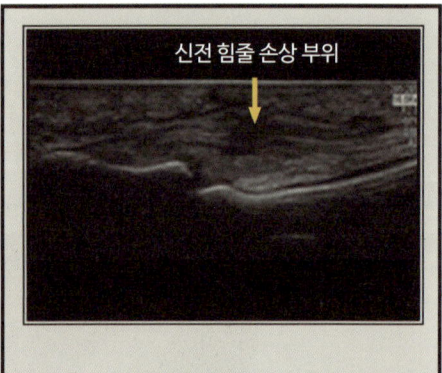
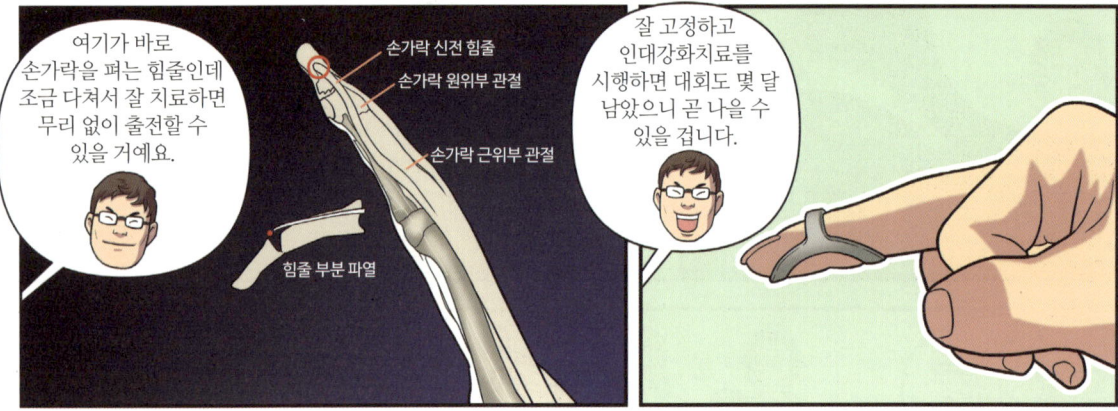

앞에서도 소개한 바 있듯이, 인대나 힘줄 손상의 경우 완전파열이나 박리골절이 아니고 50% 이하의 부분파열이라면 치료할 수 있습니다. 특히 인대증식주사인 프롤로치료와 재활운동을 동반한 비수술치료로 회복할 수 있습니다. 스포츠 손상이나 관절염 등으로 손가락의 변형이 발생하거나 예상될 때 이를 막아주는 반지형 교정기를 사용하여 변형을 막을 수 있습니다.

이 반지형 손가락 보조기는 그림처럼 3점 압력의 원리로 다친 손가락뿐만 아니라 과사용으로 발생한 손가락 관절염의 교정과 변형 예방에도 탁월한 효과가 입증되고 있습니다. 착용 여부와 착용법은 전문가와 상담 후 안내받으시면 됩니다. 이 손가락 반지형 보조기에 대한 정보와 구매정보는 아래 영상으로 알려드리겠습니다. 손가락이 변형되는 부모님에게 흐뭇한 선물이 될 것입니다.

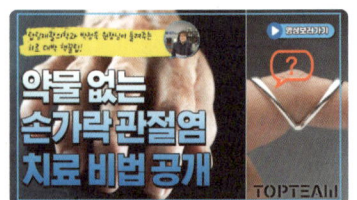

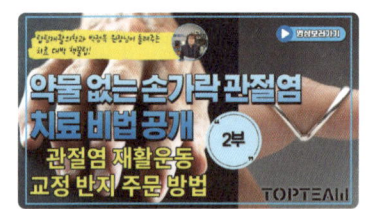

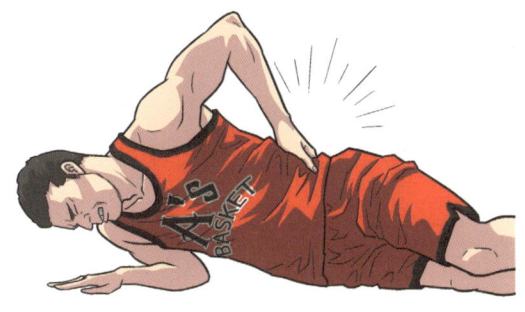

21화 허리가 삐끗

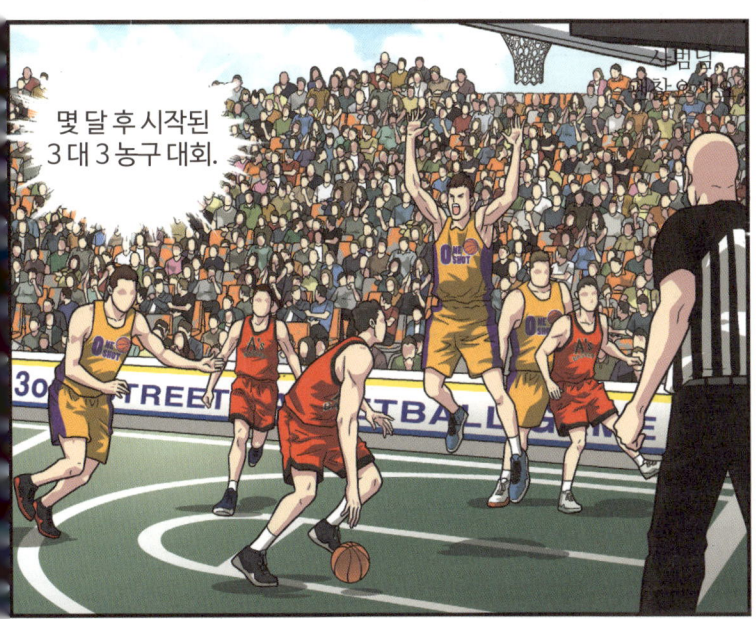
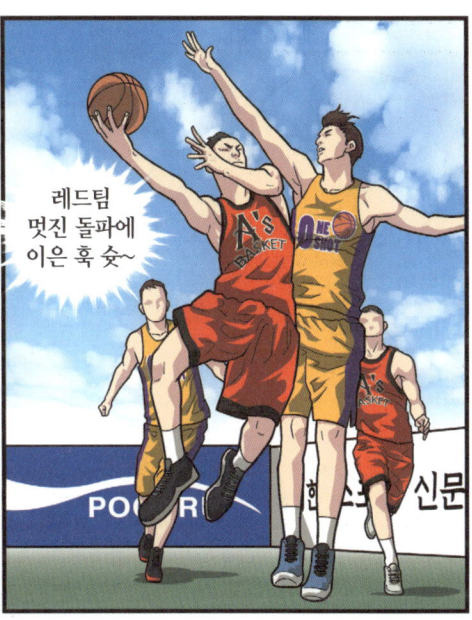
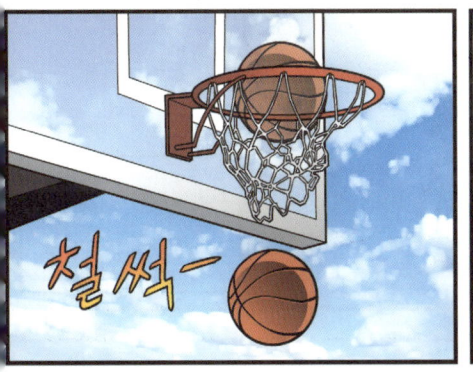
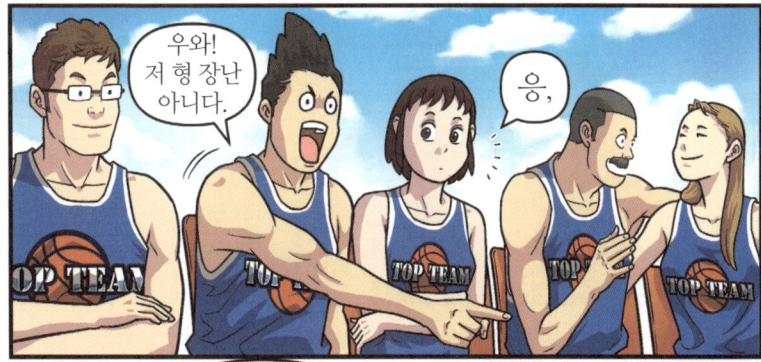
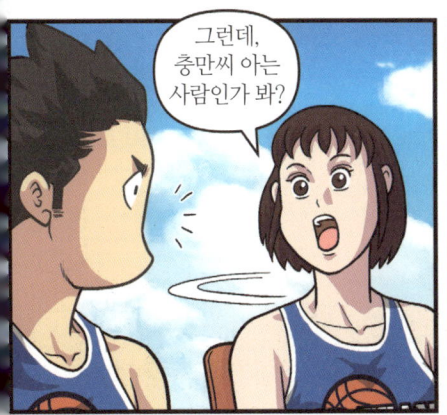
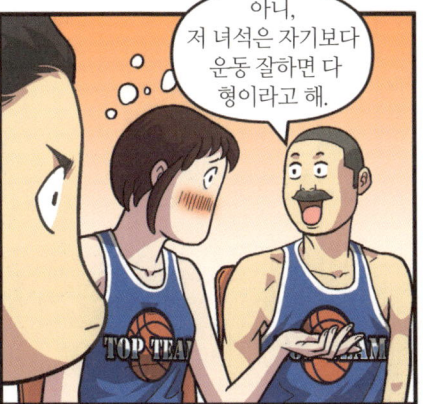
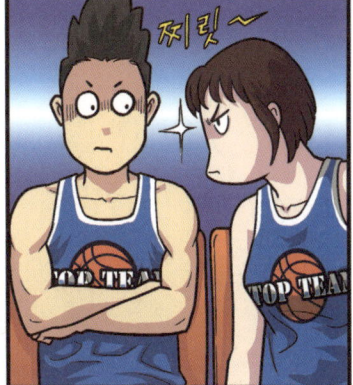

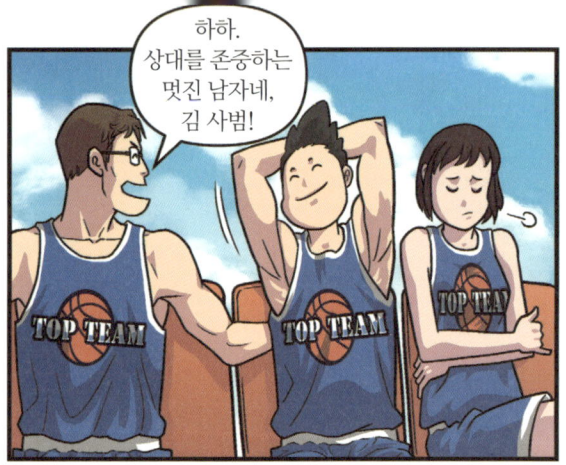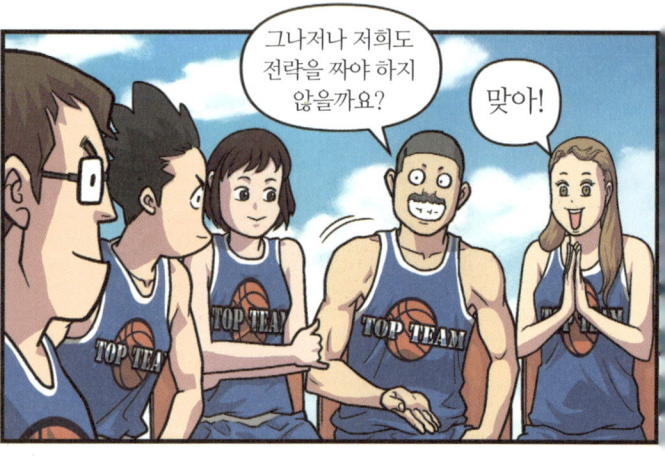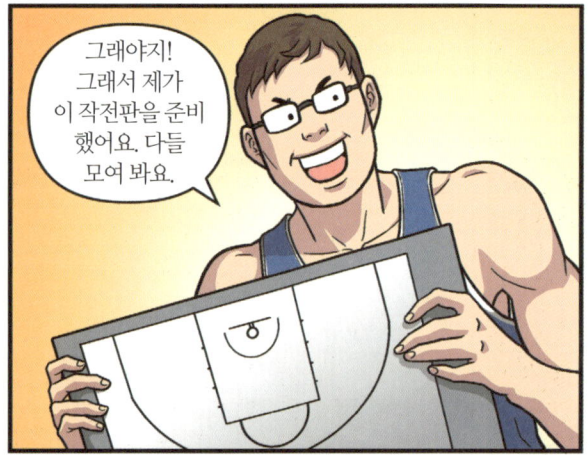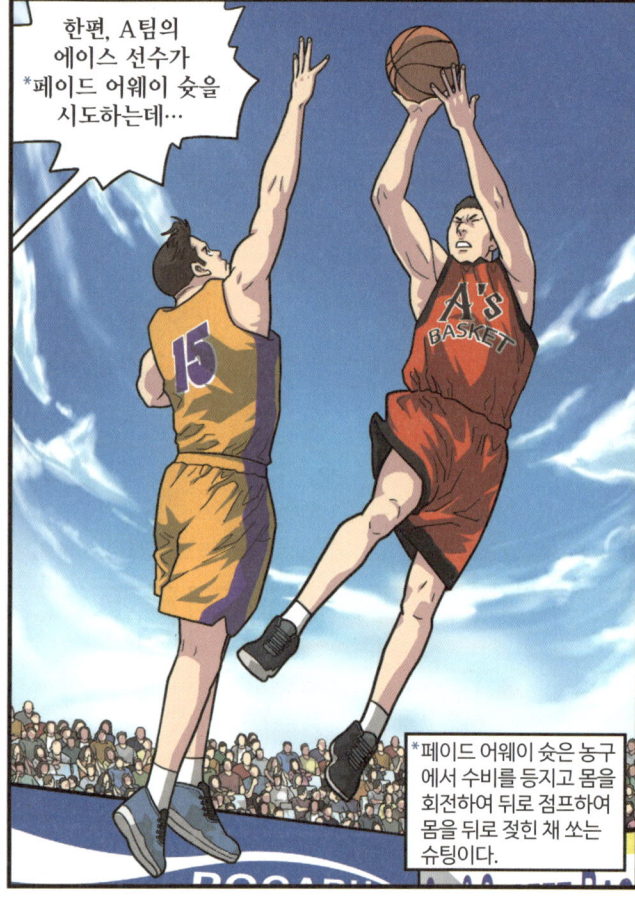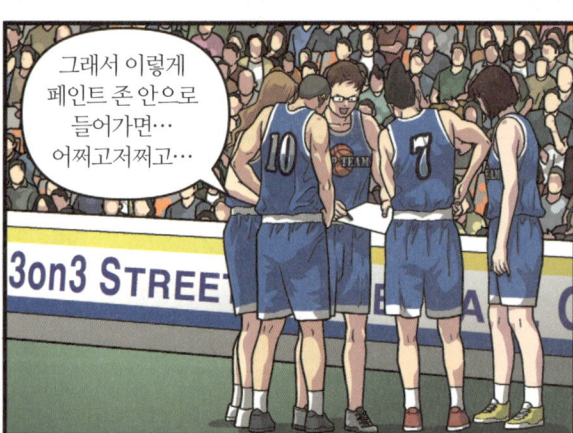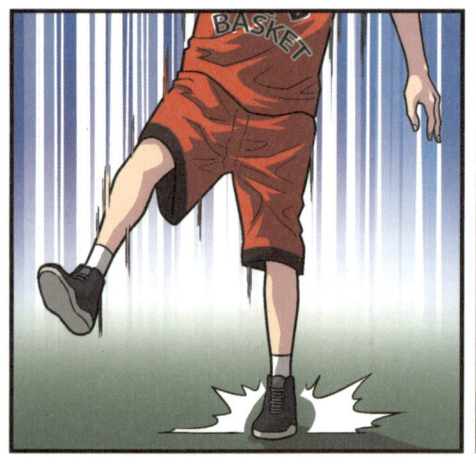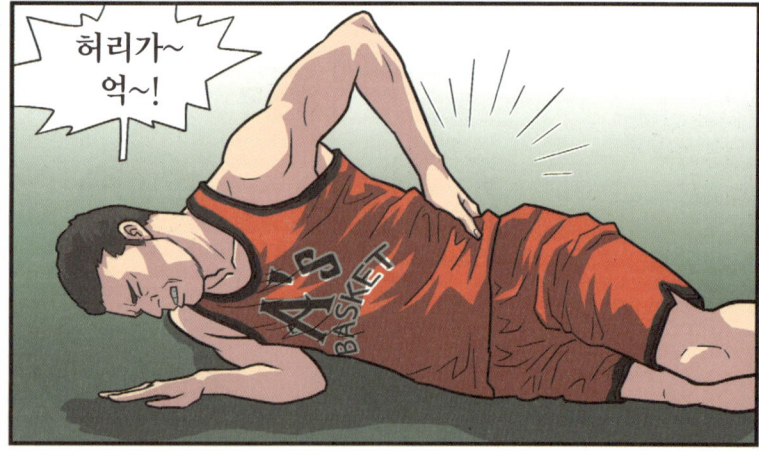

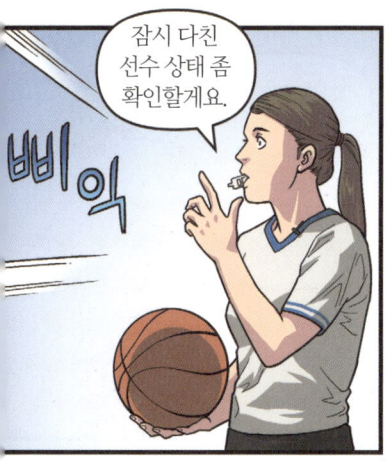
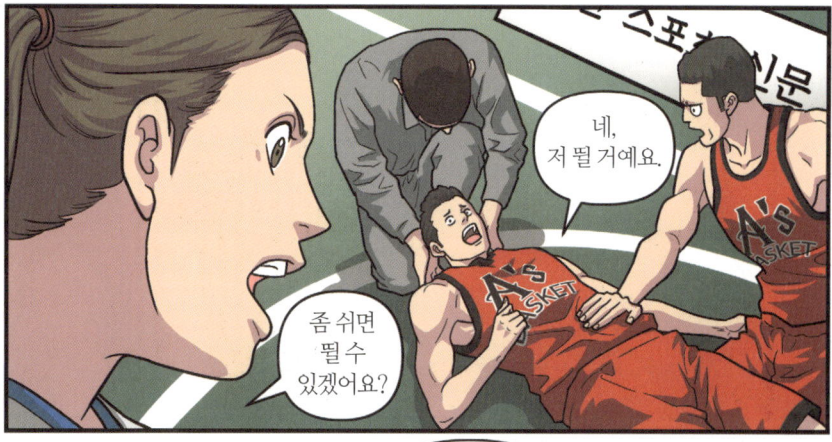
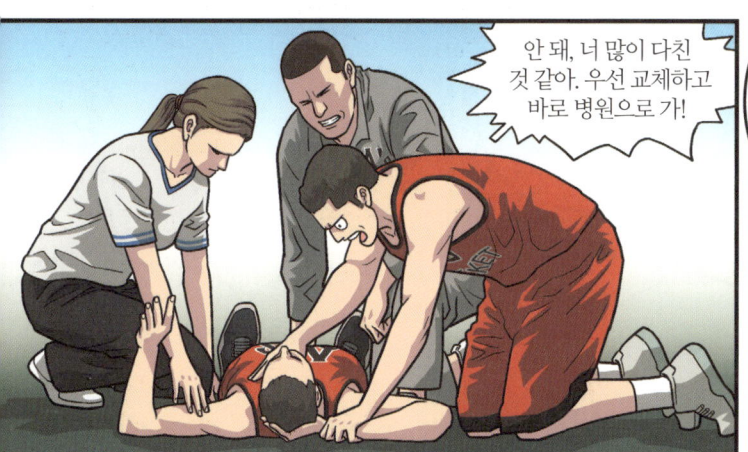
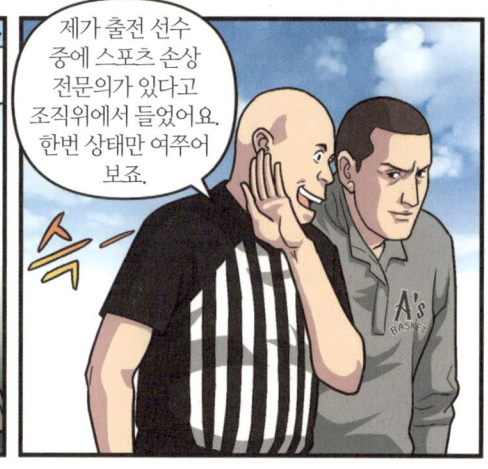
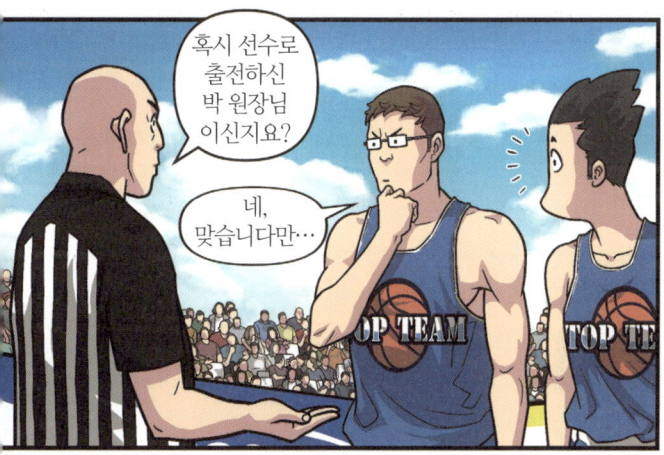
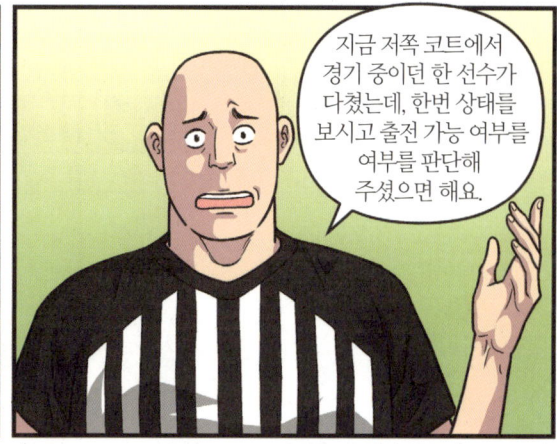
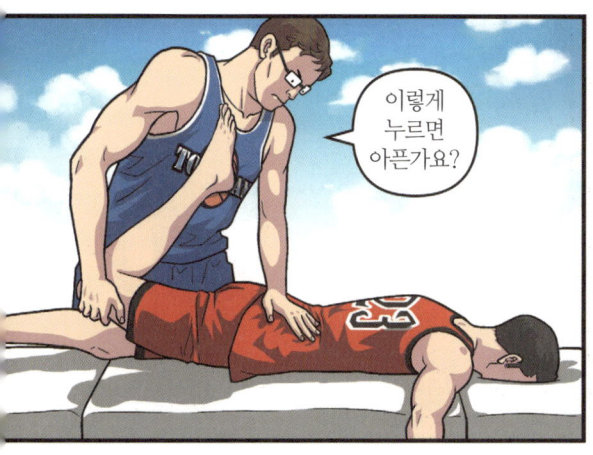
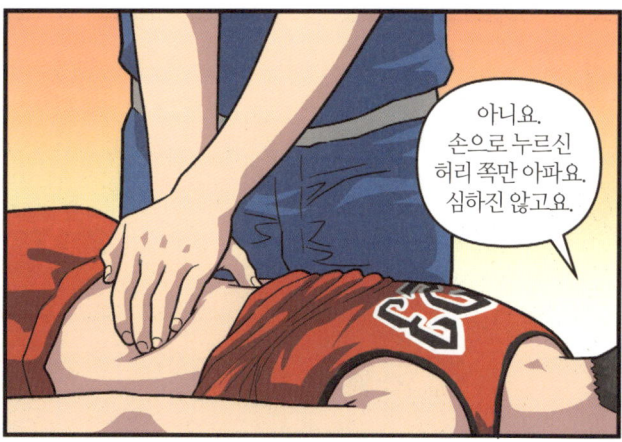

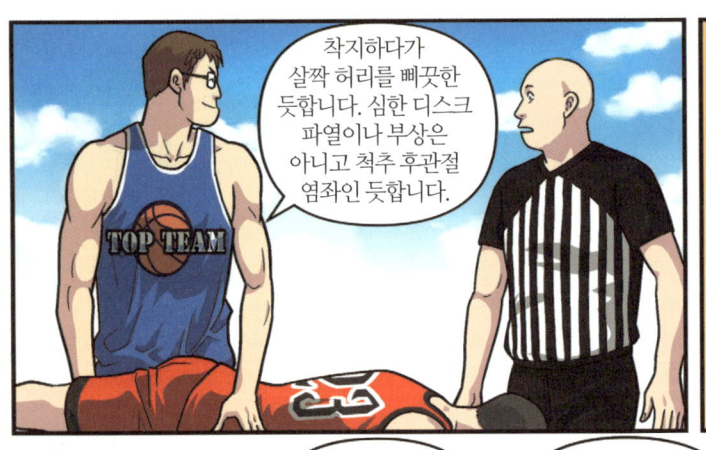
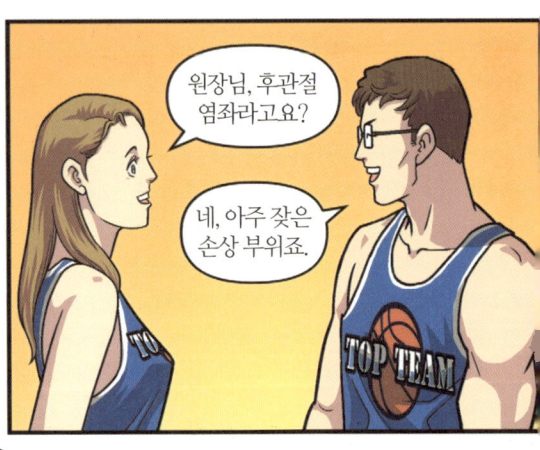
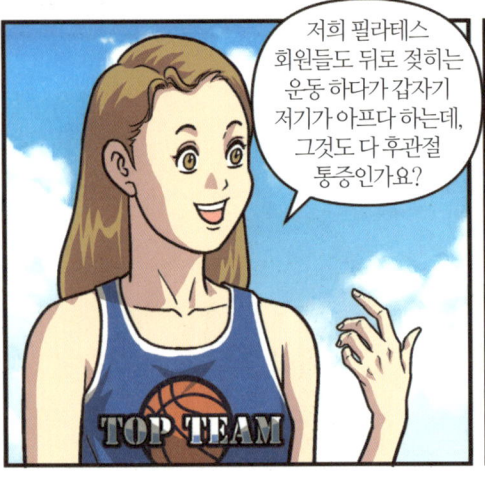
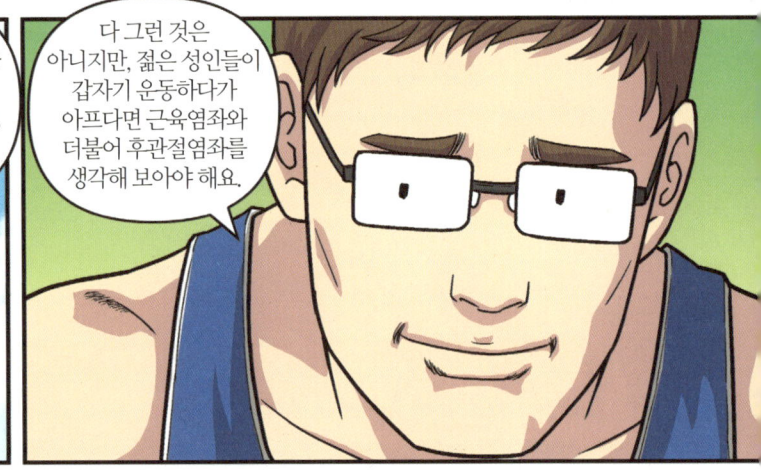
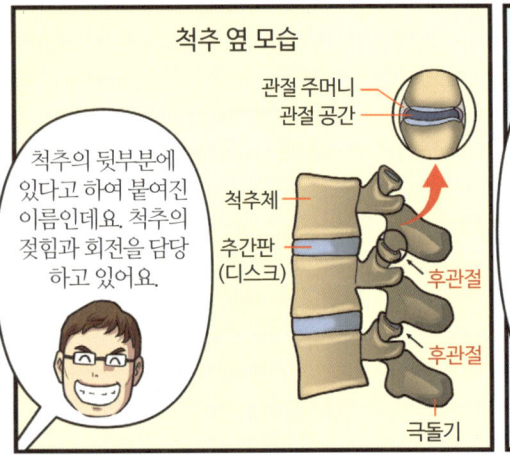
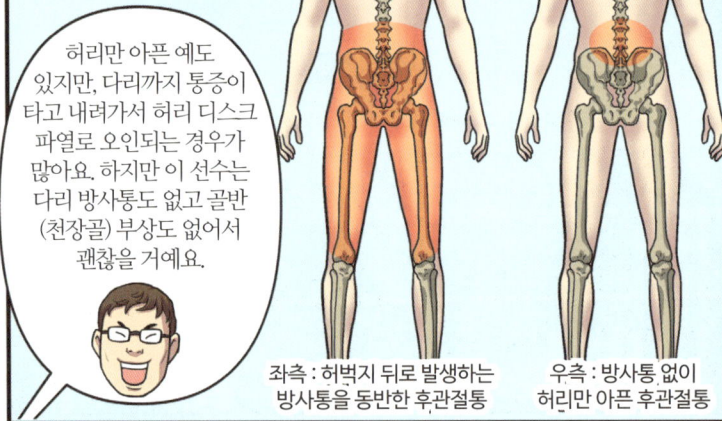
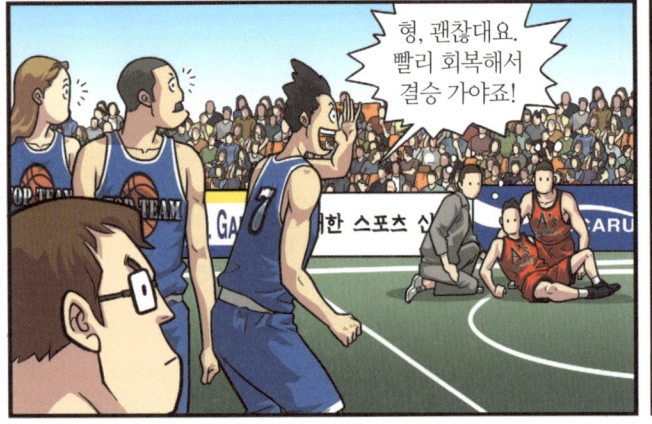
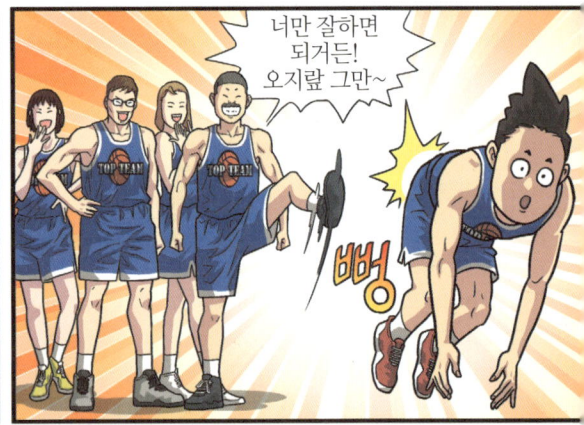

허리를 자주 삐끗해요, 왜일까요?

후관절 증후군은 척추 뒷부분에 좌우로 하나씩 있는 관절에 발생하는 염증으로 허리와 목에 심각한 통증을 유발합니다. 마치 무릎 사이의 연골처럼 작지만, 이 후관절에 존재하는 연골과 뼈에 염증이 발생하며 신경을 자극합니다. 그러면 척추 주변에 심한 통증과 함께 근육의 강직과 위약이 생기고 가동범위가 감소하게 됩니다. 그래서 제대로 허리를 펴고 서 있거나 걷기도 힘들어집니다.

이 후관절염좌는 보통은 2~3주 이내에 호전되는 것이 보통입니다. 그래서 그저 잠깐 스쳐 지나가는 부상 정도로 오해하는 경우가 많습니다. 하지만 해당 관절의 회복에는 실제로 6주가 소요된다고 알려져 있습니다. 즉, 호전된 이후 현업이나 운동에 복귀하면서 아직 회복되지 않은 관절에 다시 손상이 발생합니다. 이렇게 부하와 과사용이 지속되면서 만성적이고 퇴행성인 질환으로 발전한다고 알려져 있답니다.

그림의 농구 선수처럼 허리 후관절 통증은 생각보다 훨씬 흔한 질환입니다. 물론 이 질환은 퇴행성 질환의 일종이라 젊었을 때보다 나이가 들면서 점점 그 발생률이 증가합니다.

치료는 정확한 영상을 확인하며 후관절에 소염주사를 주입하는 시술을 통해 회복할 수 있습니다. 하지만 이러한 치료는 근본적인 치료라고 보기 어렵습니다. 그래서 약물이나 주사를 반복하기보다는 운동과 인대를 강화해 주는 주사치료로 후관절 통증에서 벗어나는 것이 좋습니다.

우선 체형의 정렬과 비대칭을 확인하고 이를 교정하는 재활 운동치료가 필요합니다. 다리 길이나 골반 혹은 척추에 불균형이 심하다면 깔창 처방을 고려합니다. 후관절을 지지하는 주변 인대에 자주 생기는 통증을 치료하기 위해, 인대를 강화해 주는 프롤로주사를 반복하는 것이 필요합니다.

후관절의 퇴행성 변화는 시간이 지나도 호전되지는 않습니다. 하지만 운동과 생활습관 개선으로 통증을 조절하여 삶의 질을 올릴 수 있습니다. 가장 훌륭한 후관절 치료 운동은 느리게 걷기와 심부 근육 강화 운동(코어 운동)입니다. 오늘부터 운동과 적절한 치료로 건강을 되찾기 바랍니다.

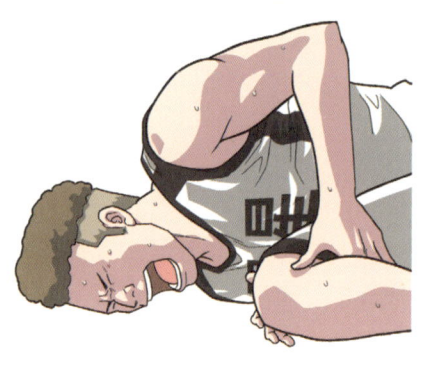

22화 무릎의 대들보

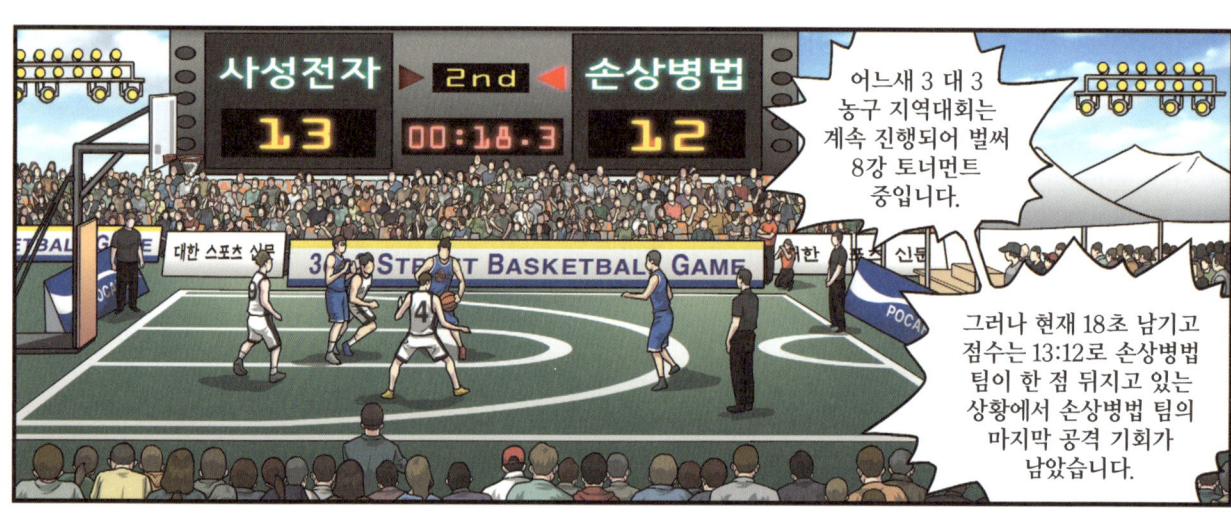

어느새 3 대 3 농구 지역대회는 계속 진행되어 벌써 8강 토너먼트 중입니다.

그러나 현재 18초 남기고 점수는 13:12로 손상병법 팀이 한 점 뒤지고 있는 상황에서 손상병법 팀의 마지막 공격 기회가 남았습니다.

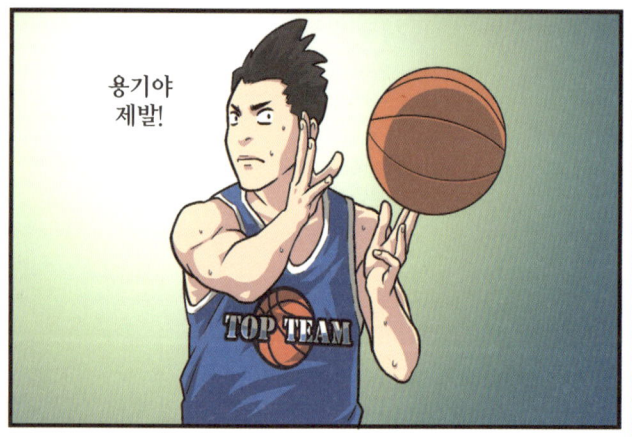

용기야 제발!

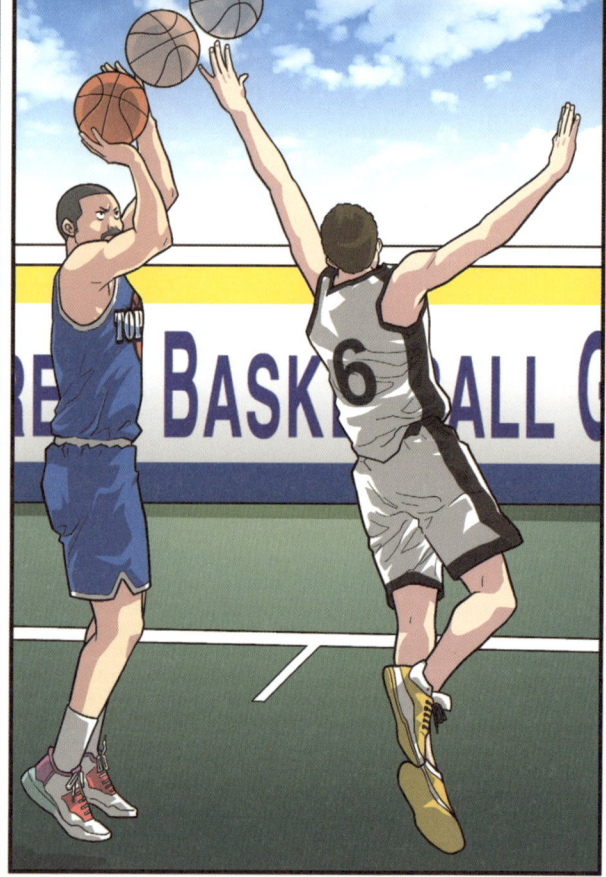

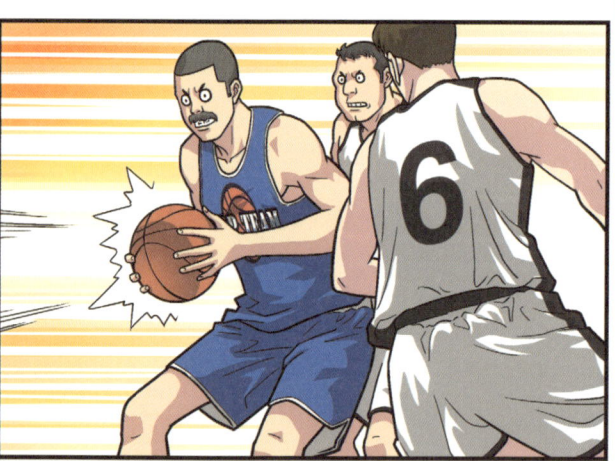

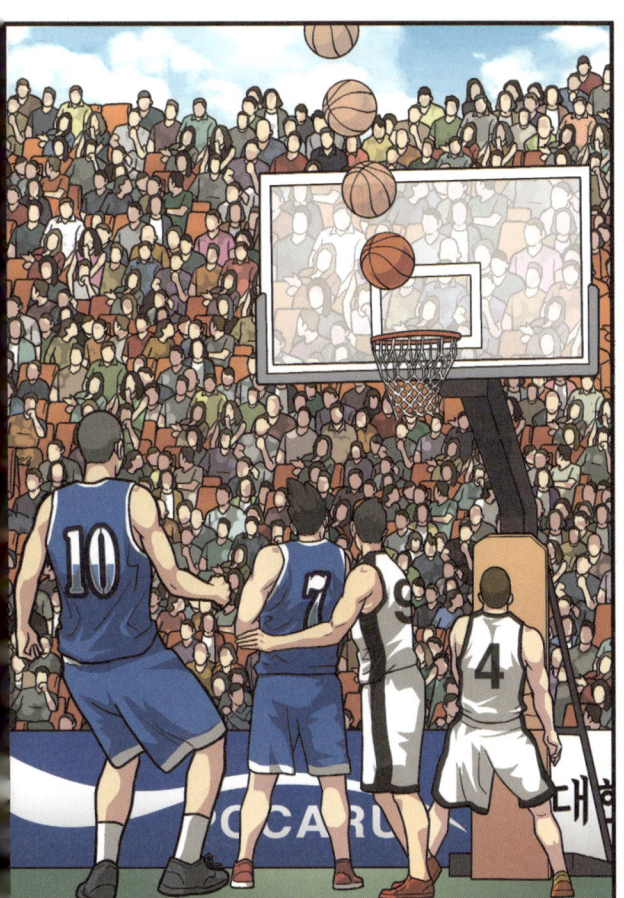
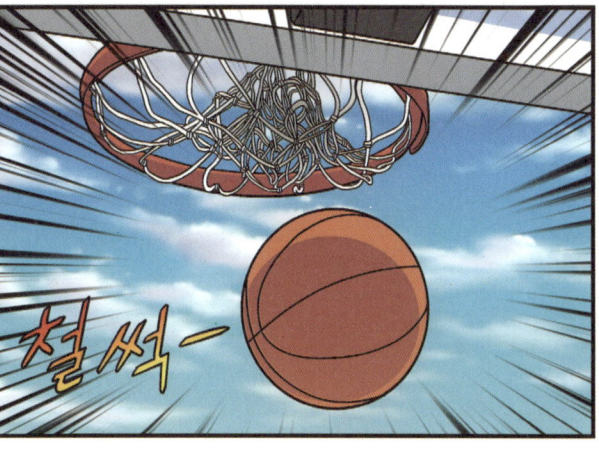
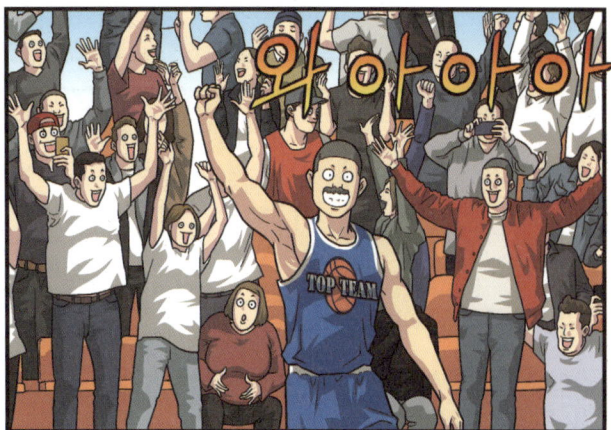
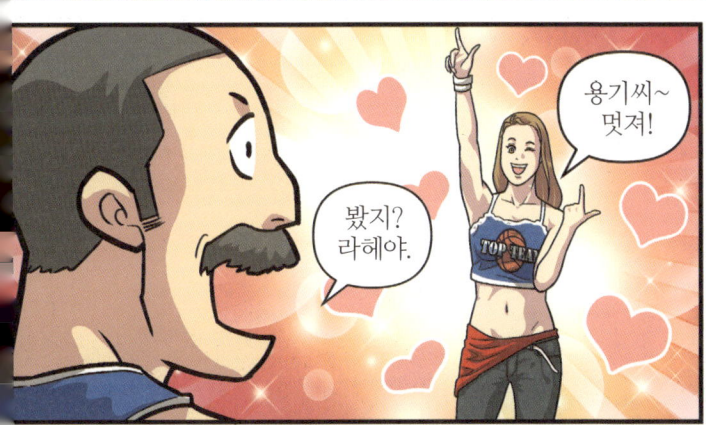
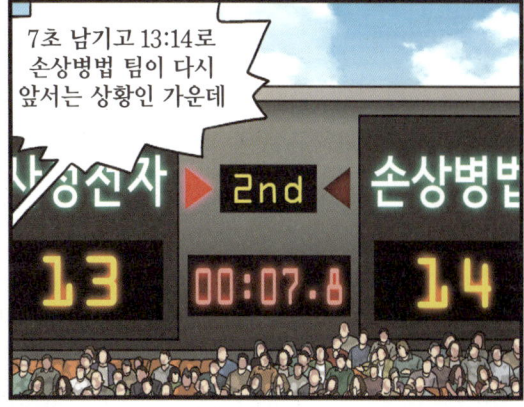
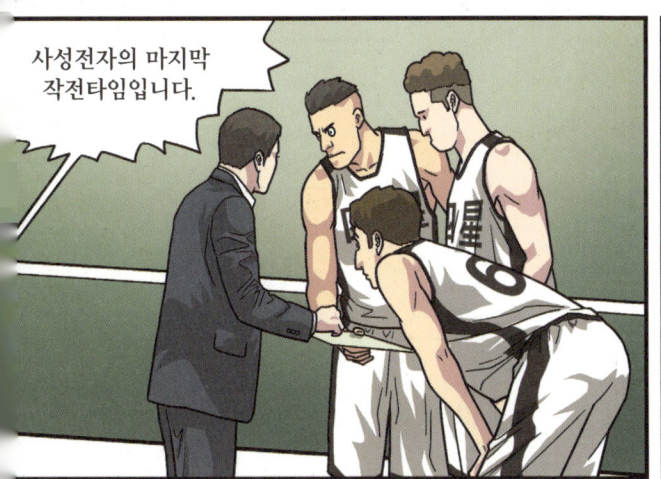
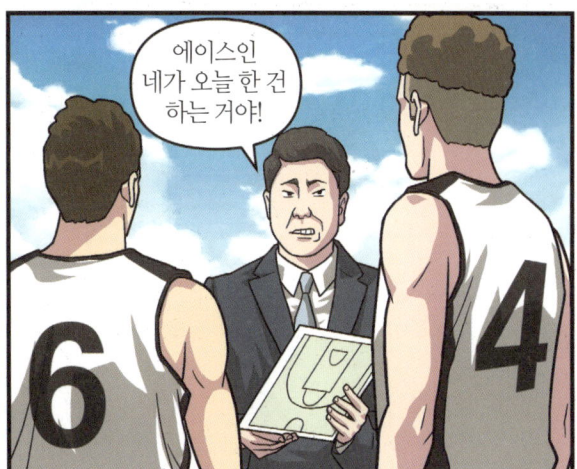

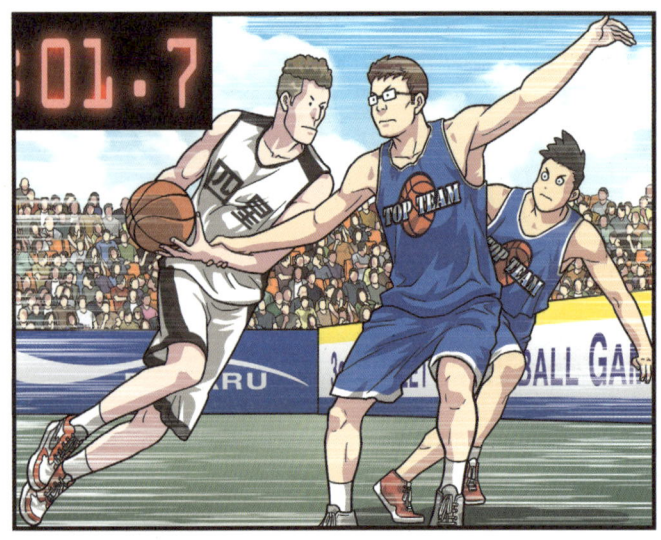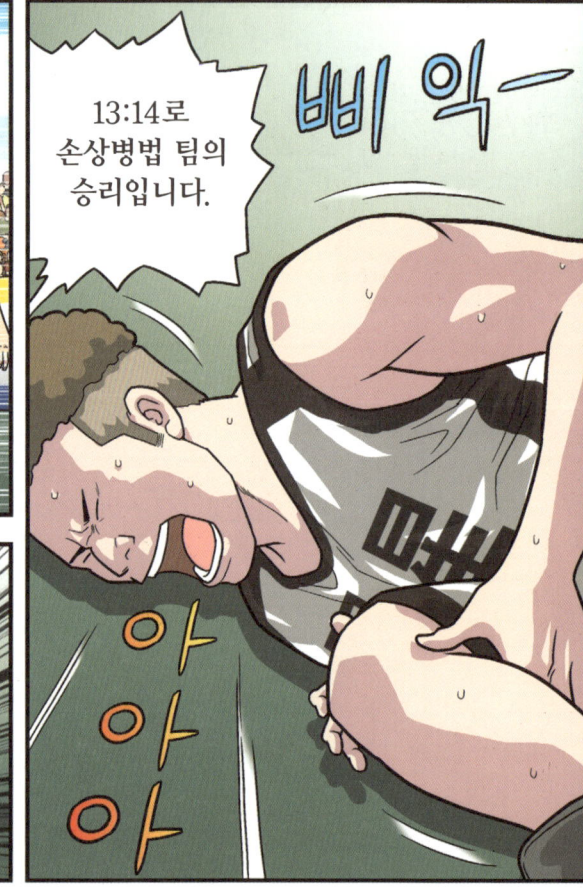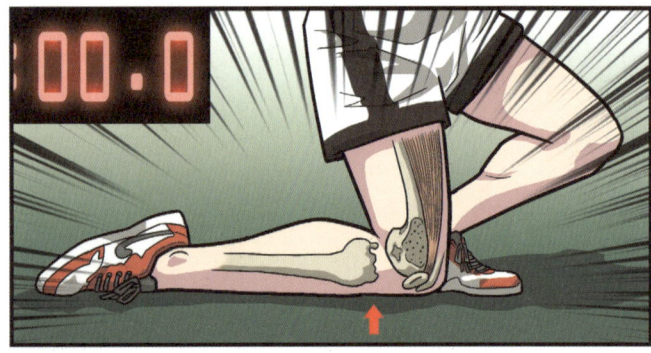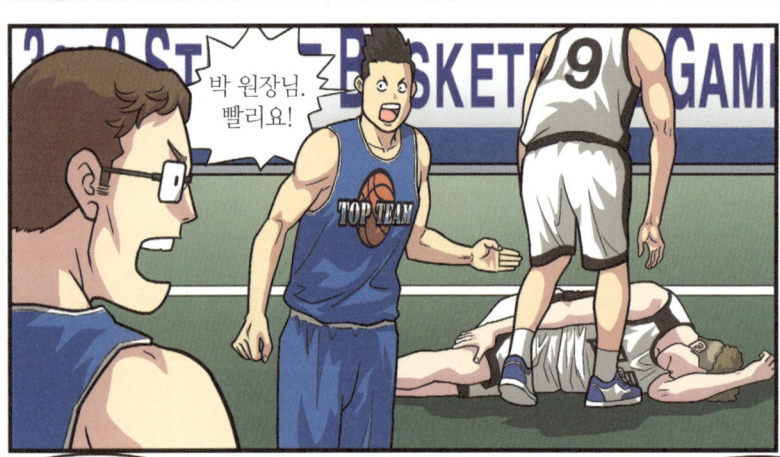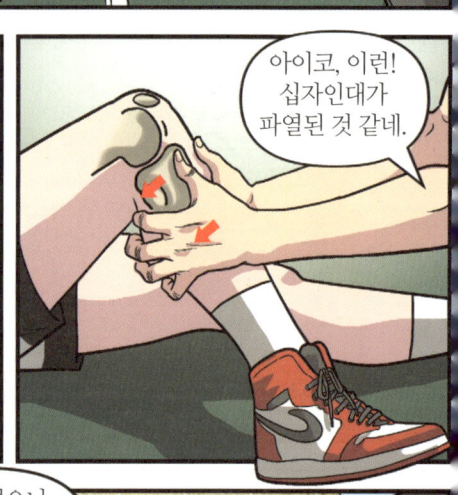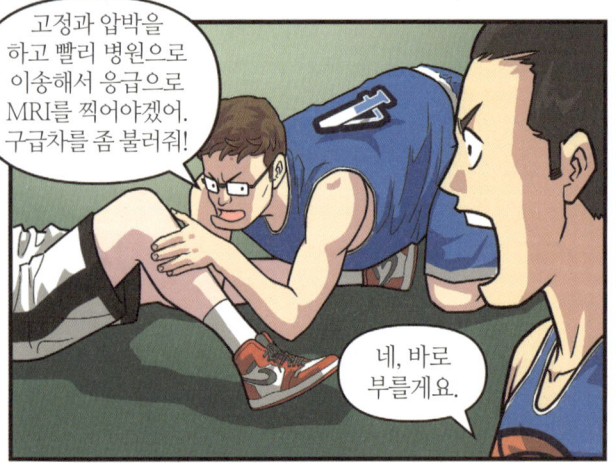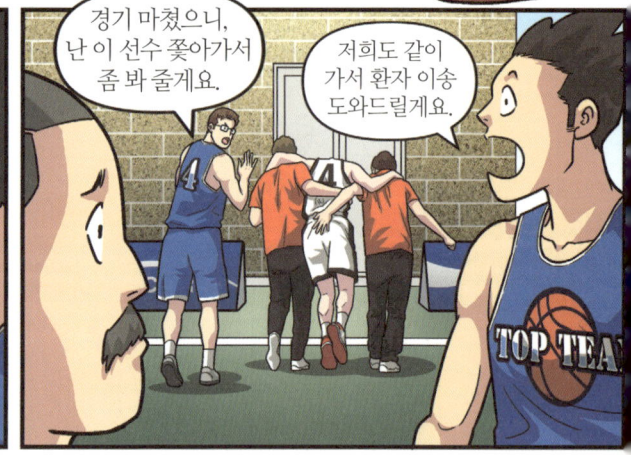

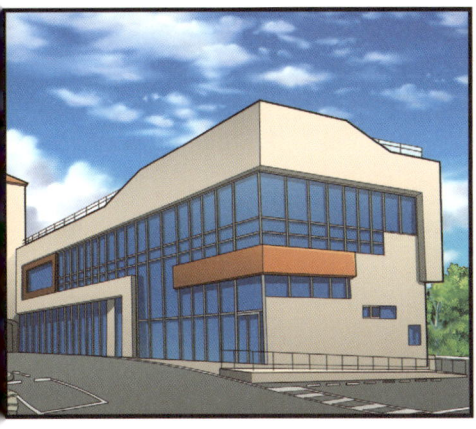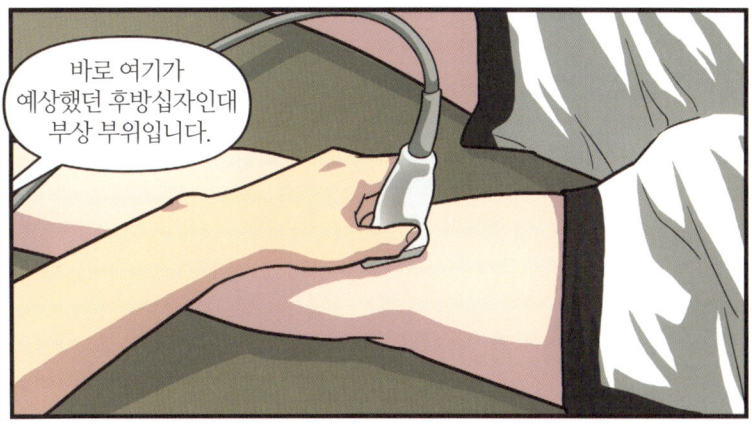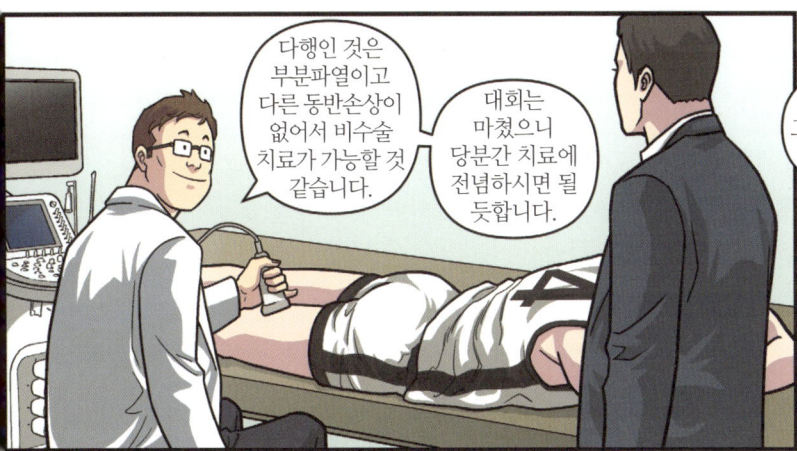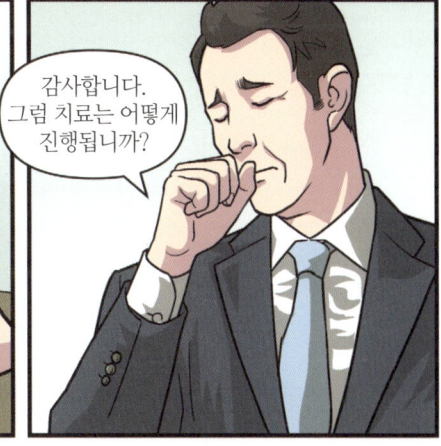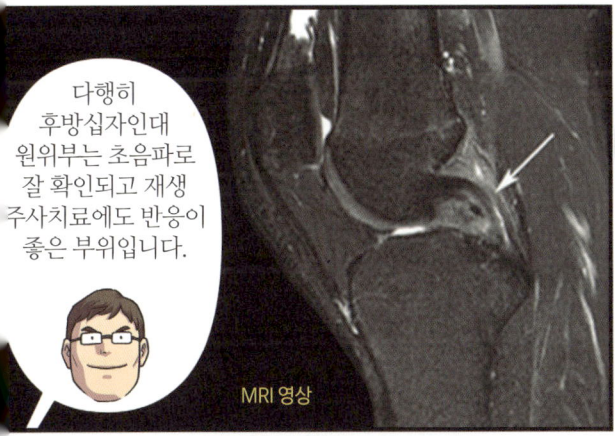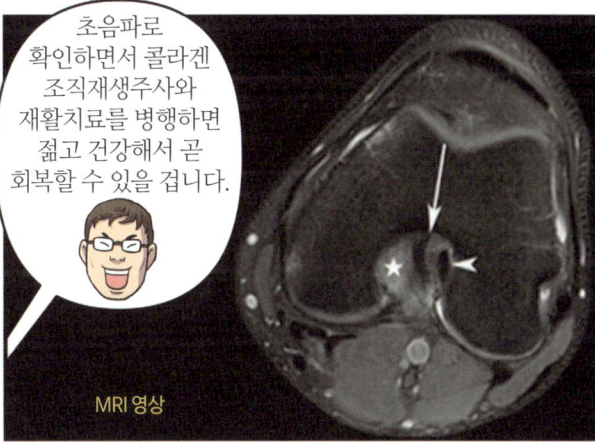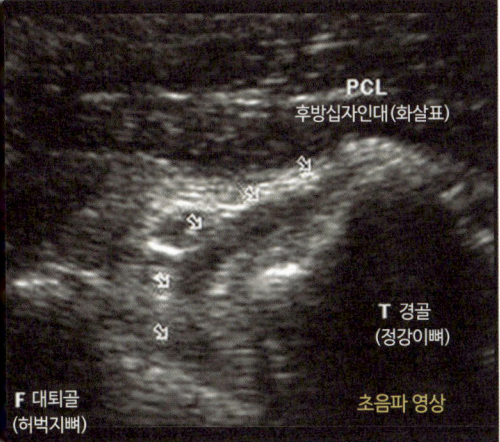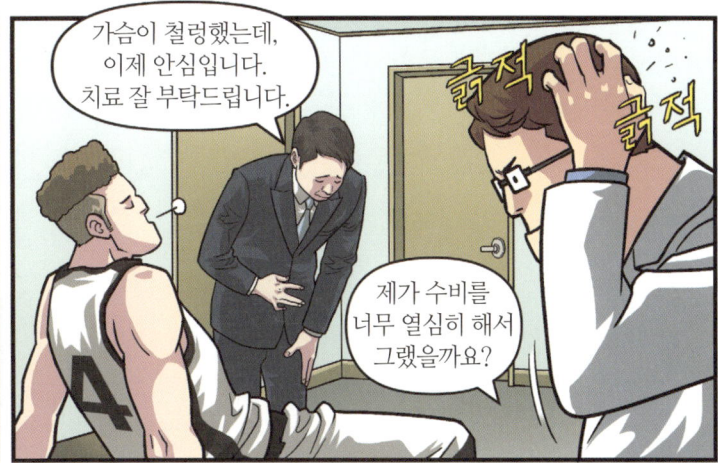

후방십자인대 꼭 수술해야 하나요??

갑자기 속력을 내서 뛰거나 오래 뛰고 난 뒤 무릎이 부어오르며 절룩이게 되는 경우가 있습니다. 무릎에서 '뚝'하는 파열음이 나기도 하죠. 당연히 걷는 것도 불편하고 무릎의 불안정성을 느끼며 다리가 휘청거리는 것을 느낍니다.

이럴 때 우리는 무릎 십자인대의 손상을 의심합니다. 무릎의 십자인대는 무릎의 앞뒤를 고정하는 안정성을 담당합니다. 마치 건물의 중앙 기둥처럼 무릎을 앞뒤로 단단히 잡아주는 구조물이죠.
오늘은 이 두 가지 인대 중에 뒤쪽에 있는 후방십자인대에 대해 언급하려 합니다. 후방십자인대는 실제로 전방십자인대보다 훨씬 크고 단단해 손상을 잘 입지 않습니다. 그래서 후방십자인대는 부분파열의 빈도가 훨씬 높고 반대로 전방십자인대는 완전파열의 빈도가 훨씬 높습니다. 당연히 전방십자인대의 수술적 재건의 빈도와 필요성이 훨씬 높고 치료가 필수적입니다.

하지만 전방십자인대와 달리 후방십자인대에 부분파열만 발생한 경우에는 잘 보호하고 추가손상을 막는다면 저절로 회복되기도 합니다. 하지만 그 파열의 범위가 넓거나 심각한 경우에는 절대안정과 더불어 정확한 재활 및 재생치료가 필요할 수 있습니다.

수술 없이 후방십자인대가 회복되기 위해서는 실제로 6개월 이상의 시간이 걸린다고 알려져 있습니다. 그러므로 적절한 보조기를 통해 무릎을 잘 보호하며 재활을 통해 그 기능을 되살려야 합니다.

전방십자인대는 무릎 심부에 위치해 상처를 입어도 MRI를 촬영하지 않는 이상 정확히 확진하기 힘듭니다. 반면에 후방십자인대는 무릎 전후에서 고해상도 초음파를 이용하면 그 상태를 관찰할 수 있습니다. 이렇게 초음파에서 그 위치를 확인할 수 있으므로 영상으로 확인하며 조직재생 주사의 주입도 훨씬 쉽습니다.

이렇게 후방십자인대는 자체가 튼튼하고 접근도 쉬우며, 손상이 되었을 경우에 회복도 잘 되는 편이어서 보존적 치료의 여지가 높다는 것을 기억해 주십시오.

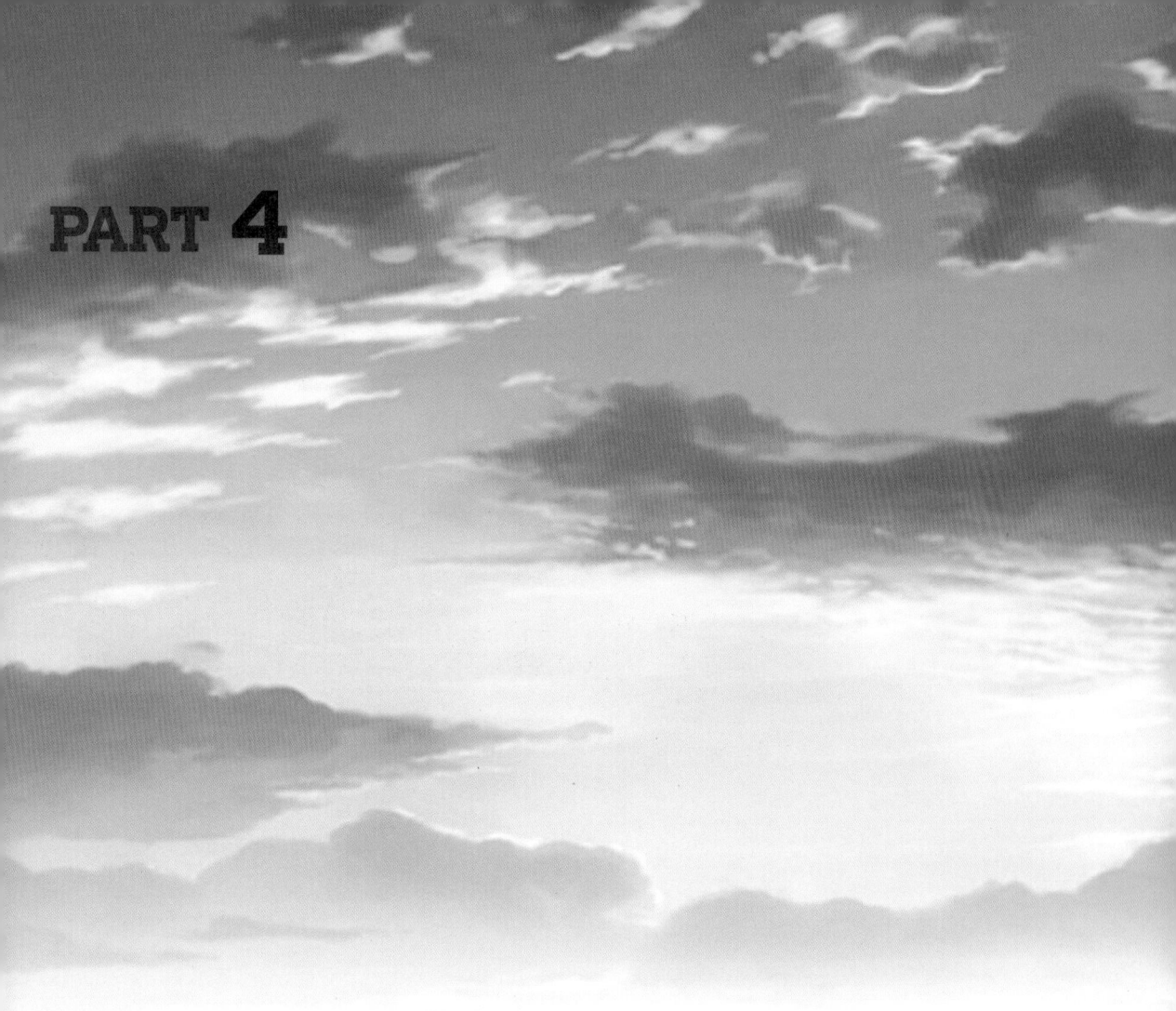

PART 4

"나는 단지 치료하고,
그분이 치유하여 주신다."

- 진정한 치유는 창조주에게서 비롯됨을 고백합니다.

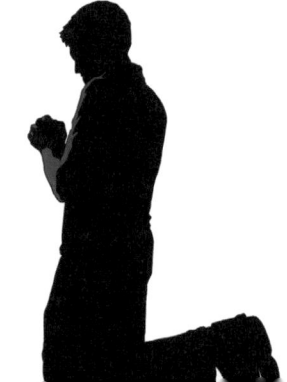

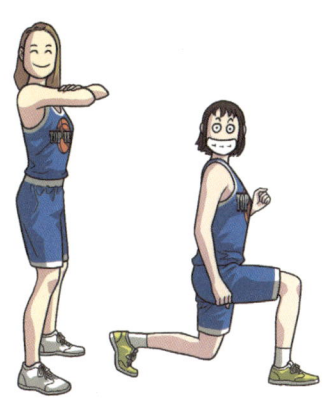

23화 부상을 어떻게 막지?

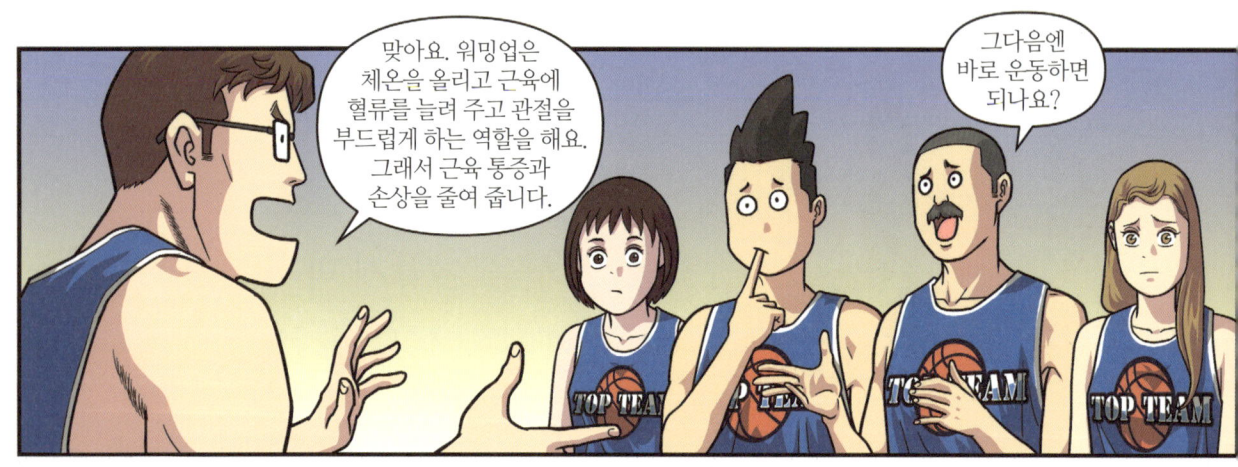
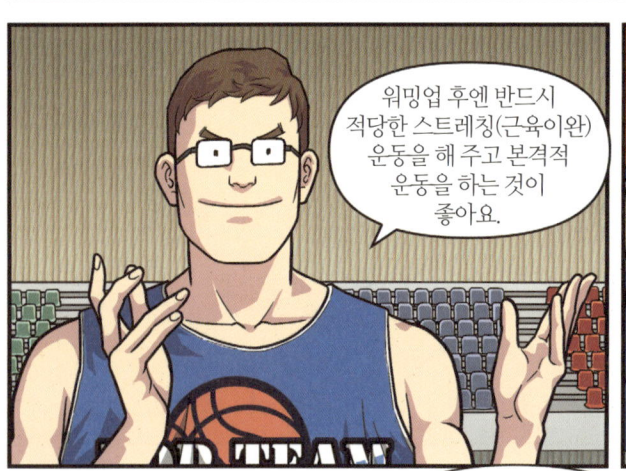
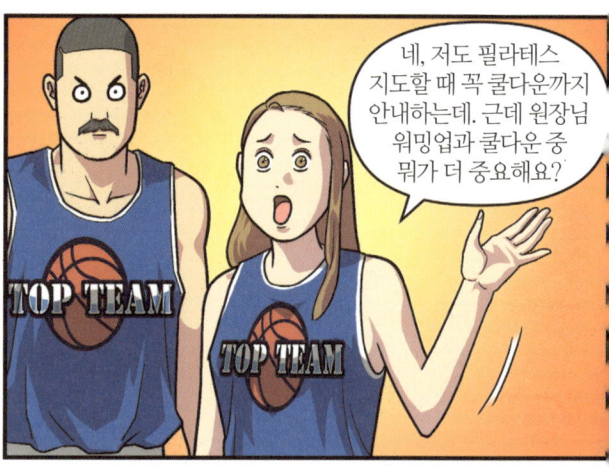
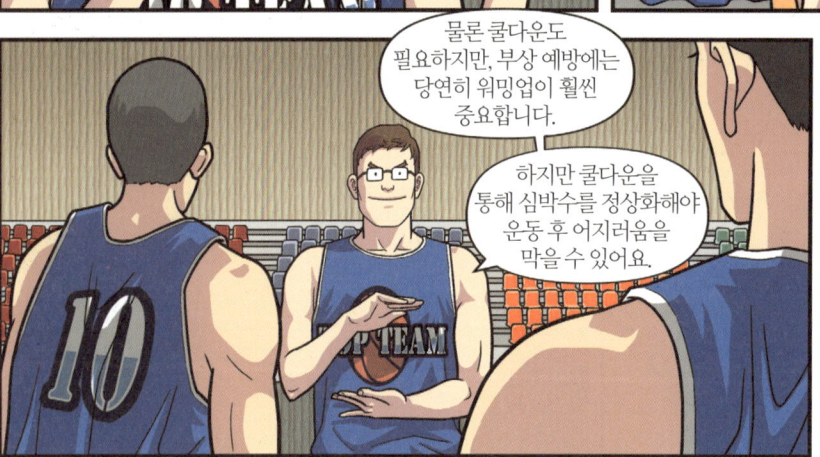
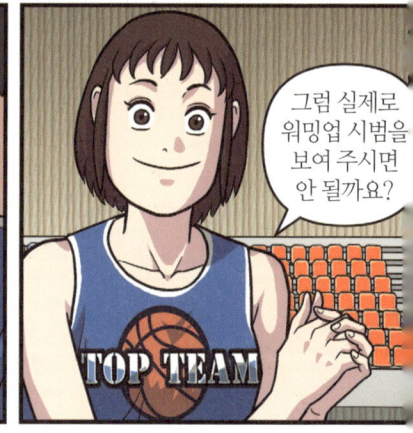
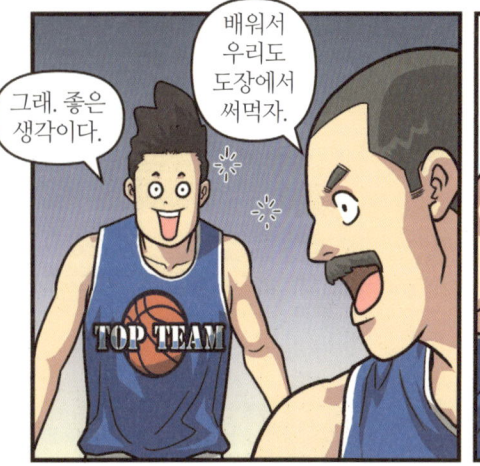
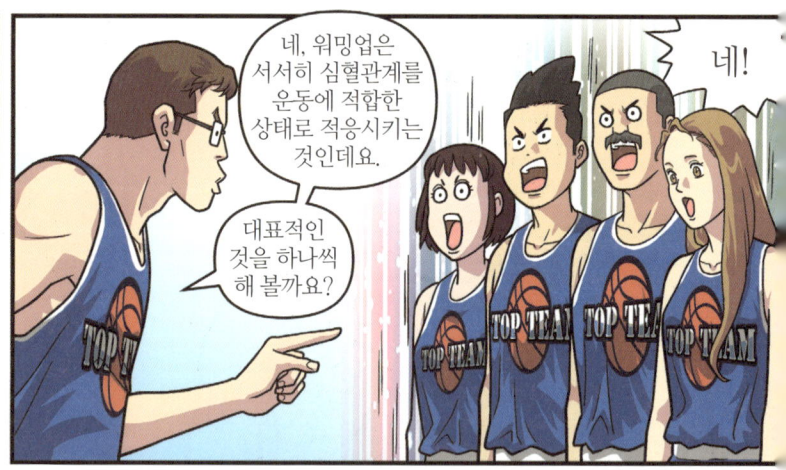

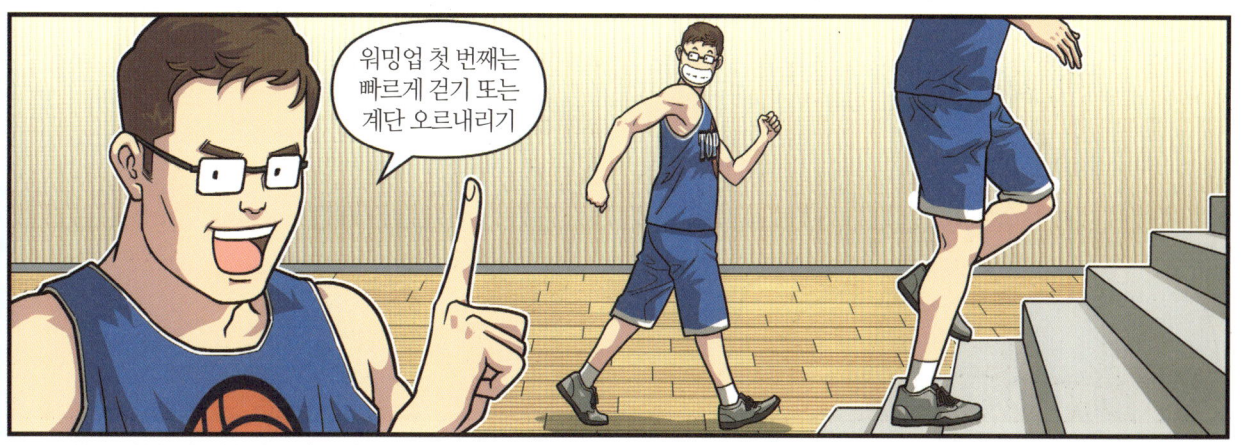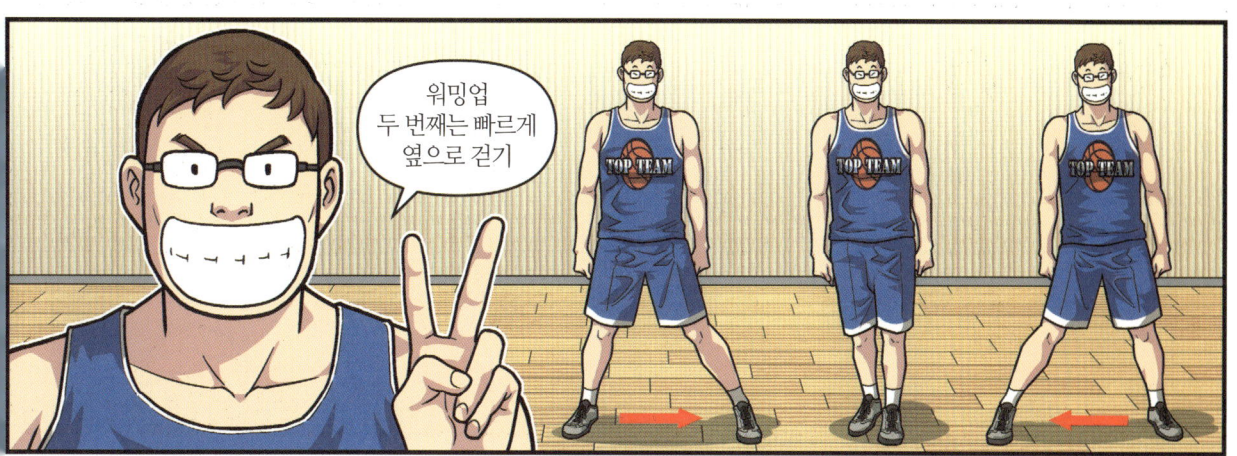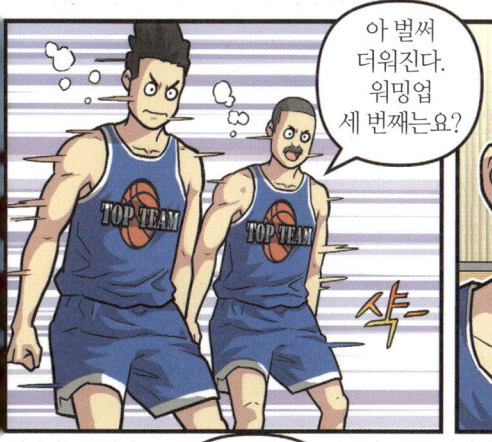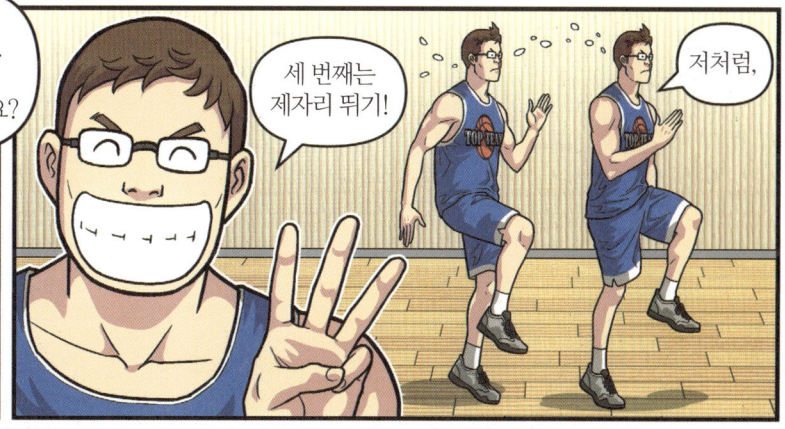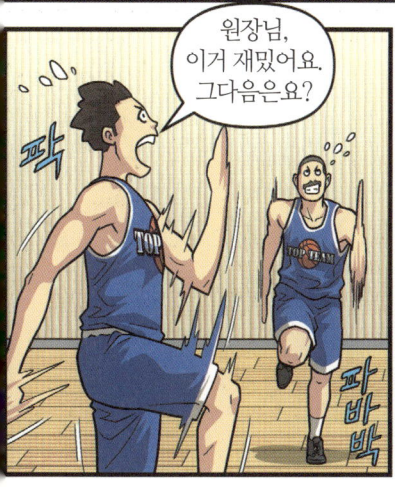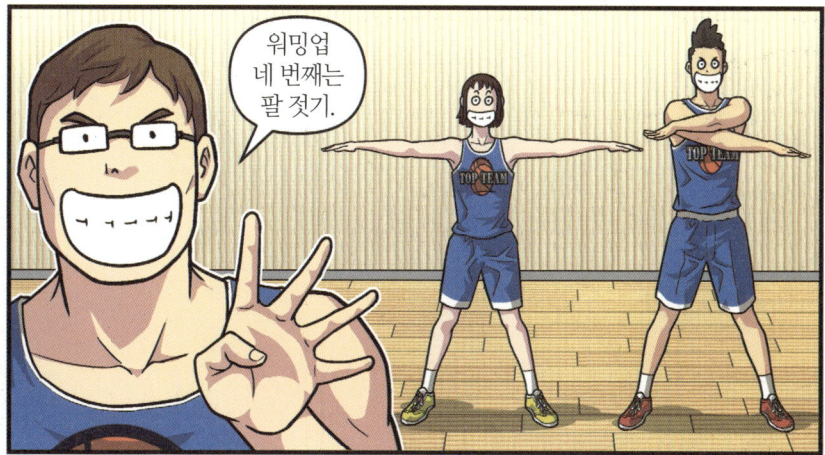

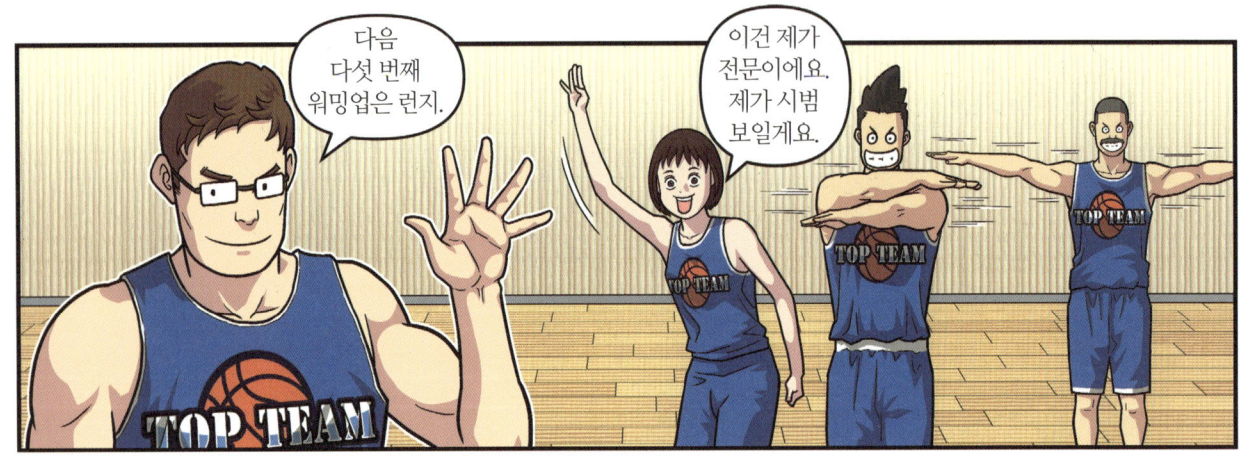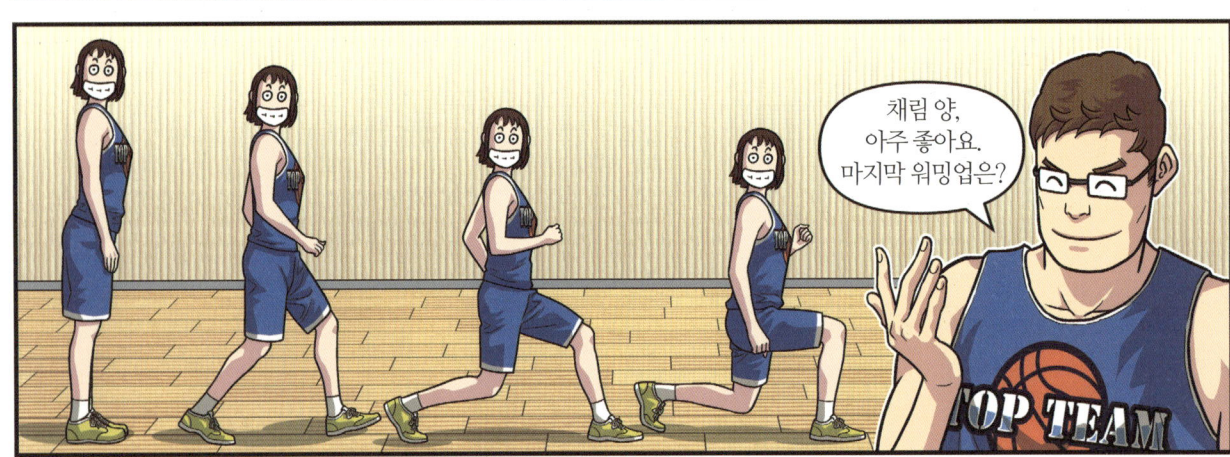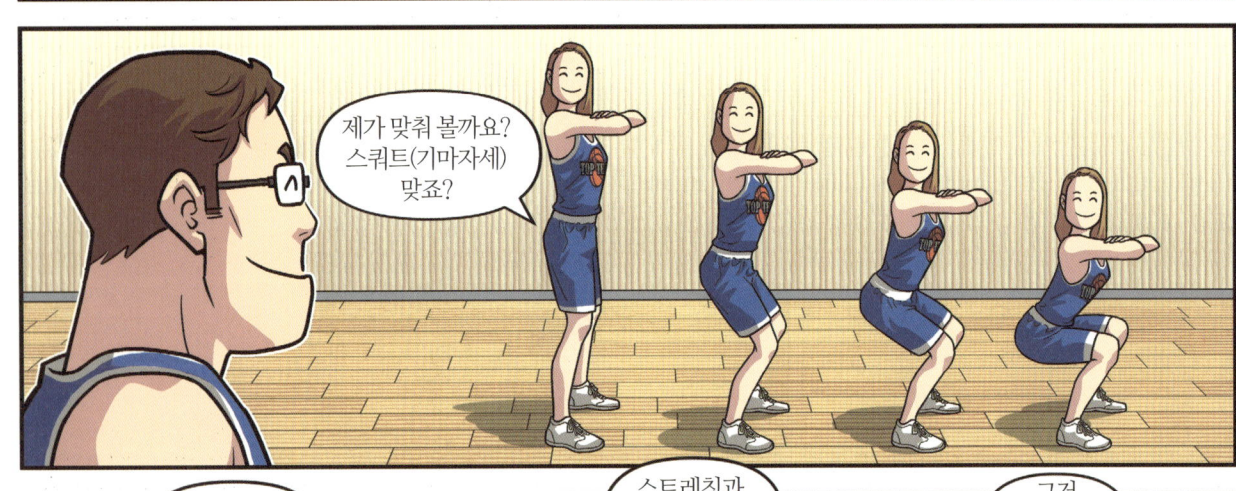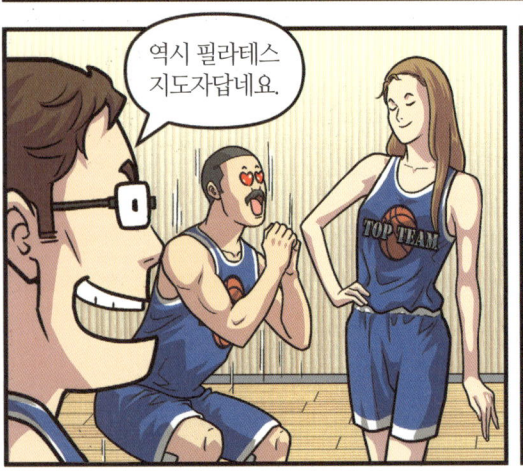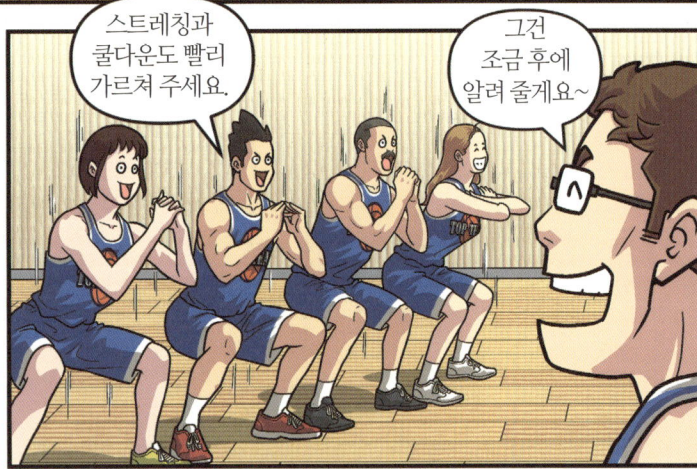

워밍업, 부상을 막는 운동

스포츠를 즐기는 인구가 늘어나면서 격렬한 신체활동이나 운동을 갑자기 시작하는 사람도 많아졌습니다. 하지만 적절한 준비운동 없이 무리하게 시작하는 운동은 근골격계뿐만 아니라 심혈관에도 큰 무리를 줄 수 있습니다. 오늘은 왜 이 워밍업 운동이 중요한지 자세히 설명하겠습니다.

우선 서서히 몸을 데운다는 의미의 워밍업 운동은 실제로 근육으로 흐르는 혈행의 흐름과 온도를 서서히 올립니다. 구체적으로는 운동 전 이러한 준비운동을 통해 혈관이 서서히 확장하며 근육에 산소와 영양분을 잘 전달할 채비를 갖추는 것입니다. 또한, 심장의 심박수를 서서히 증가시켜 심장의 부담과 스트레스를 줄여 주는 효과 또한 명확합니다.

나아가 워밍업은 근육 자체의 온도 상승을 유발하여 근육에 적절한 유연성과 효율을 제공합니다. 그러므로 워밍업을 통해 근육통을 감소시키고 부상의 위험 또한 줄일 수 있습니다.

워밍업은 크게 두 가지로 나눌 수 있습니다. 하나는 전신 워밍업 운동이며 다른 하나는 종목 특화 워밍업 운동입니다. 즉, 일반적으로는 전신의 워밍업을 유도하는 준비운동을 하는 것이 추천됩니다. 하지만 육상이나 축구 등 특정 근육을 많이 사용하는 종목의 경우에는 종목에 맞게 추천되고 설계된 워밍업 운동을 해 주는 것이 필요합니다.

종목 특화 워밍업은 정해진 종목의 고강도 운동을 시행할 때 적응이 쉽도록 저강도 운동으로 서서히 자극을 주는 것을 말합니다. 이를테면 가벼운 건강달리기나 자전거 타기, 수영 등을 실제 더 빠른 속도로 시행하기 전에 낮은 속도에서 서서히 속도를 높여가며 꾸준히 시행하는 형태로 이해하면 됩니다.

이러한 워밍업은 꼭 운동을 통해서만 이루어지는 것은 아니며 외부 수단을 이용해 몸을 데울 수도 있습니다. 따뜻한 차나 수프를 먹어서 몸을 데우는 것도 워밍업이며 마찬가지로 온탕이나 사우나를 통해 몸을 덥히는 것도 워밍업으로 간주합니다.

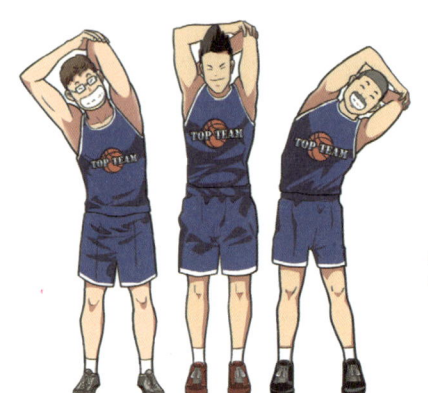

24화 몸을 보호하는 이완 운동 (1부)

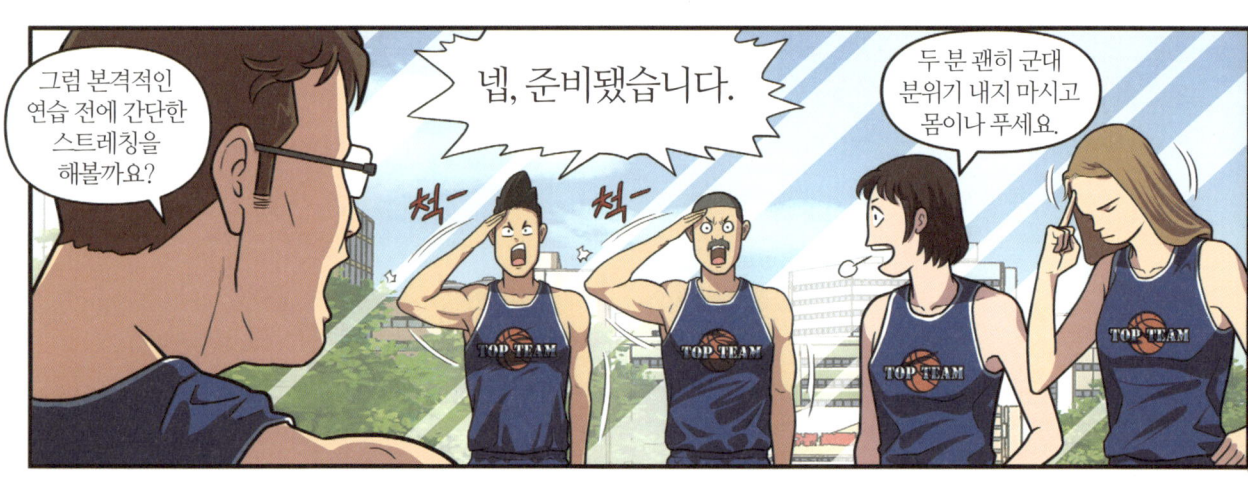
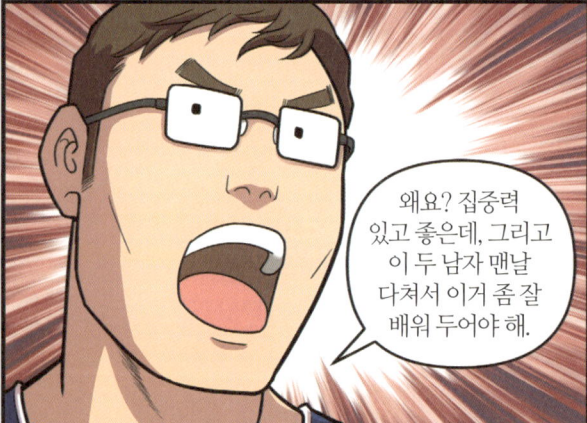
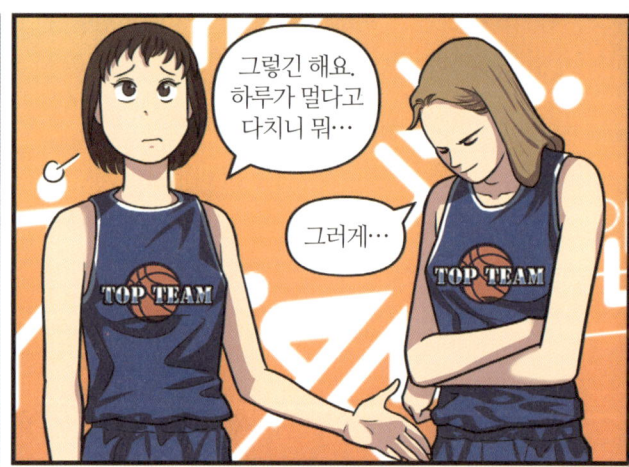
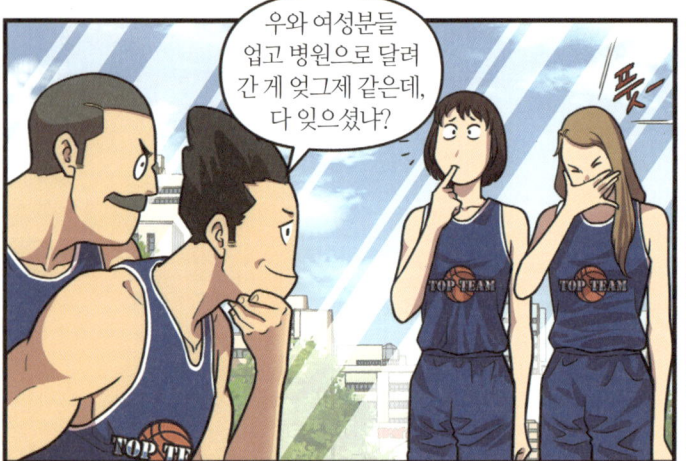
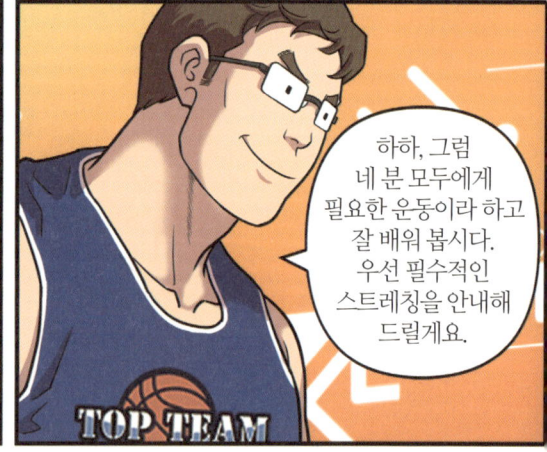

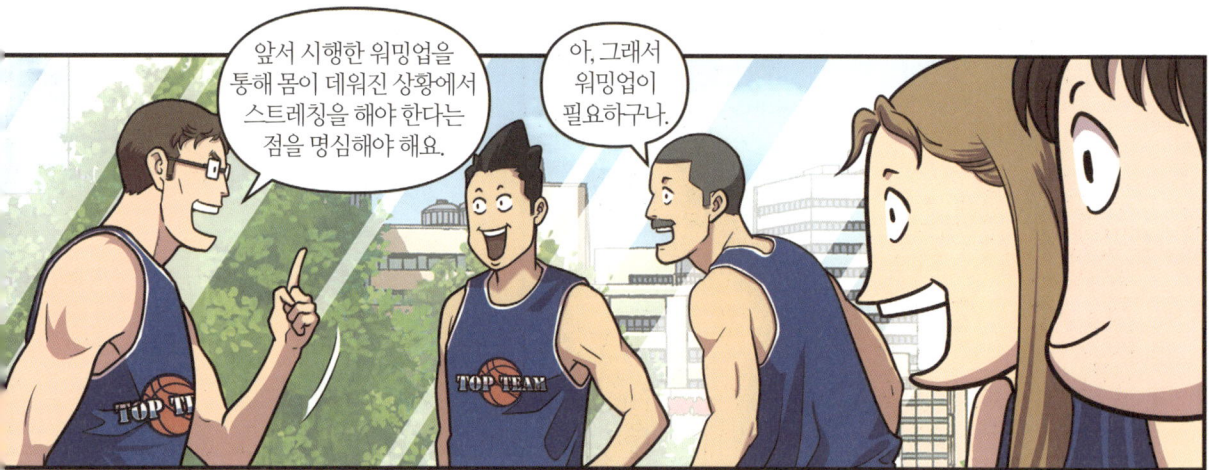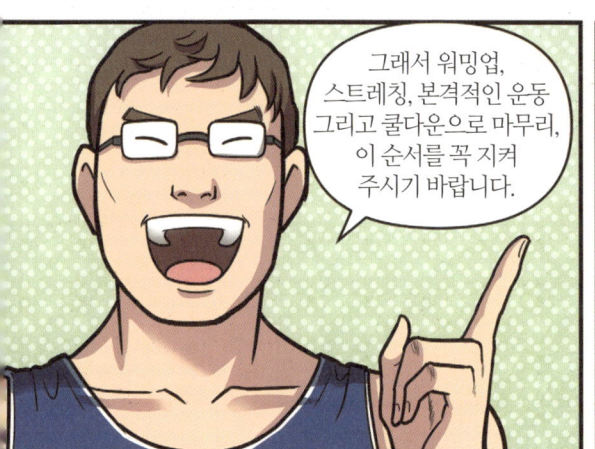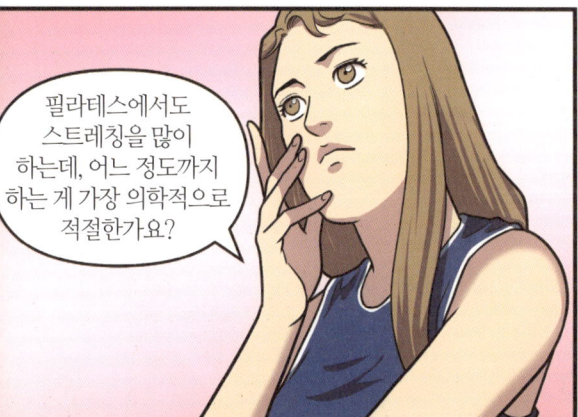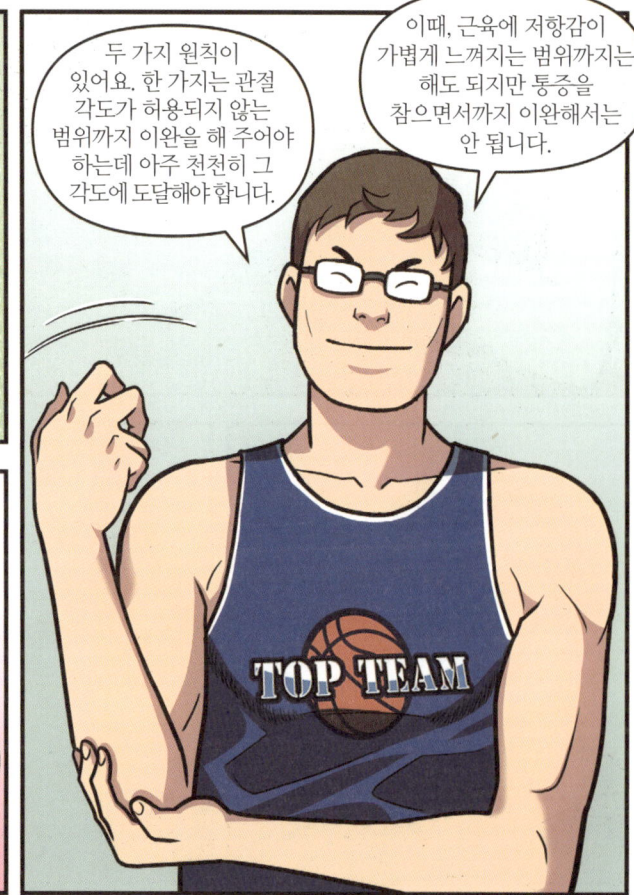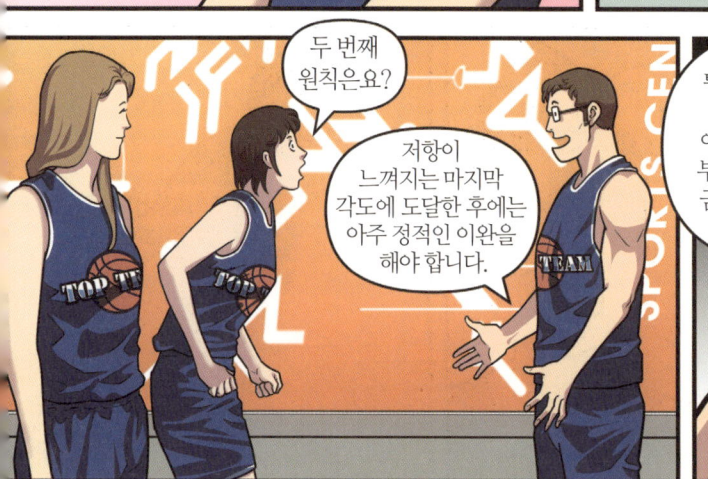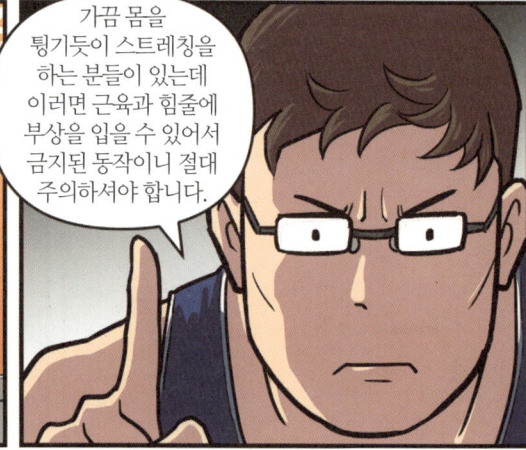

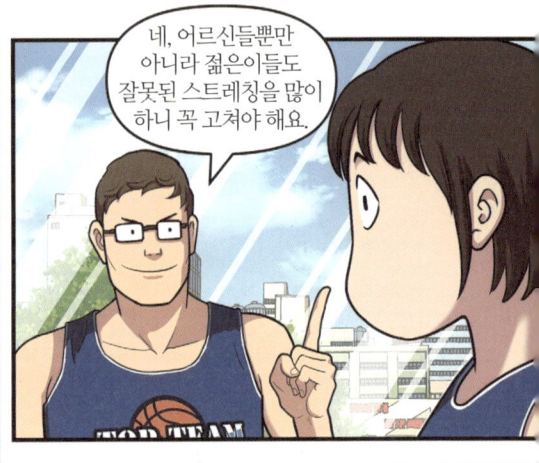
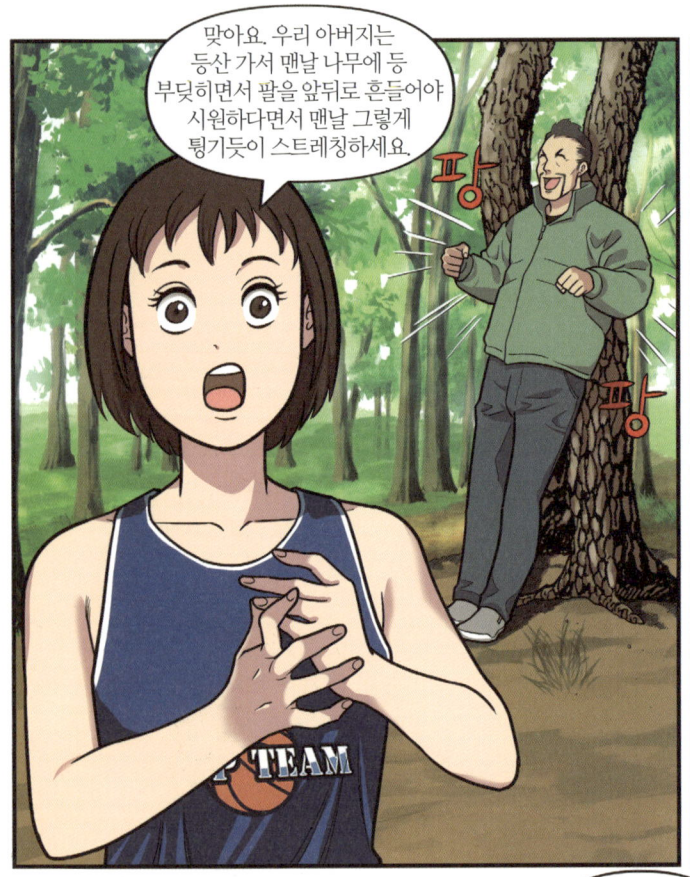
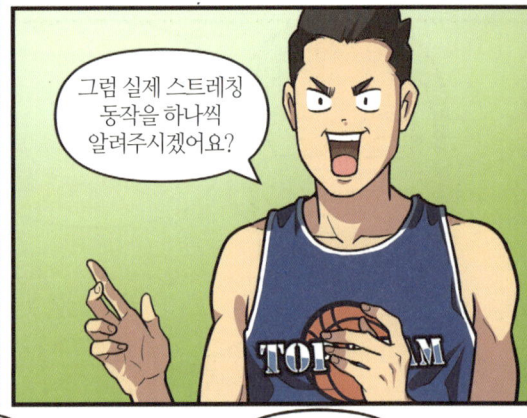
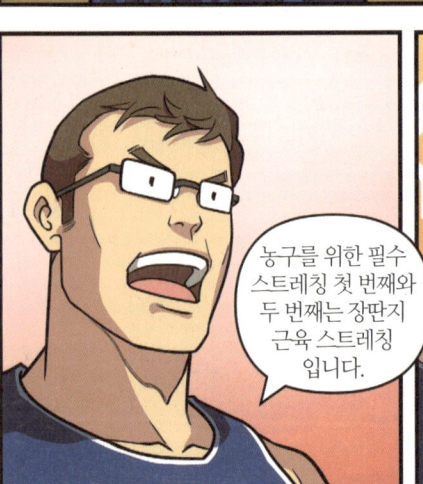
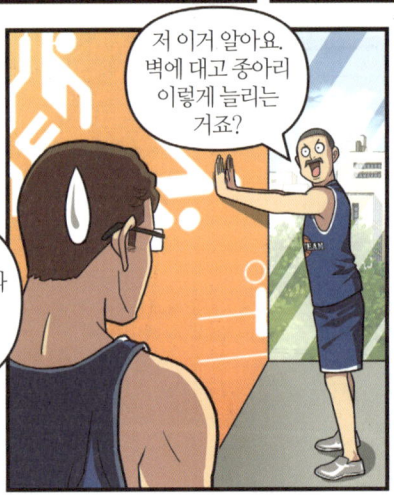
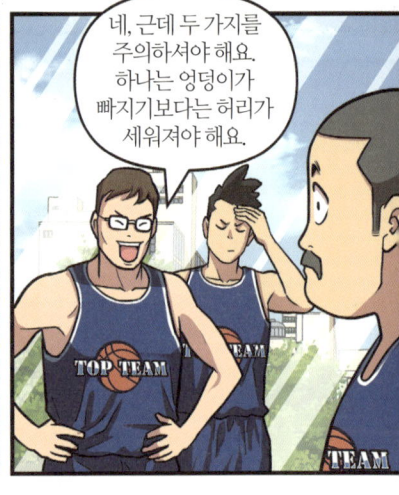
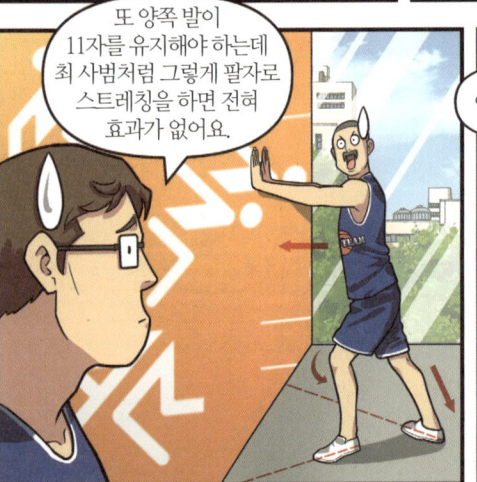
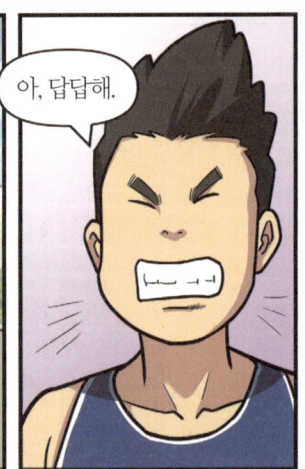
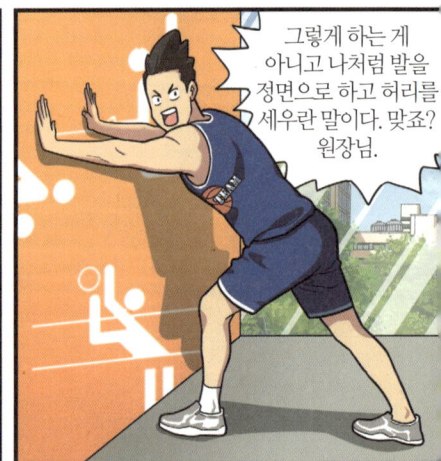

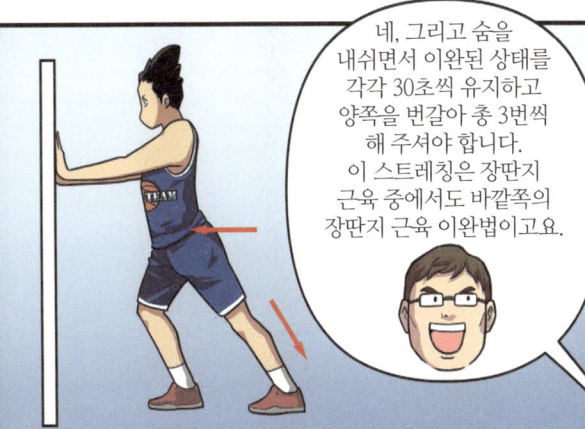
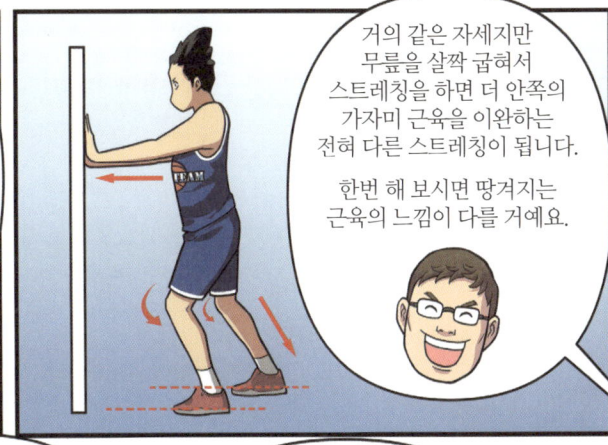
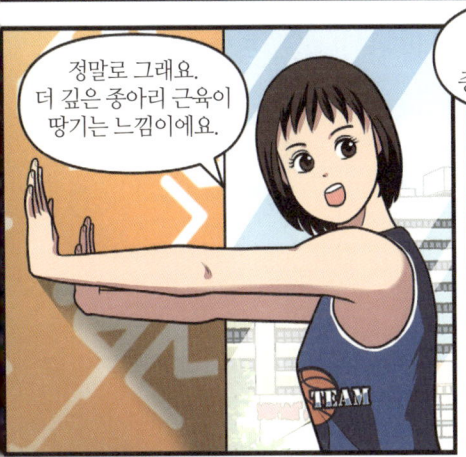
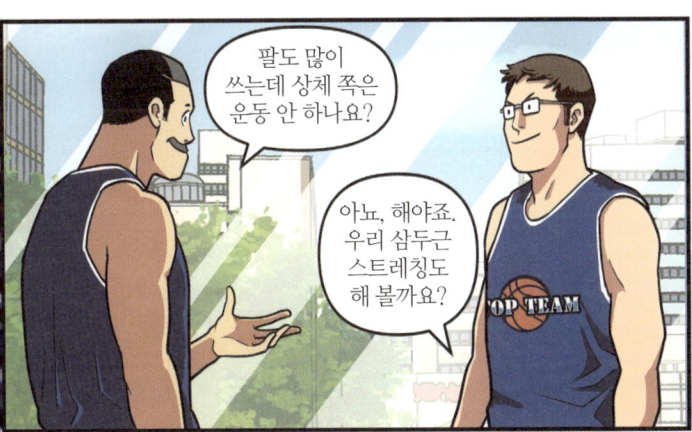
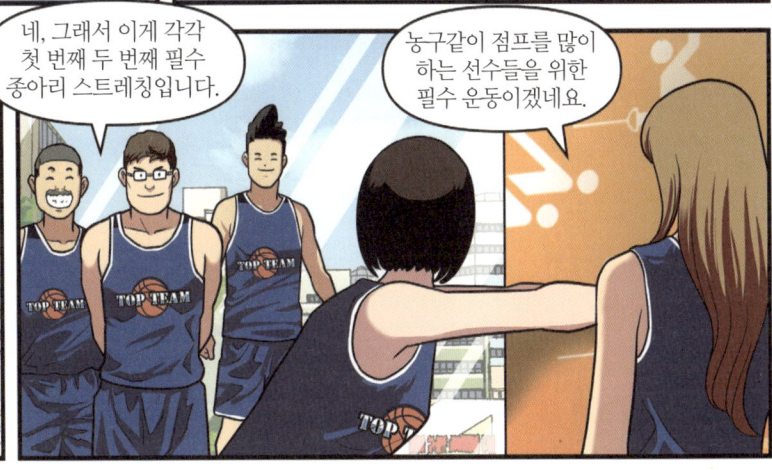
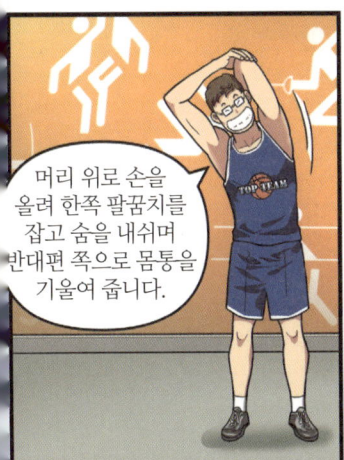
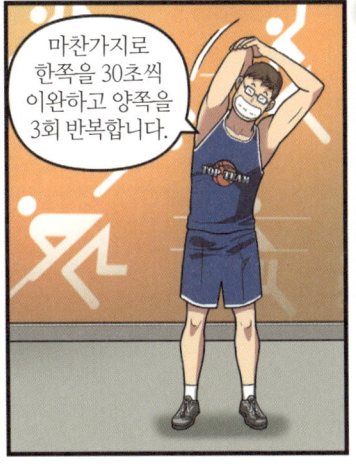
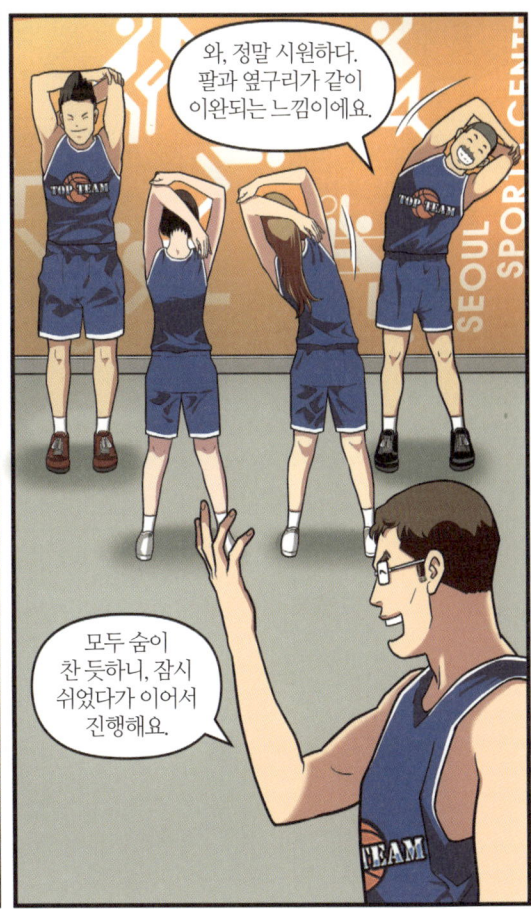

워밍업 했는데 스트레칭을 또 해야 하나요?

스트레칭은 어느 정도 하는 것이 좋을까요? 스트레칭은 매일 하는 것이 가장 이득이 큽니다. 하지만 건강한 성인이 유연성을 유지하기 위한 목적이라면 척추 및 큰 관절 별로 주 2~3회, 부위 당 약 1분 정도의 정적인 스트레칭이 가장 적당합니다.

스트레칭을 하면 크게 다섯 가지 이점이 있습니다. 첫째는 자세를 바르게 해 줍니다. 둘째, 관절가동범위를 넓혀 줍니다. 셋째 요통을 줄여 줍니다. 넷째, 부상을 막아 줍니다. 마지막으로 워밍업에 이어 스트레칭까지 시행했을 때 가장 큰 이점은 전신 혈액순환이 개선됩니다. 그 결과, 근육의 회복시간이 감소하고 운동으로 인해 발생한 근육 통증(DOMS*)이 감소합니다.

스트레칭은 운동 후 발생하는 젖산 축적을 줄여 줍니다. 그 결과, 강직된 근육을 이완시켜 주며 근육과 관절에 적당한 긴장을 유지해 줍니다.

스트레칭을 60세 이후에 시작해도 효과가 있나요? 스트레칭은 모든 나이에서 이롭고 효과적입니다. 유연성을 증가시키고 싶다면 큰 관절에 해당하는 관절을 모두 매일 해 주기 바랍니다. 다만 노년의 경우 스트레칭을 하다가 넘어지거나 다치지 않도록 주의해야 합니다.

스트레칭은 여러모로 유익하지만, 부작용이 있는 예도 있으니 명심하셔야 합니다. 몸을 튕기듯이 반동을 주거나 과도한 스트레칭을 하면 근육이나 연부조직에 파열이 발생할 수 있습니다. 그러면 오히려 근위약이나 경기력 감소로 이어질 수 있습니다. 그러므로 스트레칭을 시행할 때는 반드시 정적인 자세로 스트레칭을 해야 합니다. 그리고 시행 주기는 전체 10분이 넘지 않기를 추천합니다.

---

*DOMS (delayed onset muscle soreness) : 익숙지 않거나 잘 적응이 안 된 운동을 한 다음 24시간에서 72시간 후에 발생하는 고통스러운 근육통을 말한다. 이 통증은 일시적인 근육 손상과 염증으로 인해 발생한다.

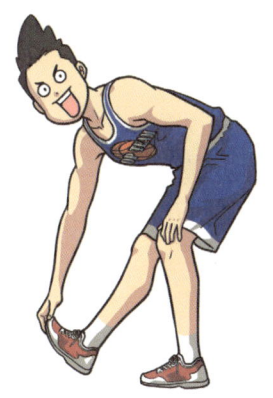

25화 몸을 보호하는 이완 운동 (2부)

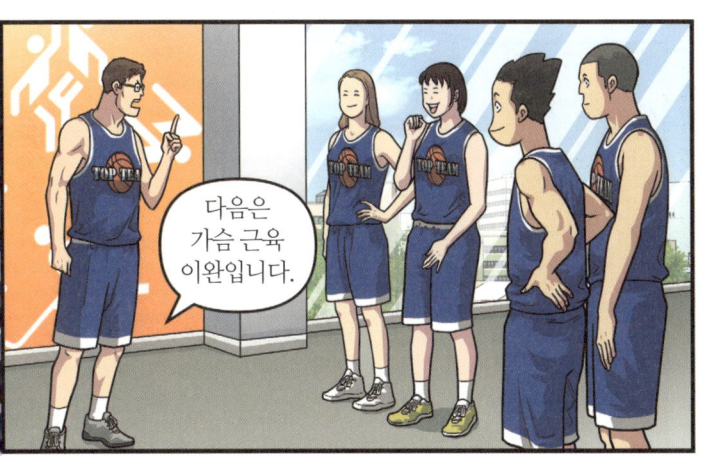
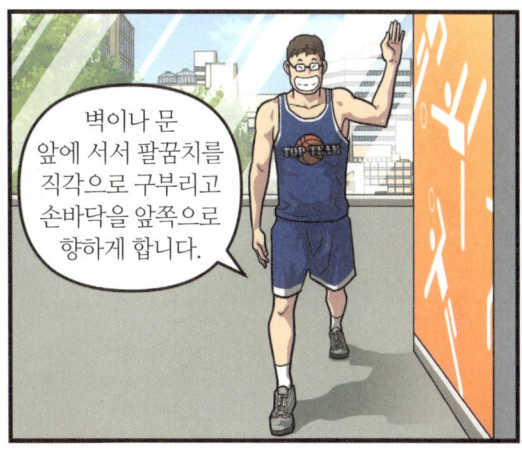
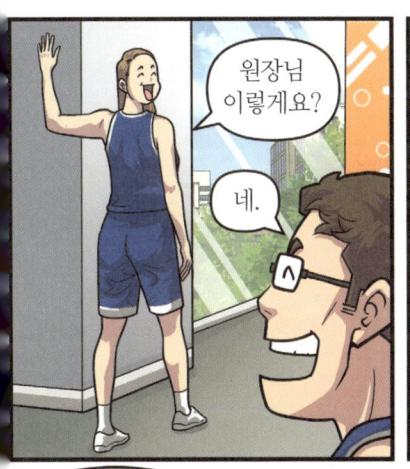
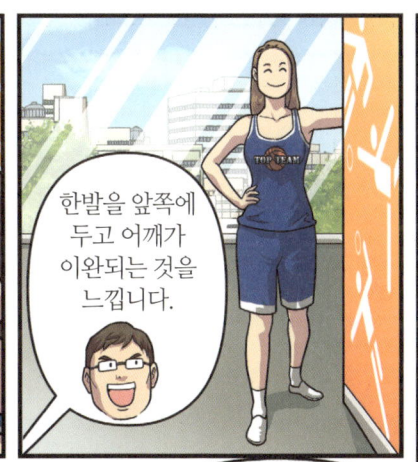
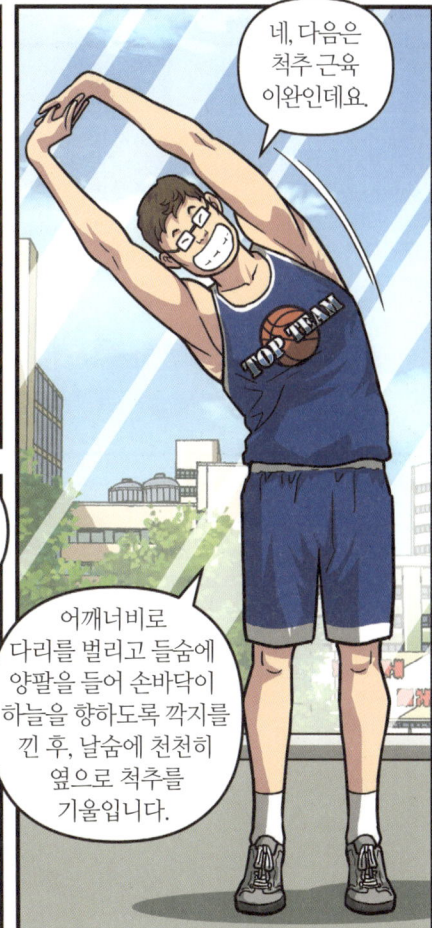
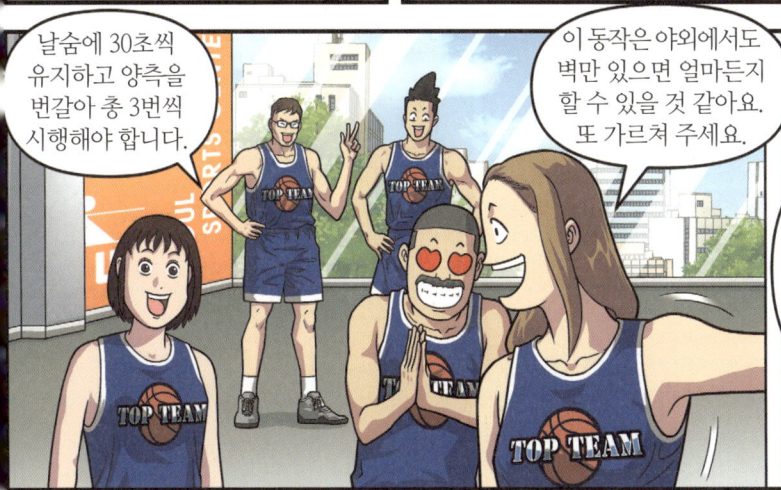

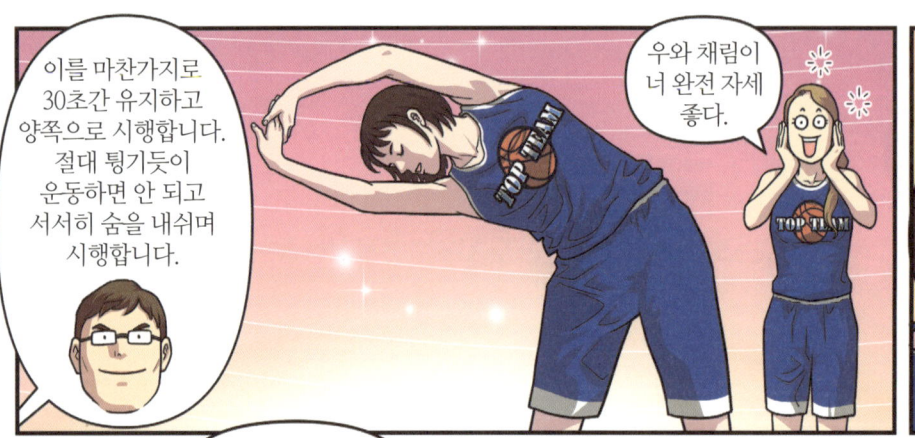
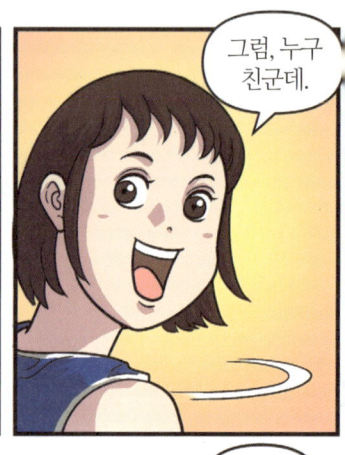
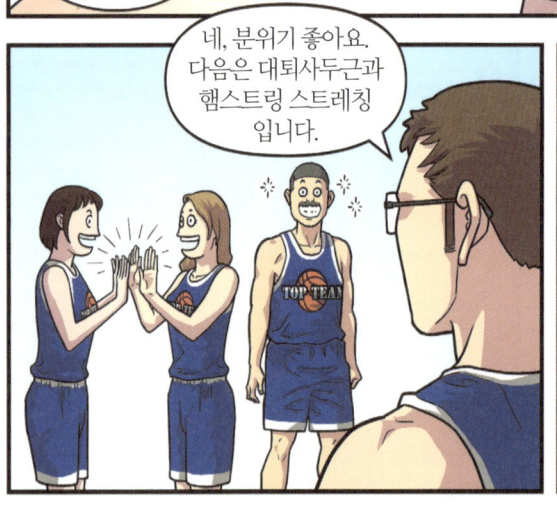
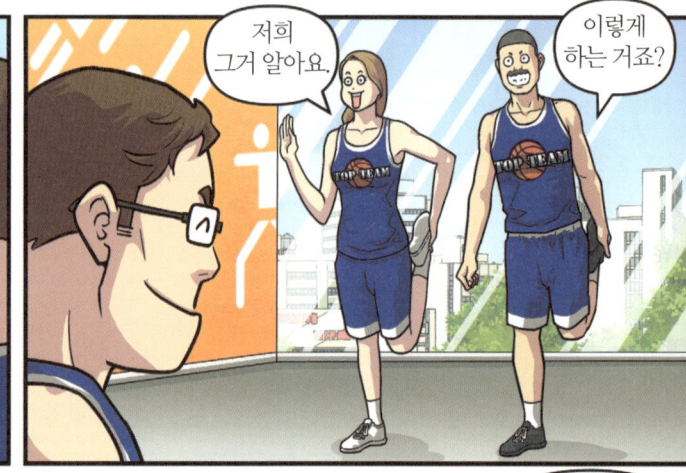
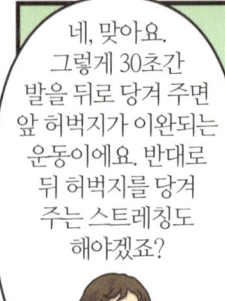
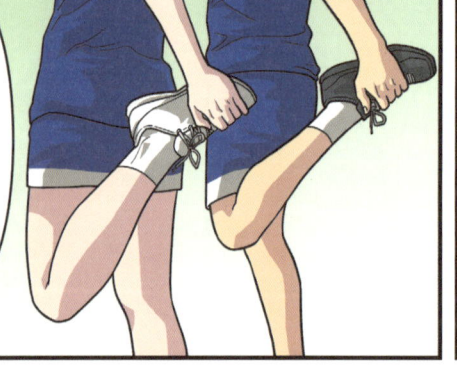
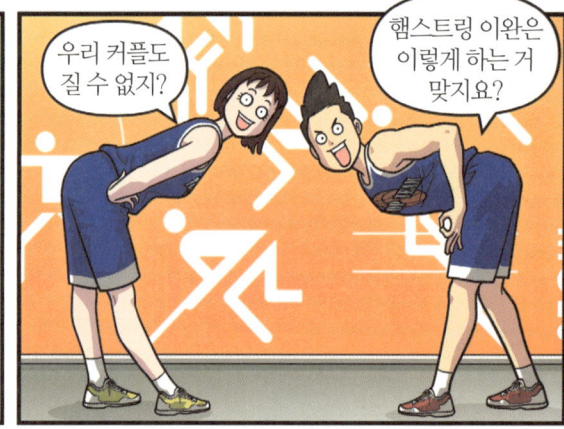
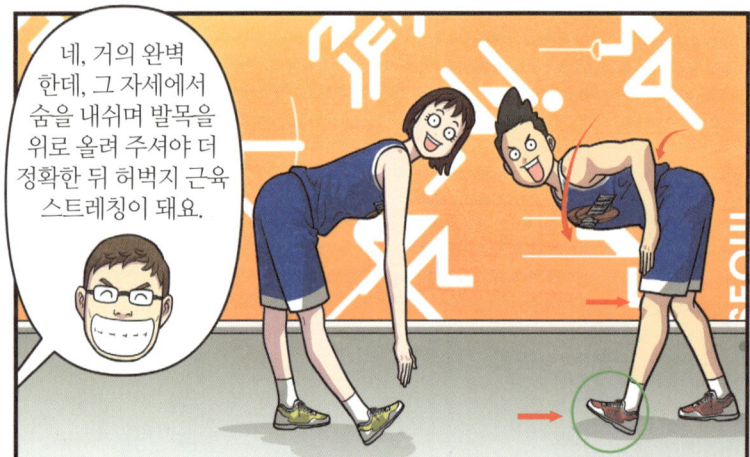
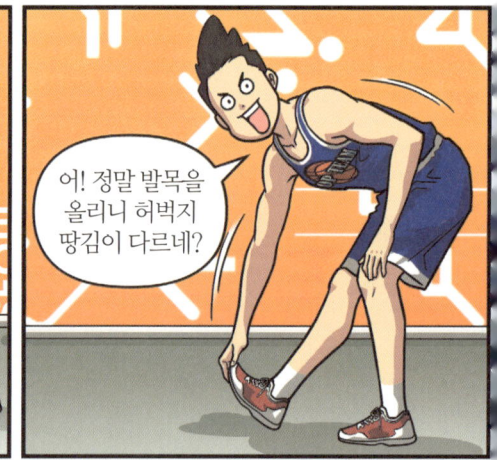

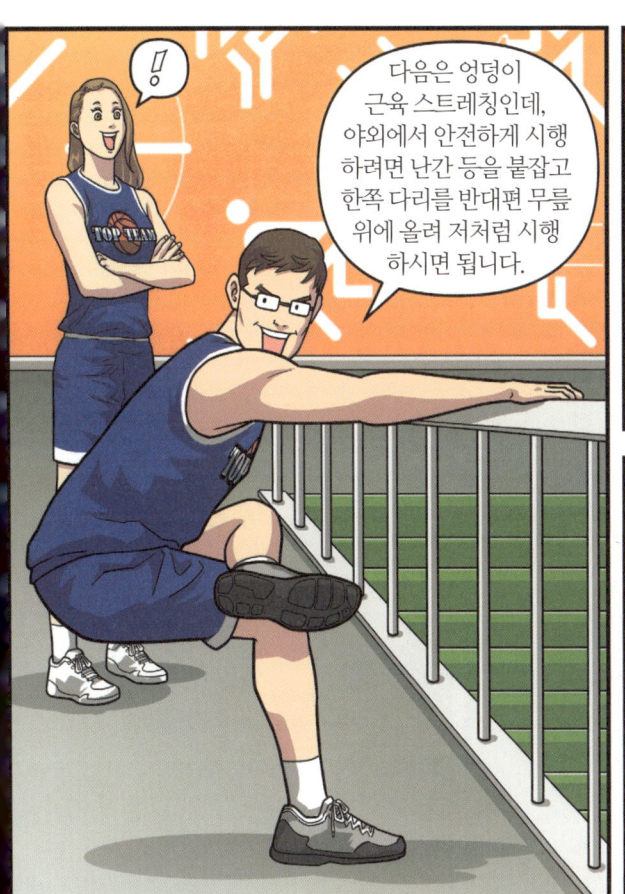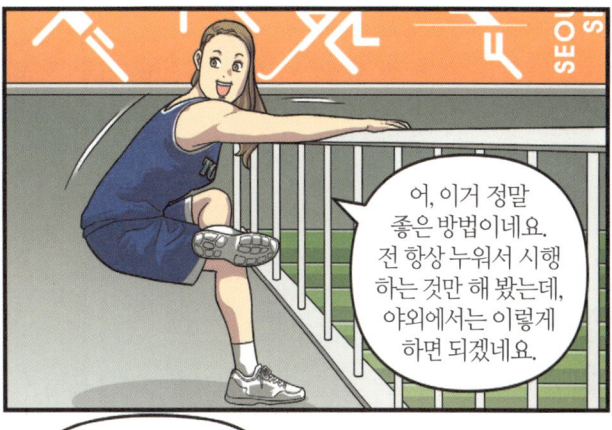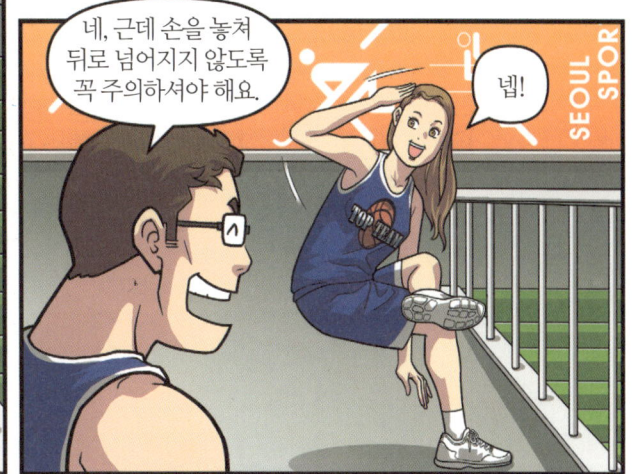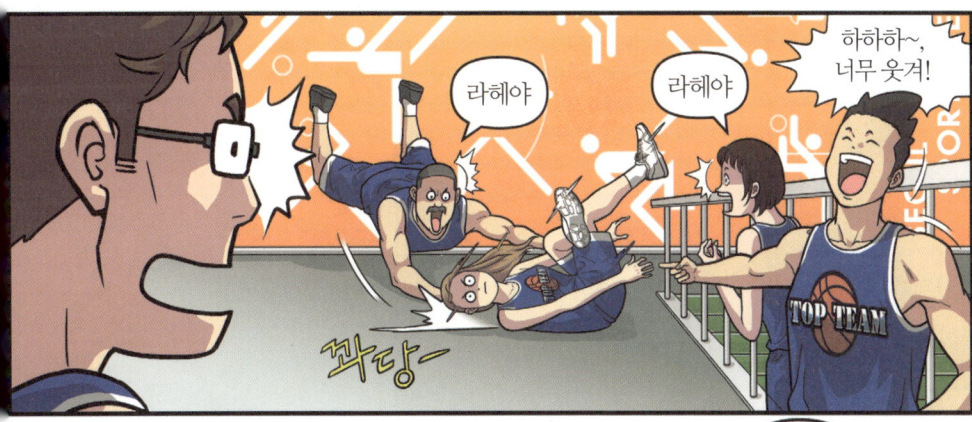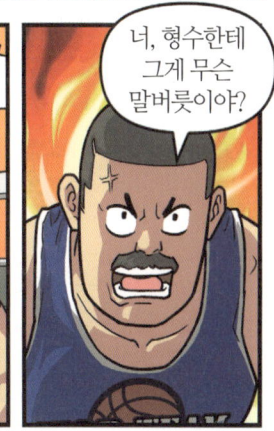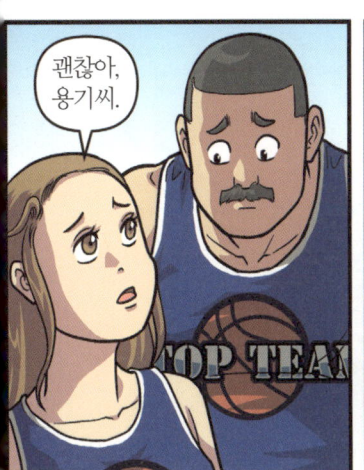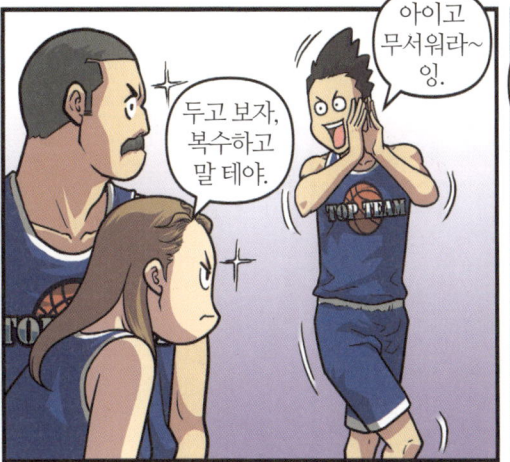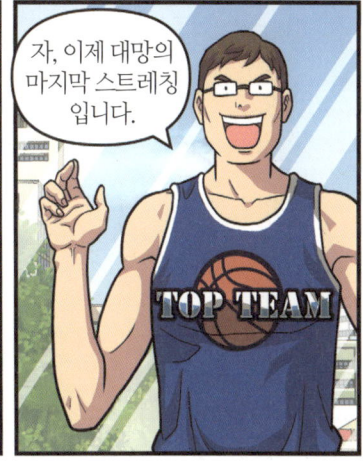

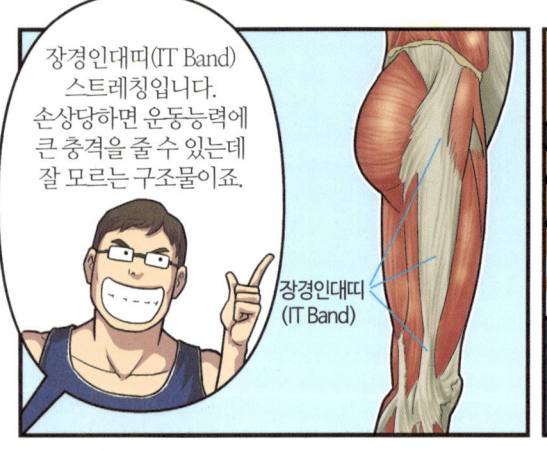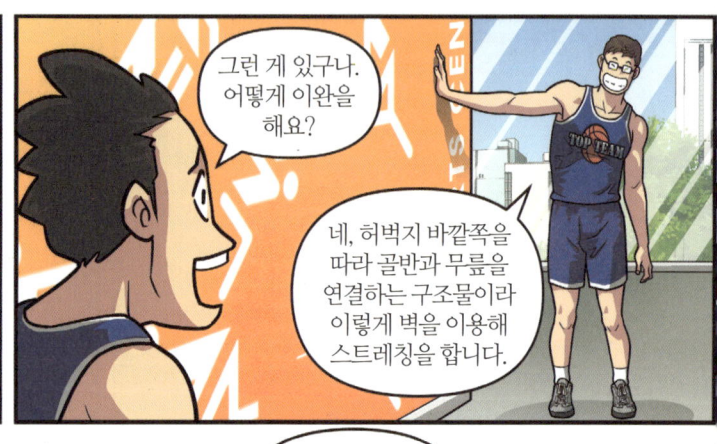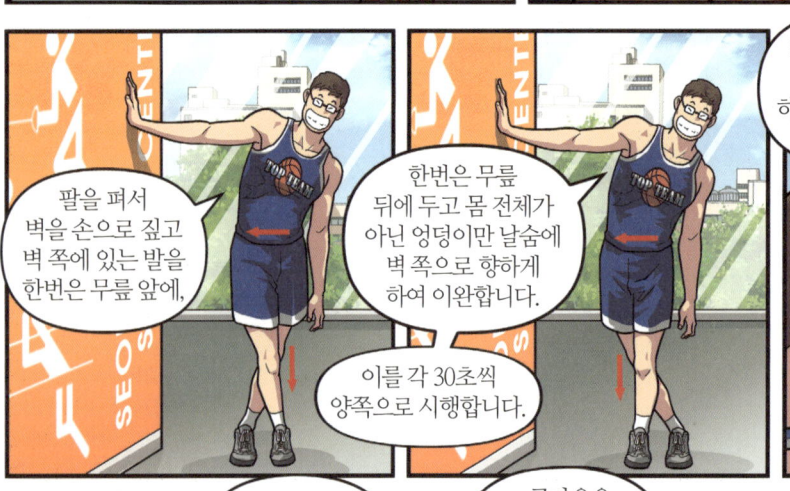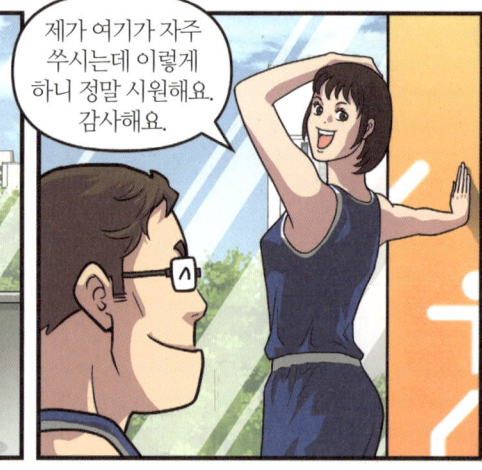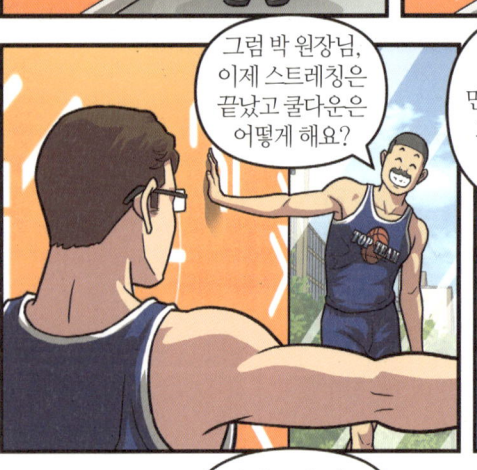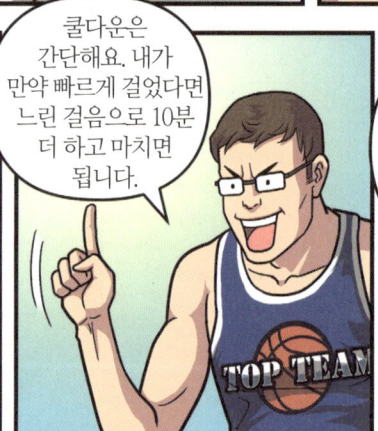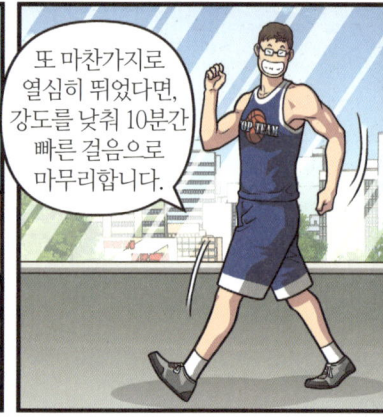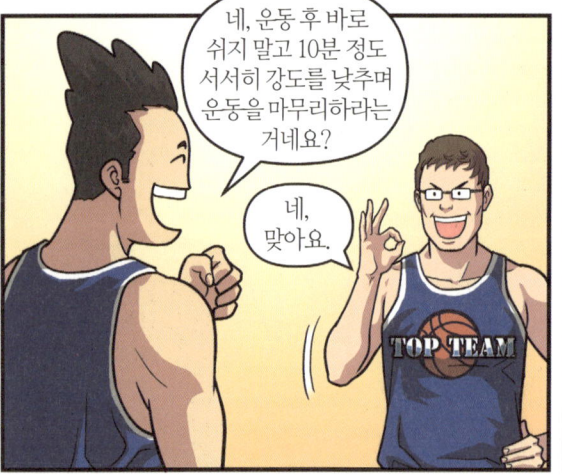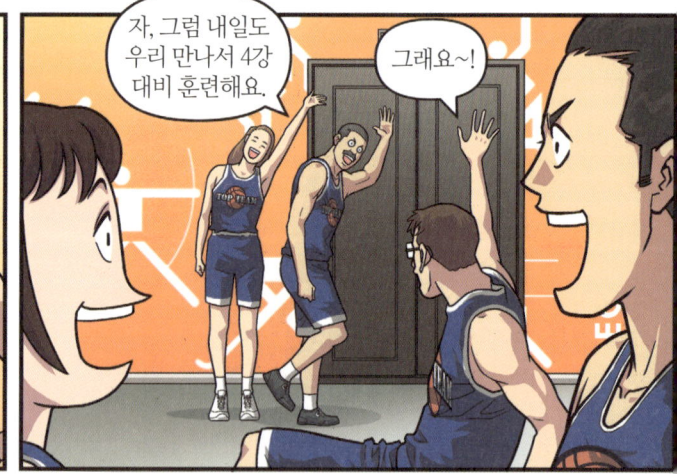

코골이와 수면 무호흡 있는 분들을 위한 귀한 정보

우리는 왜 코골이나 수면무호흡증을 꼭 치료해야만 하는 것일까요? 코를 좀 골면 어떤가요? 그냥 놔두어도 되지 않을까요? 코골이나 수면무호흡을 의사들이 당장 치료해야 한다고 강조하면 일반인들은 잘 이해하지 못하는 경우가 많습니다. 당장 큰 위험이나 건강의 위기의식이 생기지 않아 이런 권고가 마음에 와닿지 않기 때문일 테죠. 실제로 의학적으로도 코골이나 수면 무호흡을 질환이라고 인식하기 시작한 지도 30~40년밖에 되지 않는답니다. 게다가 우리나라에서 수면무호흡이나 코골이에 대해서 의료보험 혜택이 시작된 것은 2018년 하반기부터입니다. 실제로 적극적인 치료의 역사도 상대적으로 짧은 편이죠.

그래서 코골이에 대한 인식은 '시끄럽고 창피한 일' 정도에 머물러 있습니다. 하지만 지속적인 연구를 통해 이런 코골이로 인한 수면무호흡은 단순한 문제가 아니라는 점이 속속 밝혀지고 있습니다. 더 정밀한 연구들을 통해 수면무호흡을 가지고 있는 분들이 수면무호흡이 없는 사람에 비해 월등하게 심장마비가 많이 발생한다는 것이 입증되어 있거든요. 나아가 이런 분들이 혈압과 당뇨가 조절이 잘 안 된다는 점도 속속 밝혀지고 있죠. 특히 연세가 많으신 분들은 수면 중 산소 부족으로 인한 치매가 빨리 온다는 충격적 사실이 보고된 지 오래입니다. 그래서 실제로 수면무호흡이 있는 분들에게 뇌저산소증이 어느 정도 발생하는지 실감 나게 설명해 보려 합니다.

우리가 잠을 잘 때 코를 골면 '산소포화도'라는 수치가 떨어집니다. 우리 신체는 숨을 쉴 때 산소포화도가 100% 가까이 되어야 하는데, 수면 중에 숨이 멈추면 산소 공급이 부족해 산소포화도가 심하면 70% 수준까지 떨어지기도 한답니다. 이는 굉장히 낮은 수치로 병원 응급실에서 환자의 산소포화도가 70% 정도 되면 심폐소생술(CPR: Cardiopulmonary resuscitation)을 시작할 정도로 아주 위험하고 낮은 수치죠. 그런데 일상생활에서 잠을 잘 때마다 매일 이 정도로 산소포화도가 떨어진 상태를 겪게 됩니다. 이렇게 만성적으로 뇌에 산소 부족 상태가 지속됩니다. 신체 각 조직에 산소가 부족하니 심장은 이를 보상하기 위해 무리해서 혈액을 쥐어짜서 나르게 되고 이로 인해 혈압 또한 높아지게 되죠. 이렇게 심장과 뇌 그리고 온갖 장기에 산소가 공급되지 않으면서 심근경색이나 협심증 같은 순환기계 증상이 발생합니다. 게다가 이런 저산소증은 당뇨 발생을 높이고 녹내장(안압이 높아지는 병)도 유발하게 된다고 밝혀져 있습니다. 어느 연구결과에 따르면 남성들의 경우 발기부전 같은 비뇨기과적인 부분에까지 문제가 발생한다고 보고하고 있답니다. 게다가 수면무호흡증이 지속되면 특히 뇌의 경우 만성적 저산소증에 의해 치매나 지능저하까지 유발될 수 있는, 아주 심각한 질환임을 꼭 인식해야 합니다.

이를 극복하려는 방법으로 여러 가지 치료법이 있지만, 그중에서도 기구 착용이나 수술 없이 먼저 시작해 볼 수 있는 상기도 근육 재활운동이 있습니다. 이는 신의료기술로 인정된 재활운동 치료법이랍니다. 매일 꾸준히 한다면 충분히 코골이와 수면 무호흡 없는 세상에서 살 수 있습니다. 아래 박원장이 발간한 코골이 재활운동 책을 통해 이를 재활하고 극복하는 비수술적 치료법을 찾기 바랍니다.

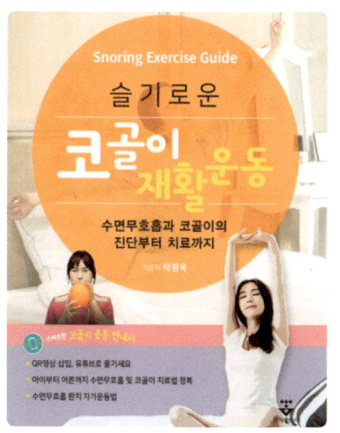

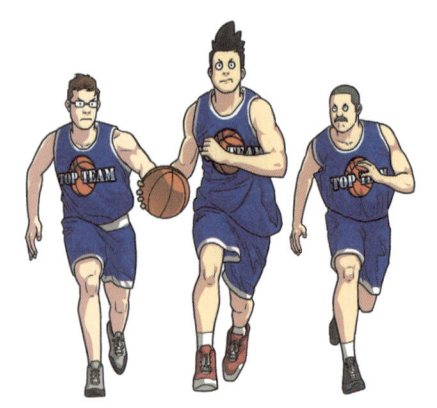

26화 우승까지 단 두 경기가 남았을 뿐!

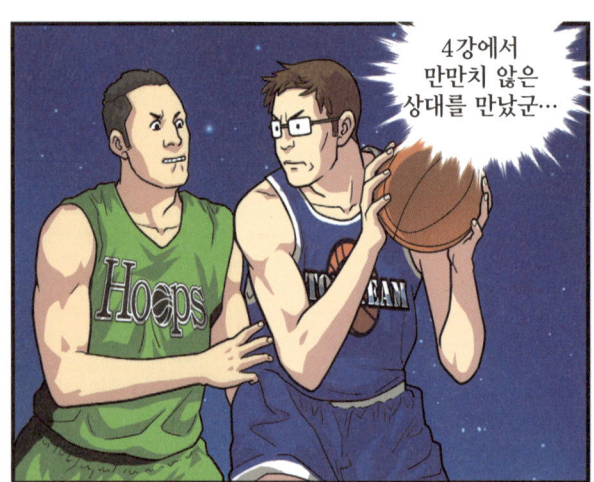
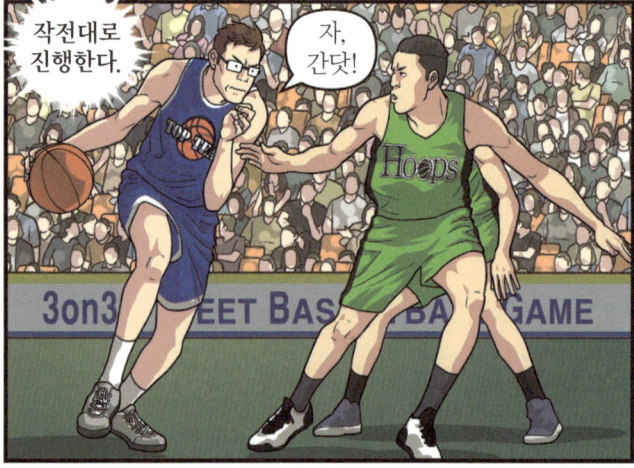
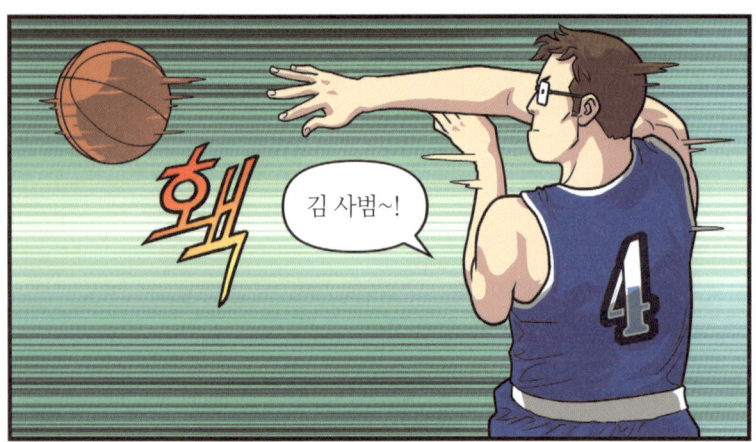
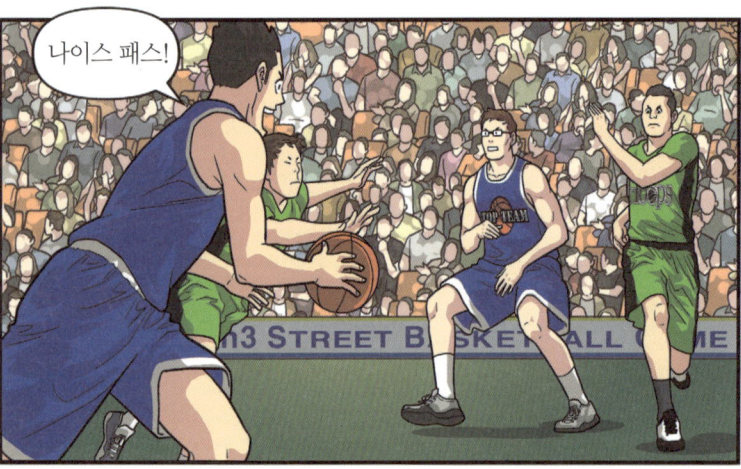
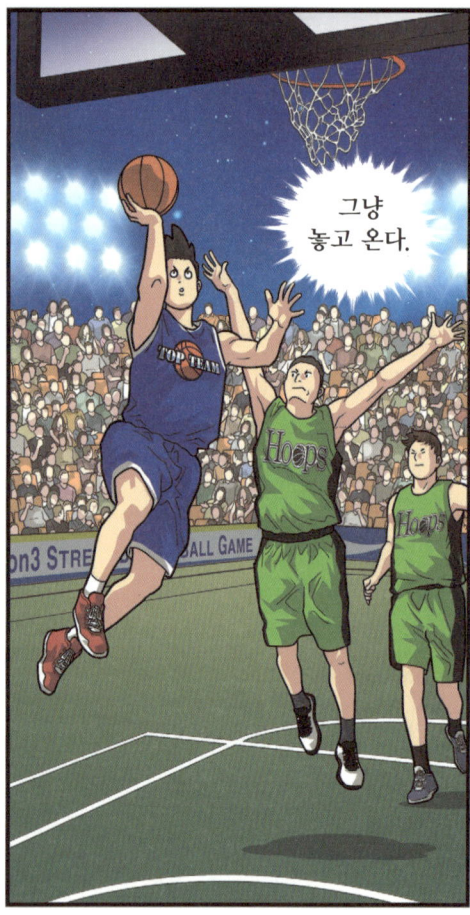

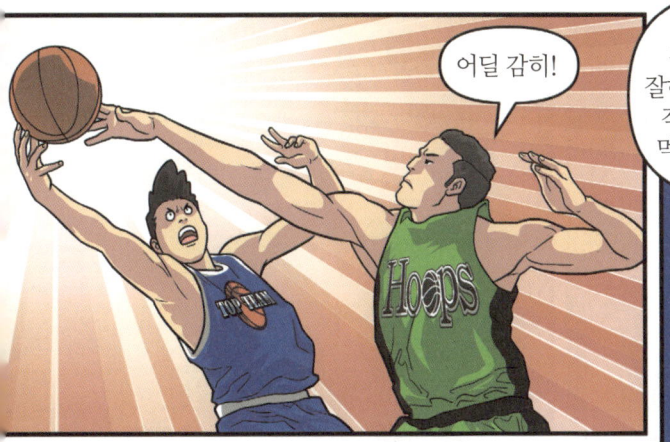
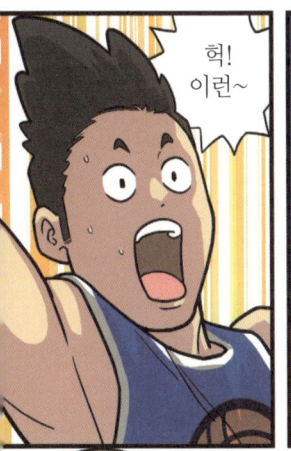
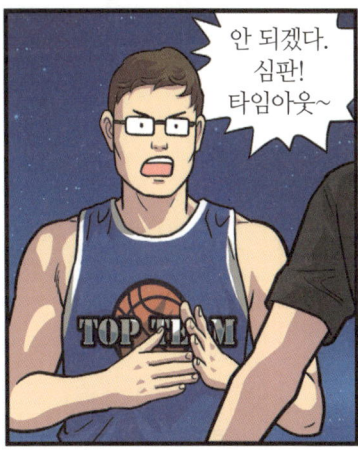
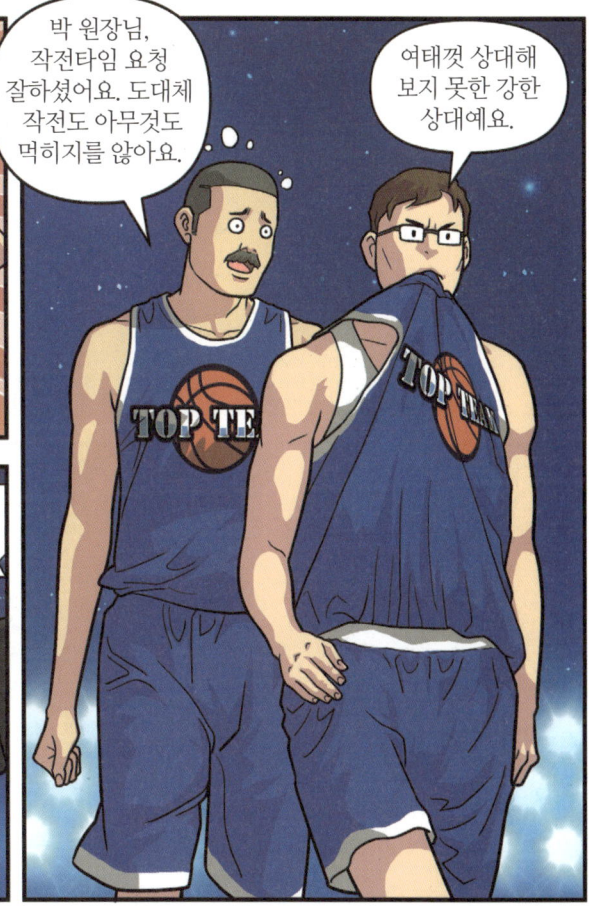
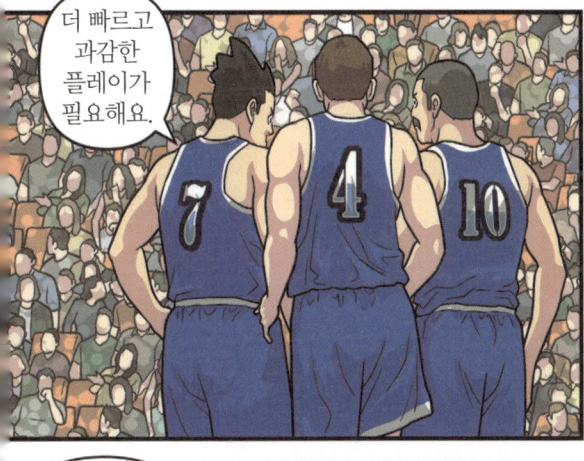
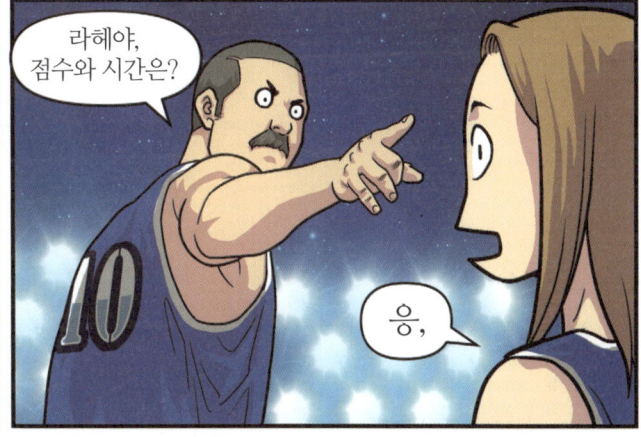
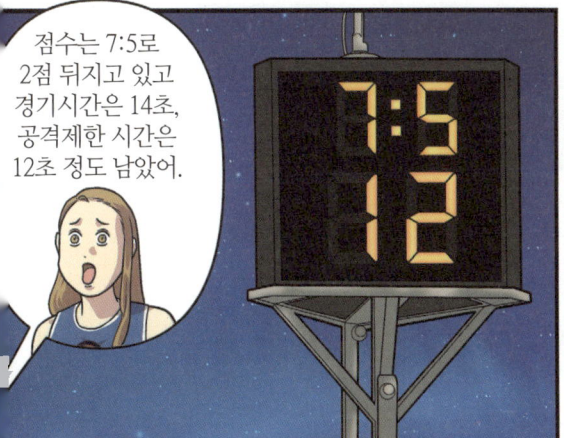
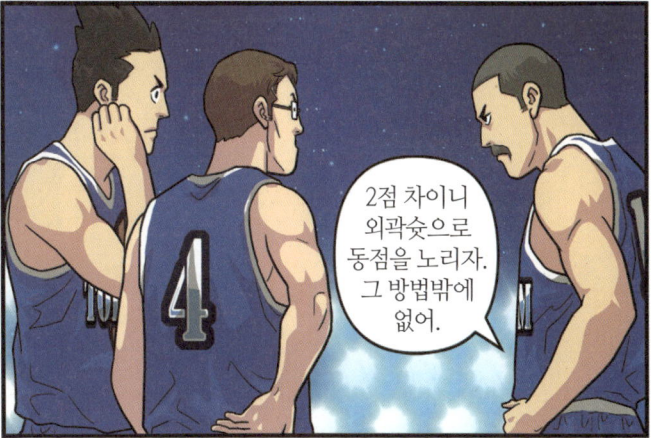

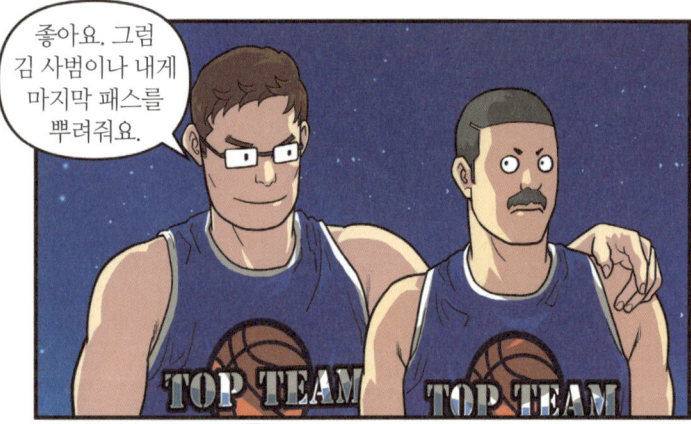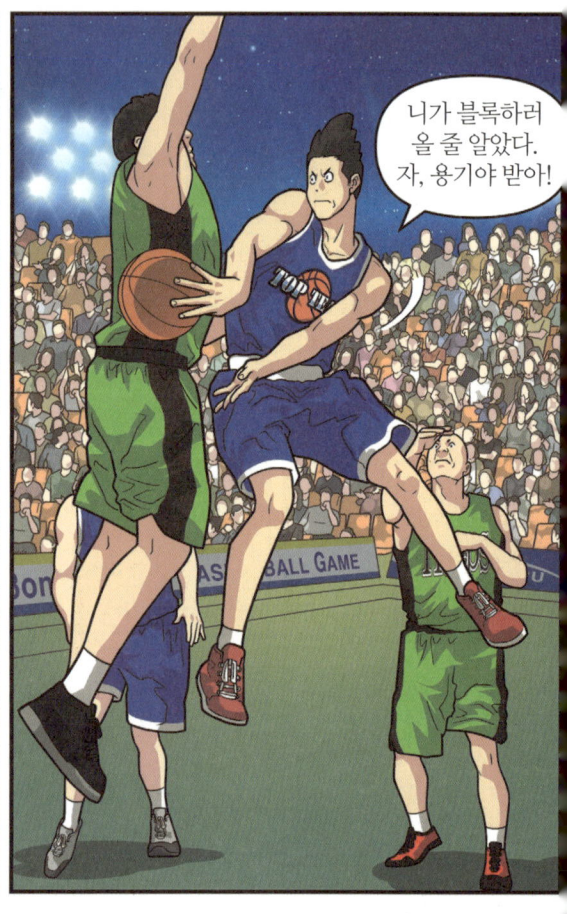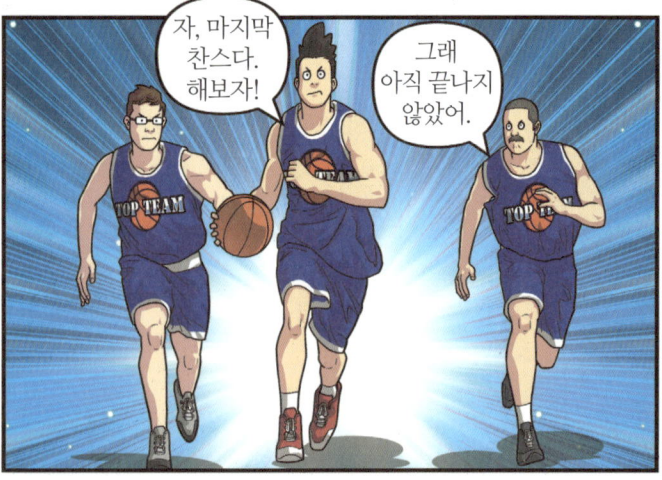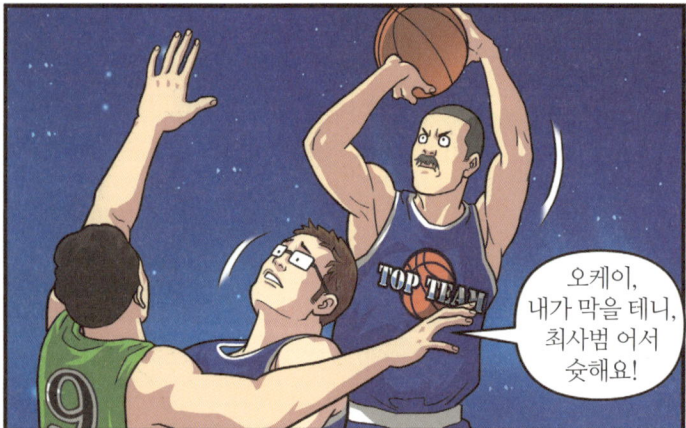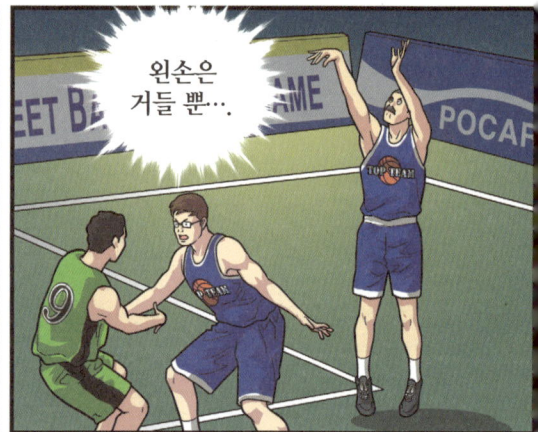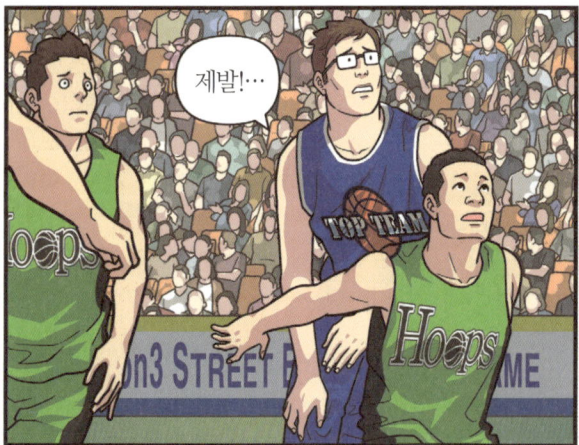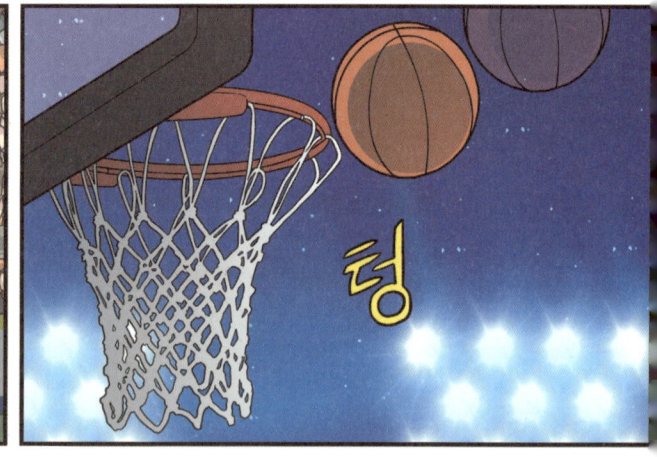

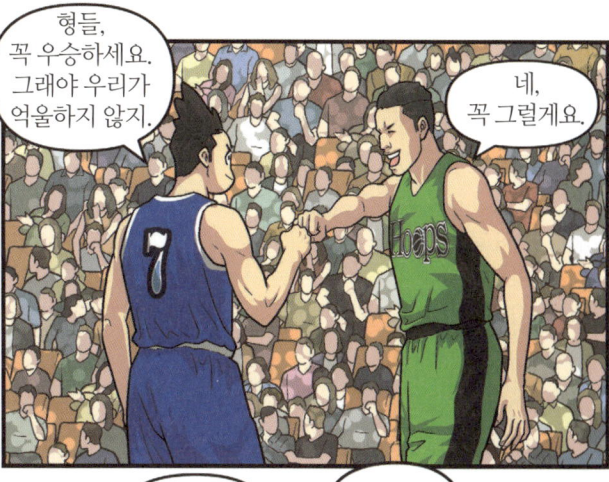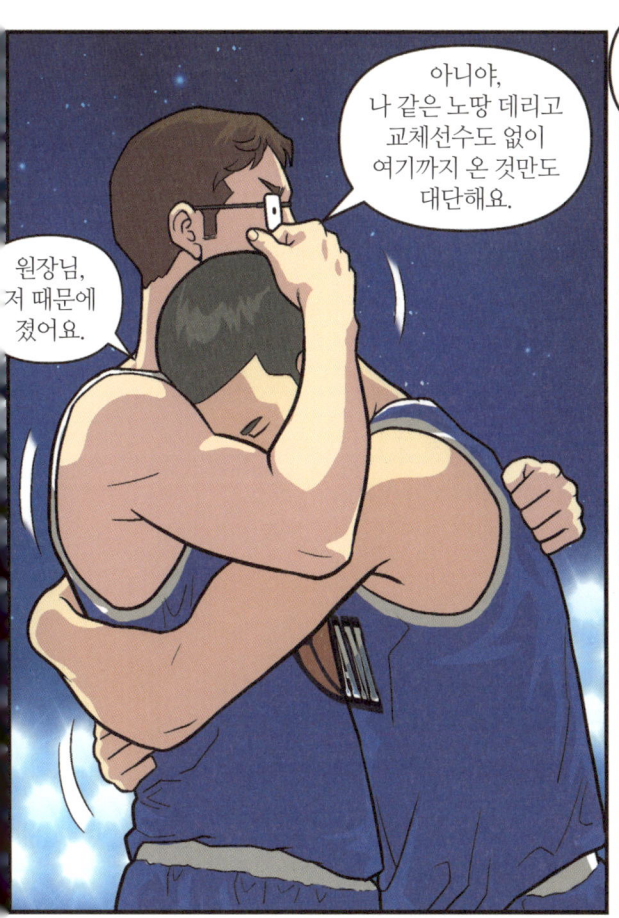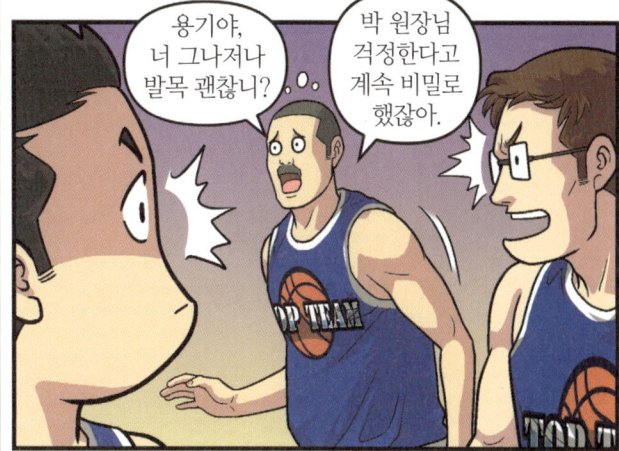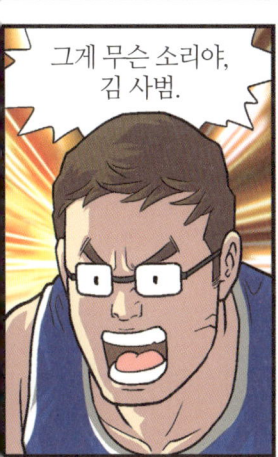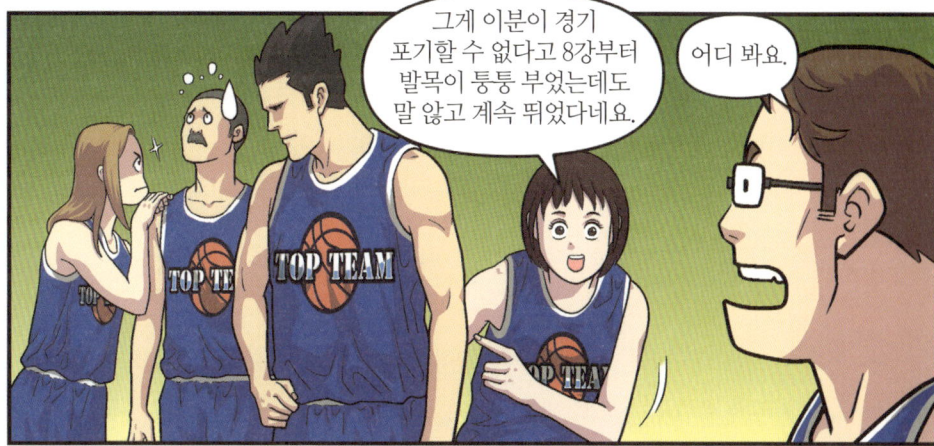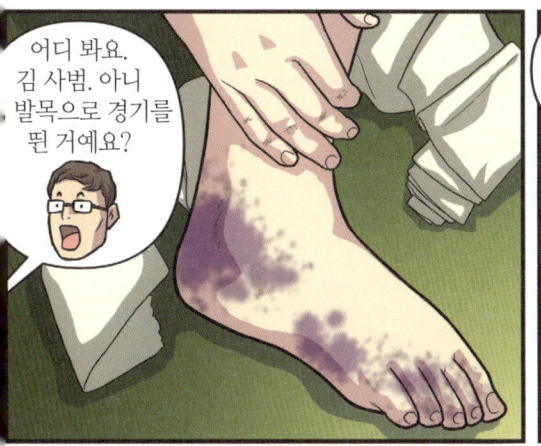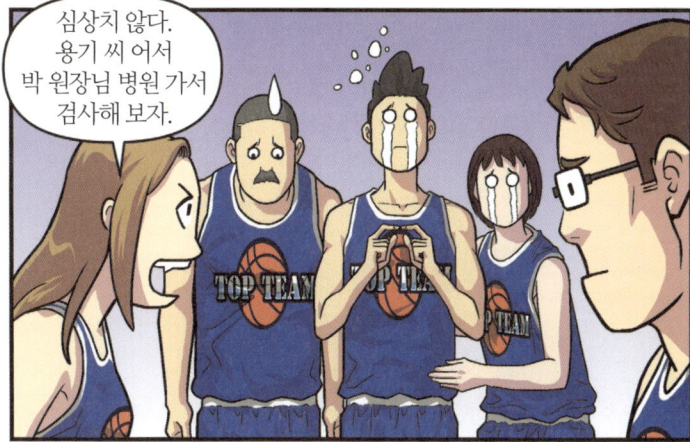

노인 입체운동법에 대하여 들어보신 적이 있나요?

재활의학에 몸담은 박 원장에게는 늘 새로운 운동법이나 역학과 관련한 이슈가 눈에 띕니다. 요즘 젊은 이들은 따로 배우지도 않은 운동을 얼마나 잘하는지 재활의학 전공자인 저를 머쓱하게 할 정도죠.

반면에 노인분들이나 파킨슨 환우들은 가볍게 앉았다 일어나는 것조차 쉽지 않은 경우가 많습니다. 이런 분들께 젊은이들을 타겟으로 제작된 홈트 영상이나 피트니스 강사의 동작은 그림의 떡일 뿐이죠. 심지어 이러한 자료는 노인들에게 운동에 대한 소외감과 좌절감을 안겨 주기까지 합니다.

활동이 가능한 노인뿐만 아니라, 전국에 셀 수 없이 많은 노인요양병원과 요양원 등에서 이들을 진료하는 의료진부터 치료사까지 구체적으로 어떤 운동을 어떤 강도와 빈도로 어떤 점을 주의하며 시행해야 하는지 정확한 매뉴얼을 가지거나 알고 있는 경우를 보기 힘듭니다.

노인운동은 단순히 수영을 하라거나 많이 걸으라는 수준으로 지도해서는 결코 안 된답니다. 이미 세계보건기구인 WHO와 우리나라의 보건복지부에 해당하는 미국의 NIH에서는 나이와 질환 별로 구체적인 활동과 운동 지침을 마련해 발표했고 매년 혹은 격년으로 과학적 근거에 따라 업데이트하고 있습니다.

특히, 박원장이 강조하고 싶은 점은 노인은 다요소적인 운동접근이 필요하다는 것입니다. '다요소적인 입체운동'이라는 표현은 여러 요소의 운동을 적절히 배분해 균형 있게 시행하는 것을 말합니다. 노인운동은 아래와 같이 크게 네 가지 운동으로 접근할 수 있습니다.

첫째, 우리가 가장 많이 간과하는 운동은 바로 균형 운동이랍니다. 신체 밸런스를 잡아 낙상과 부상을 예방하는 운동의 중요성은 아무리 강조해도 지나치지 않습니다.

둘째, 흔히 스트레칭이라고 불리는 유연 운동(이완 운동)입니다. 적절한 근 긴장과 관절의 유연성을 기르는 유연 운동을 의외로 소홀히 생각하고 있습니다.

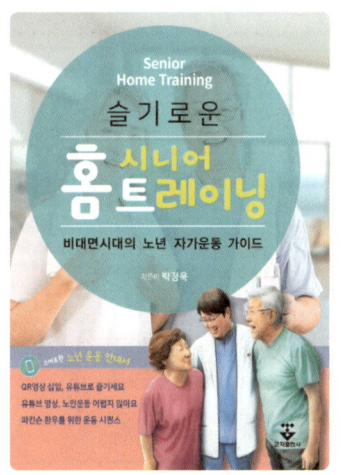

셋째, 근력을 키우는 강화 운동입니다. 무작정 무거운 무게를 이용해서는 안 된답니다. 되도록 가벼운 무게를 사용하되 횟수를 증가시키면 부상을 막으며 근력 강화의 효과를 볼 수 있습니다.

마지막으로 지구력 운동입니다. 이는 단순한 유산소 운동과 약간 다릅니다. 고강도의 지구력 운동이라기보다는 저강도의 운동을 장시간 버티는 노인 특유의 움직임에 적합한 운동입니다.

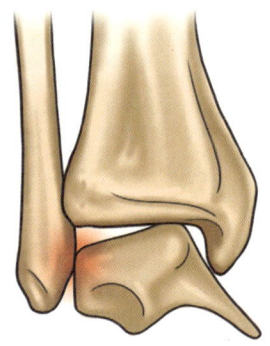

27화 좀처럼 찾기 힘든 발목 손상

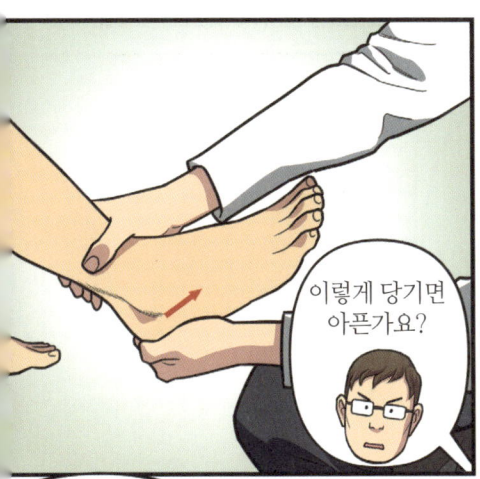
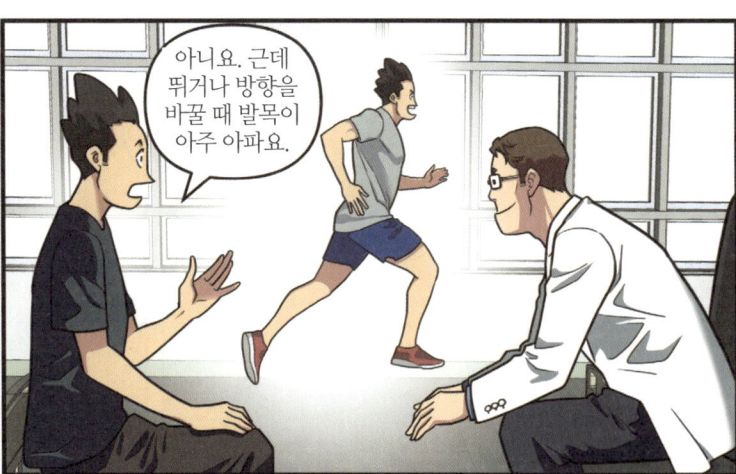
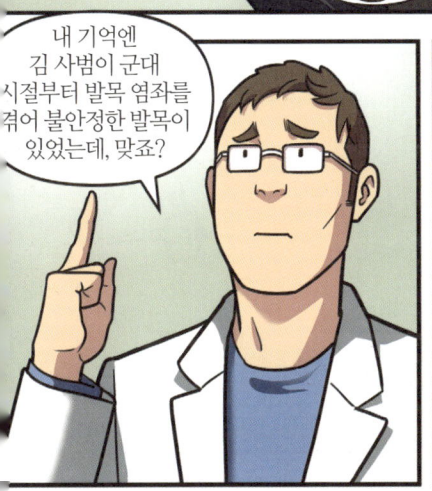
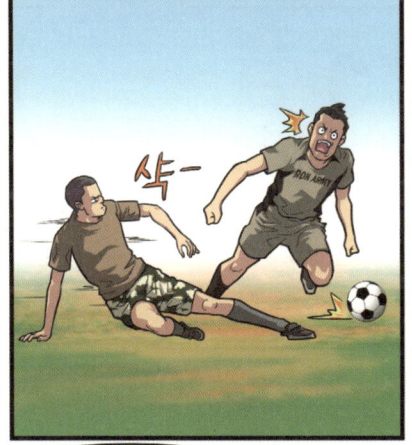
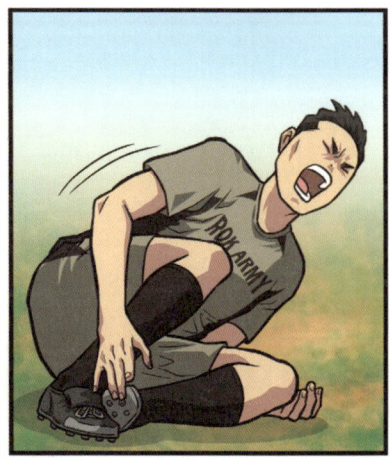
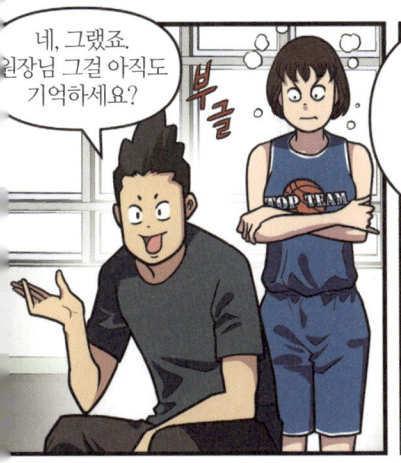
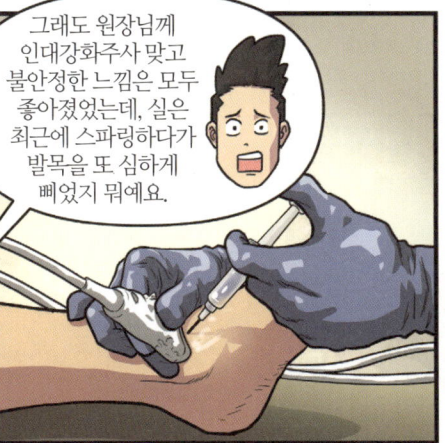
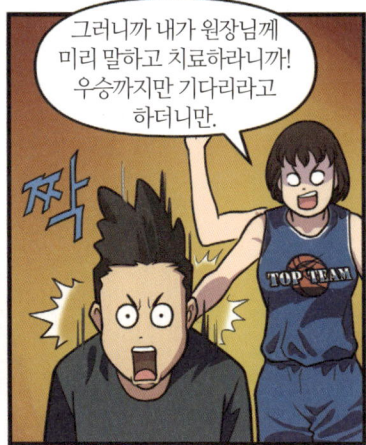

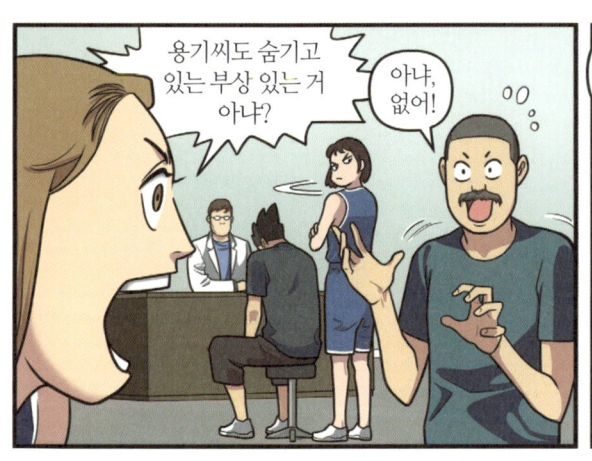
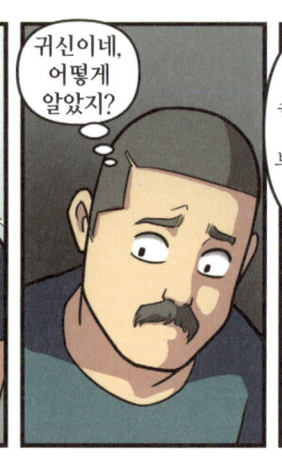
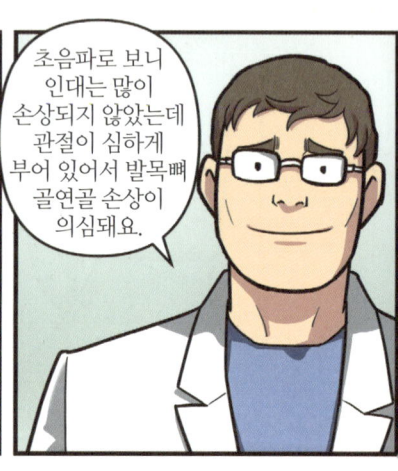
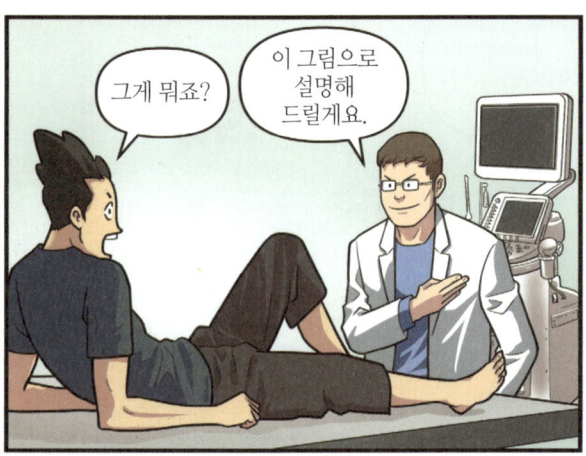
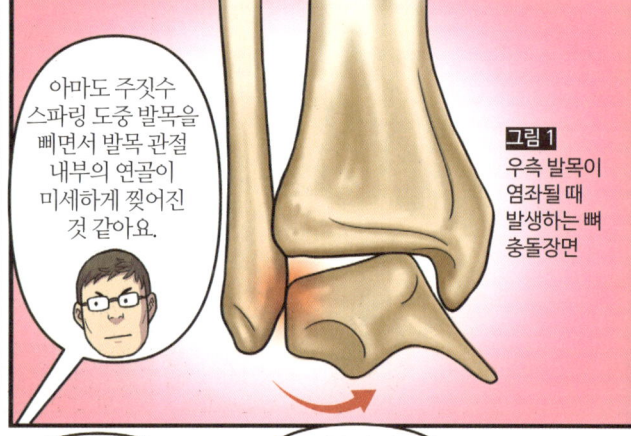
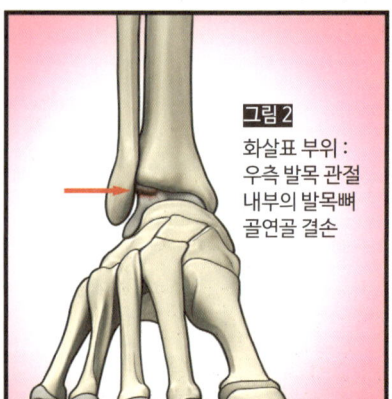
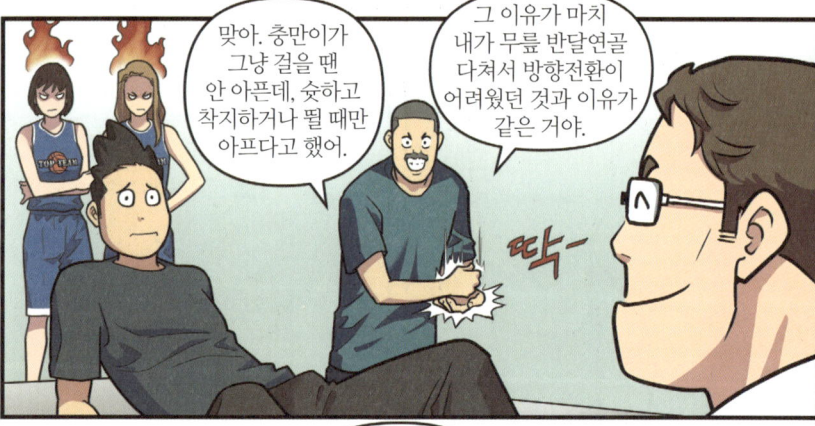
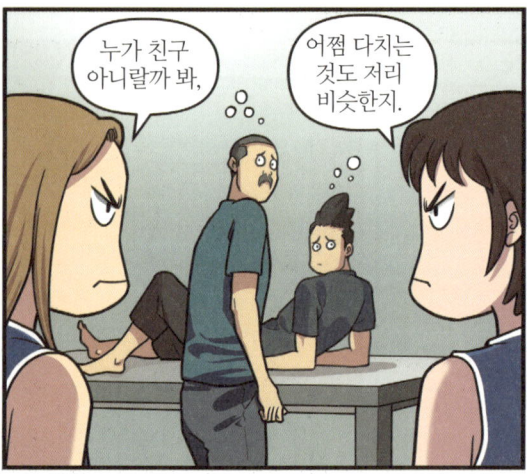
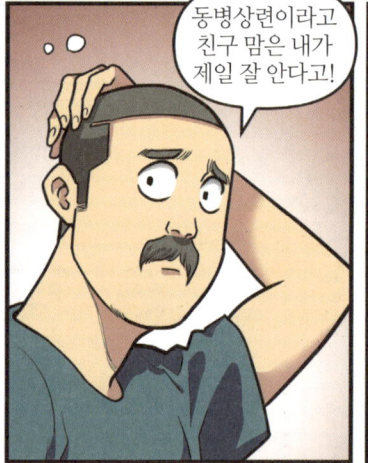
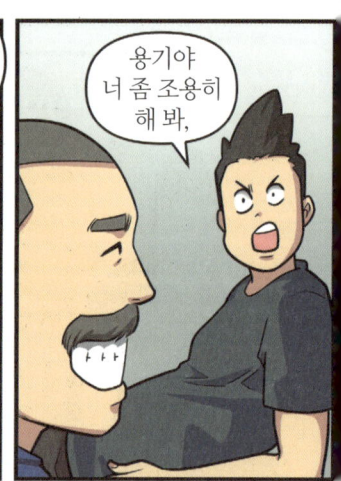

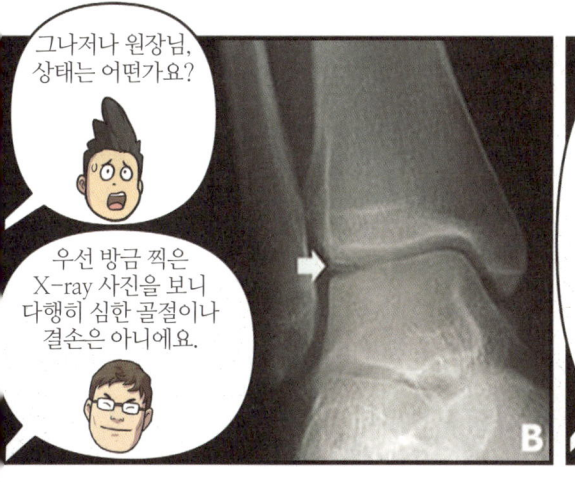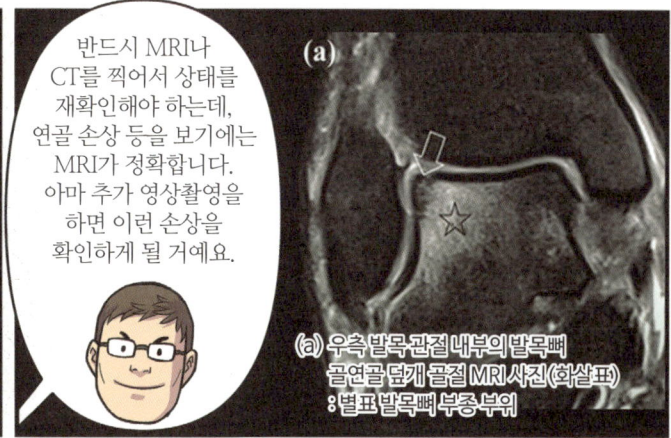

(a) 우측 발목관절 내부의 발목뼈 골연골 덮개 골절 MRI 사진 (화살표)
☆ 별표 발목뼈 부종 부위

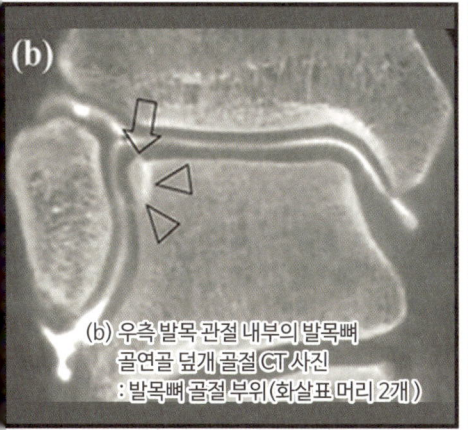

(b) 우측 발목 관절 내부의 발목뼈 골연골 덮개 골절 CT 사진
: 발목뼈 골절 부위 (화살표 머리 2개)

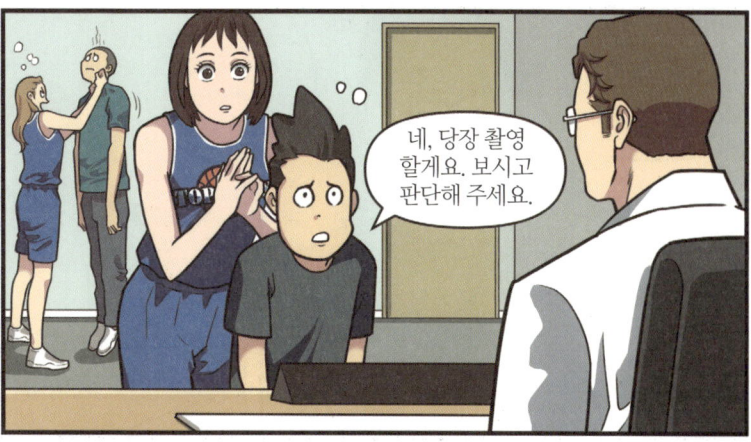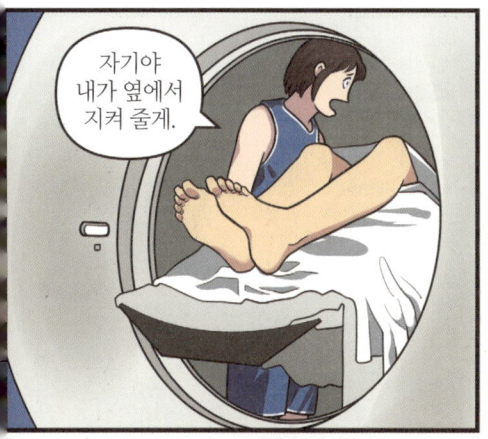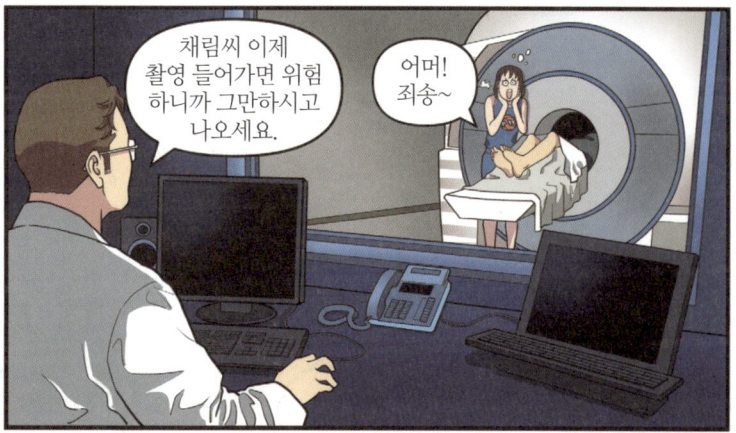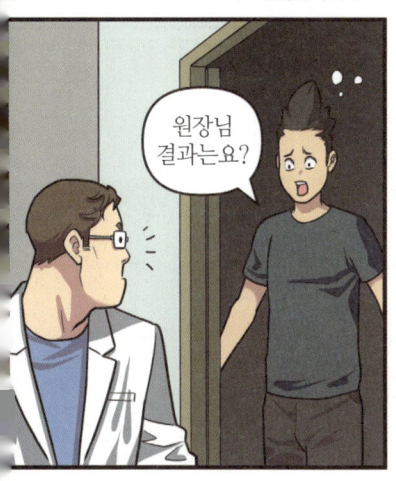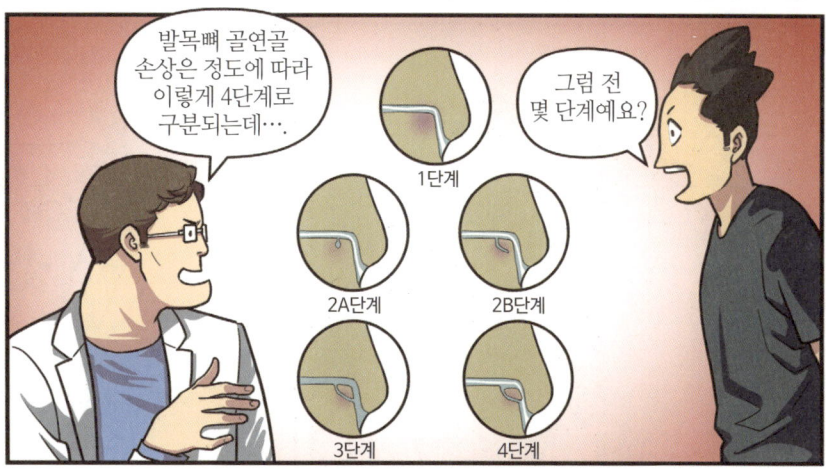

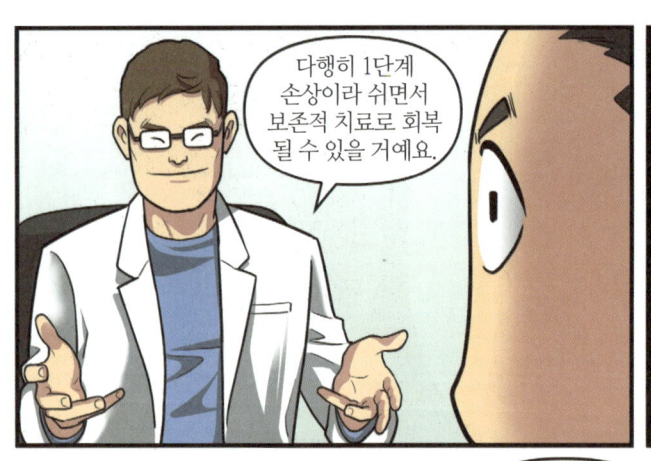
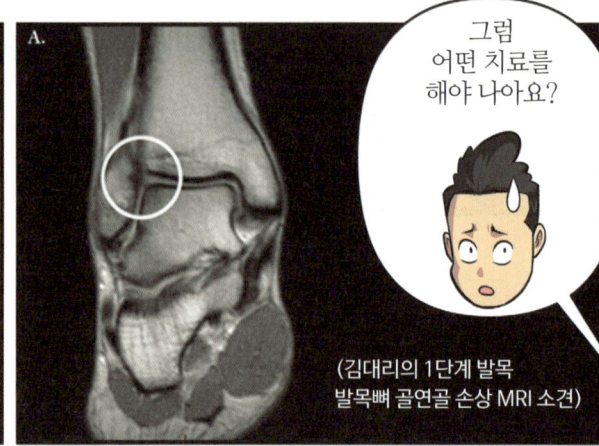
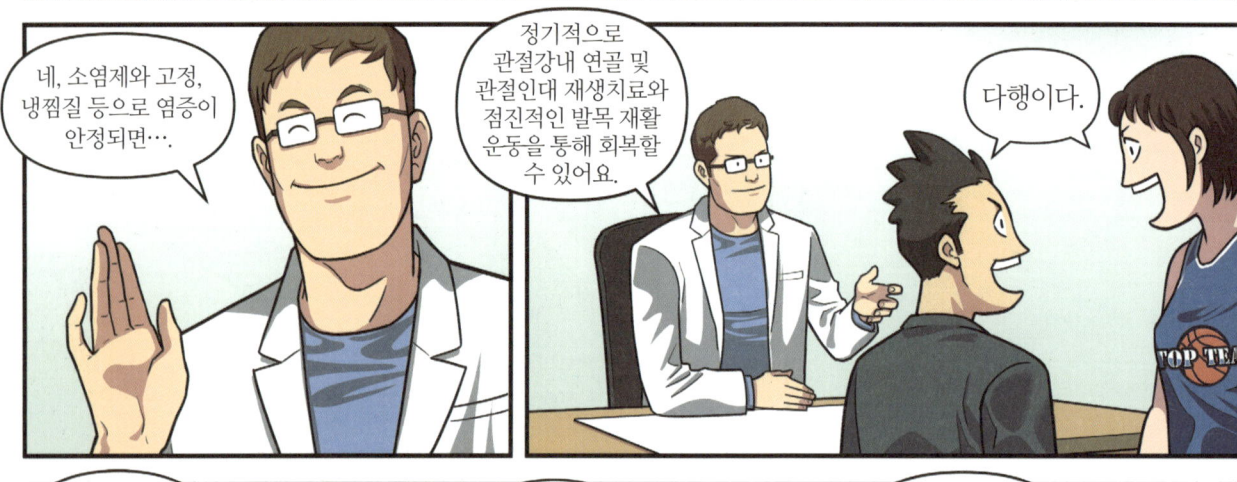
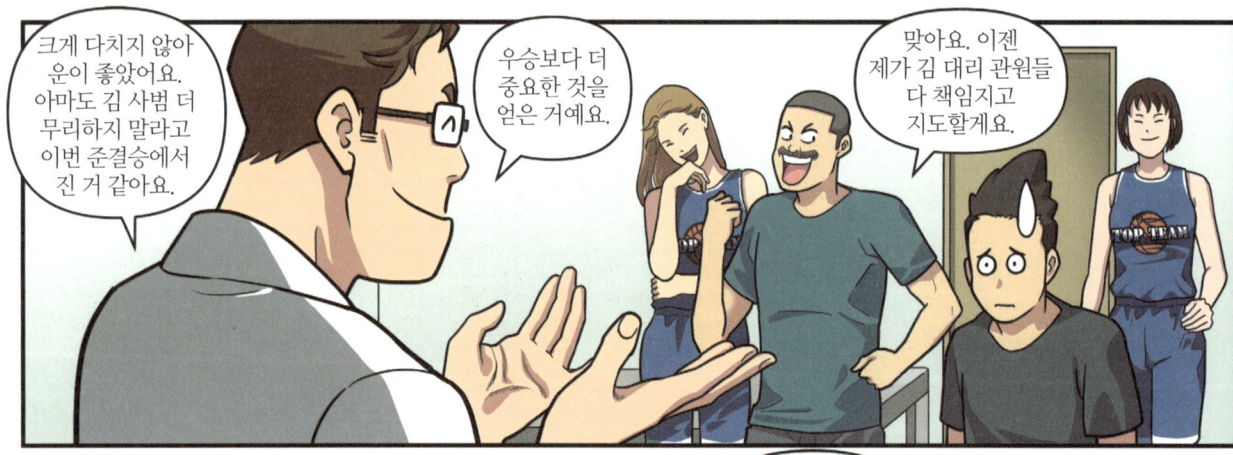
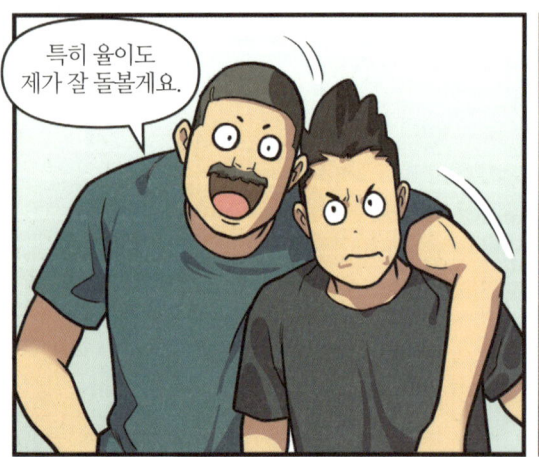
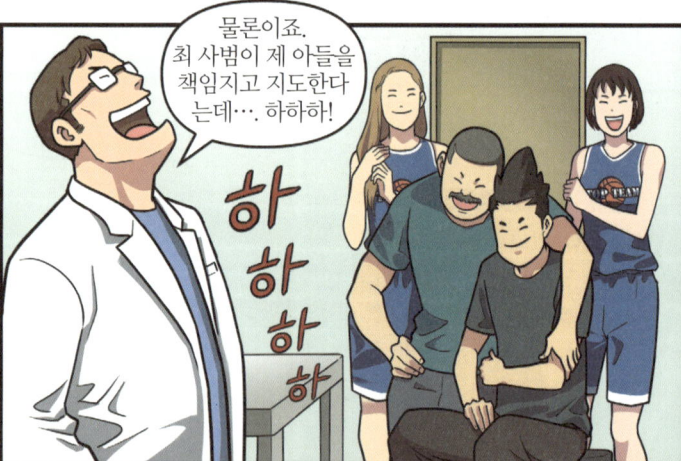

발목뼈 골연골 손상이 뭐지?

다리의 정강이뼈를 지탱하는 발목뼈 천장 부위의 연골과 뼈가 손상당한 경우를 발목뼈 골연골 손상이라고 합니다. 이 골연골 부위는 혈액공급이 적어 발목 염좌만으로도 잘 손상을 입습니다. 손상된 연골과 뼈가 얼마나 제자리에 잘 고정되어 있느냐가 이 손상의 심각도를 결정합니다. 심하지 않으면 고정과 보존치료로 회복되지만 심한 경우 적극적 재생치료나 수술이 필요하기도 합니다.

앞서 언급했듯이 전체 발목뼈 골연골 손상의 85%는 발목 염좌에 의해 발생합니다. 하지만 단번에 손상되는 것이 아니라 반복적인 동작이 누적되면서 발생할 수 있습니다. 엄청난 관절 부종과 함께 발목에 체중이 실리면 심각한 통증을 느낍니다. 이 부상은 일반적인 발목 염좌의 증상과 다름이 없어 환우로서는 이를 알아차리기 어렵습니다. 게다가 시간이 갈수록 호전되지 않고 더 악화되는 경과를 보입니다.

진단은 단순 방사선 사진이나 초음파로는 알기 어렵습니다. 반드시 발목 내부까지 확인 가능한 MRI 촬영만이 유일한 영상검사입니다. 만약 이를 확인하지 않고 내버려 두면 관절의 연골이 모두 망가지거나 떨어져 나온 뼛조각이 관절 전체를 망가트릴 수 있습니다. 나아가 조기 관절염이 생기는 돌이키기 힘든 결과를 초래할 수 있습니다. 그러므로 초기의 정확한 진단과 치료 계획이 중요합니다.

심하지 않으면 연골 윤활 및 재생치료 그리고 재활운동을 통해 일상에 복귀할 수 있습니다. 하지만 증상이 아주 심하고 통증이 오랜 기간 지속되면 관절경을 이용해 수술적 교정을 할 수도 있습니다. 이때 손상 부위만 정리하는 것이 아니라 불안정성을 유발하는 인대나 기타 구조물의 재건도 같이 하는 것이 필요합니다.

수술을 하면 완전히 회복하는 데 보통 3개월 이상이 소요됩니다. 아이들도 이곳을 손상당하는 경우가 있는데요. 아이들의 경우에는 어른들과 달리 수술 이후에 완전히 회복되어 다시는 같은 문제를 겪지 않습니다. 하지만 어른들의 경우에는 아쉽게도 이전과 같은 운동능력을 회복하기는 어렵다는 보고를 하고 있습니다.

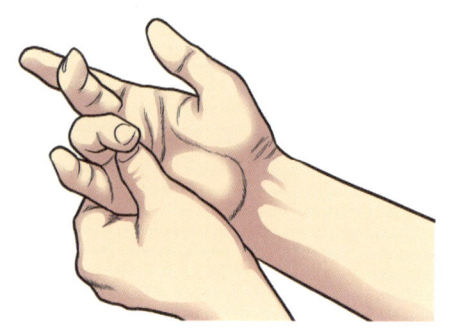

28화 손가락이 딸깍딸깍

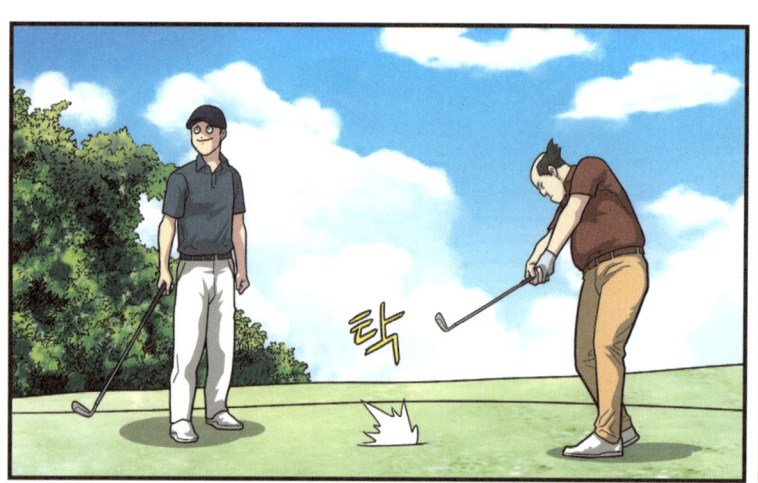
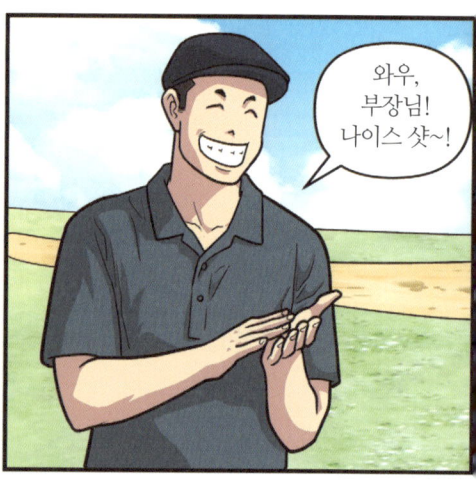
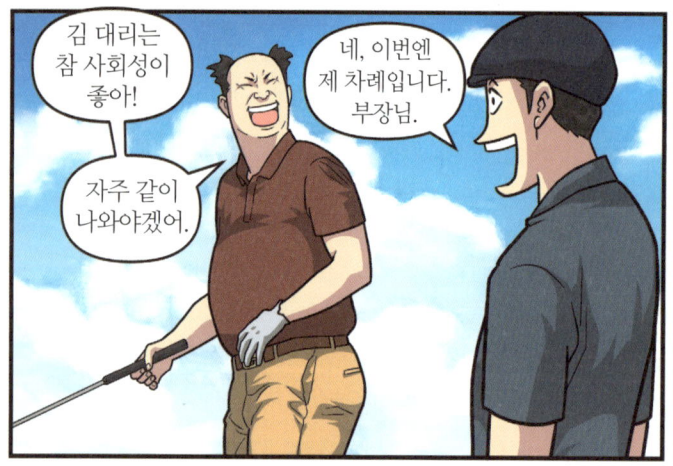
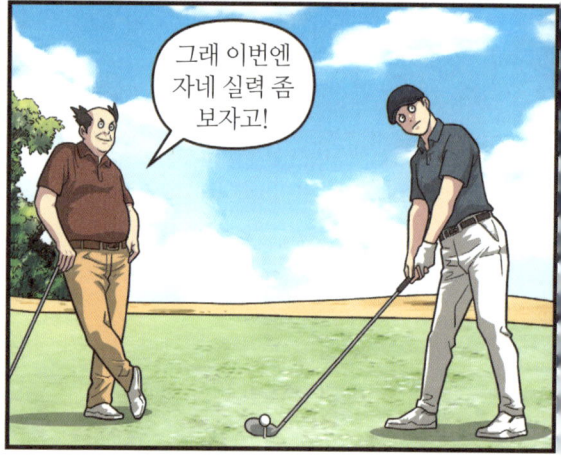
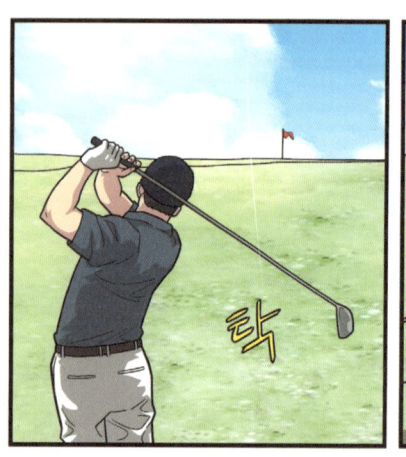
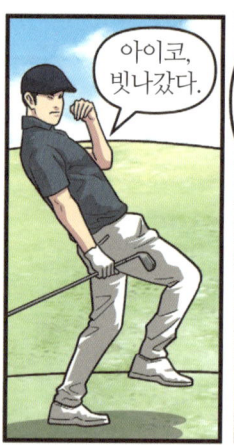
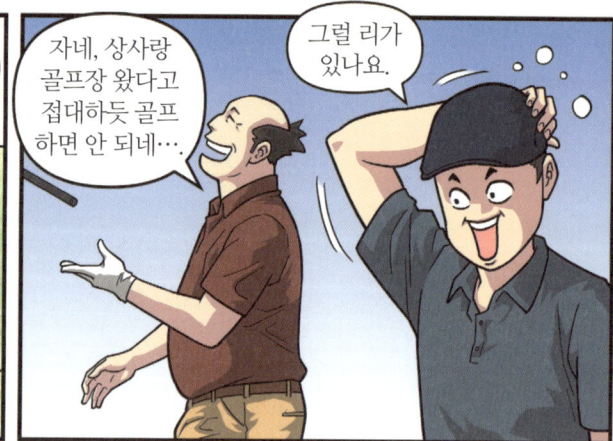

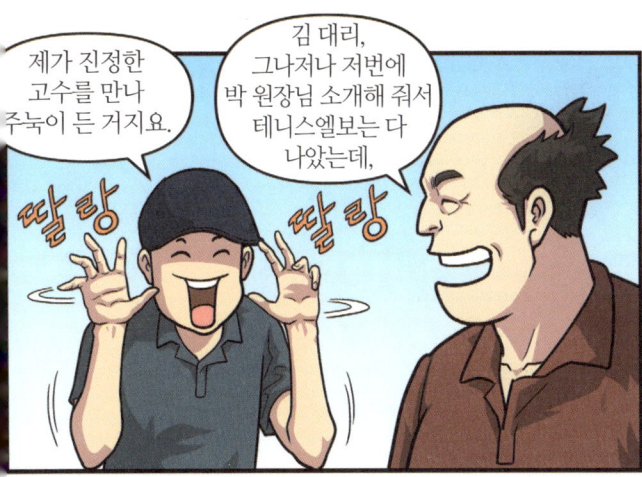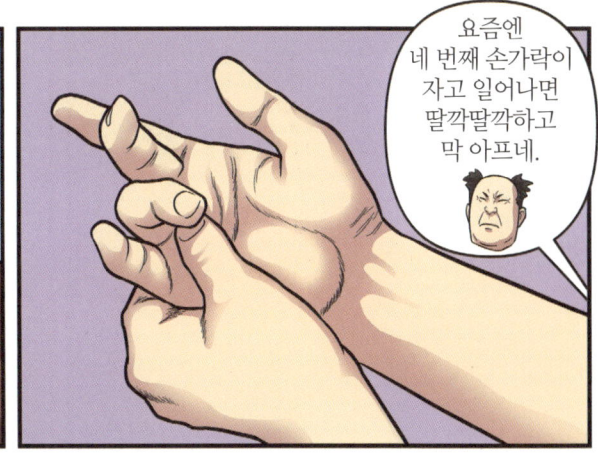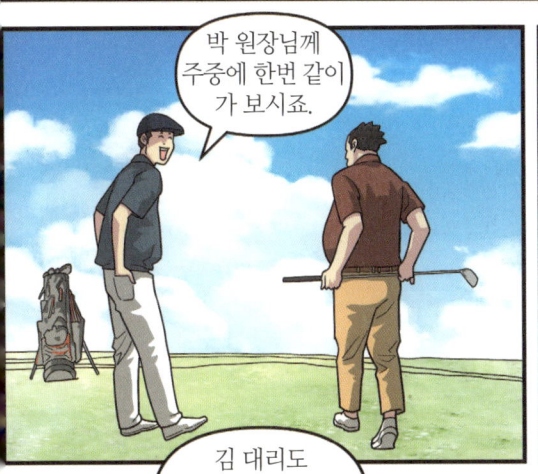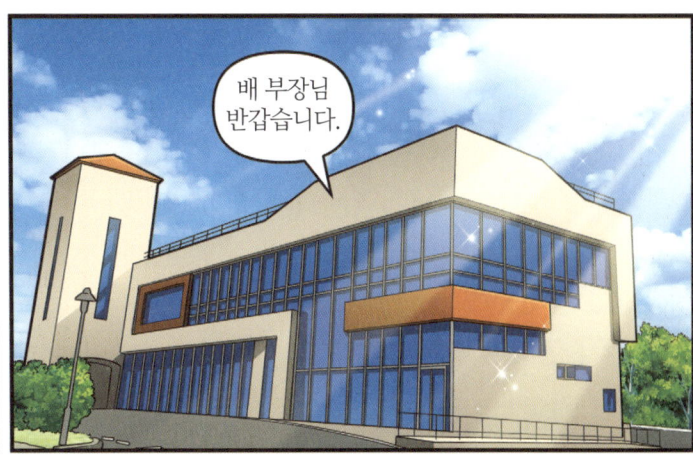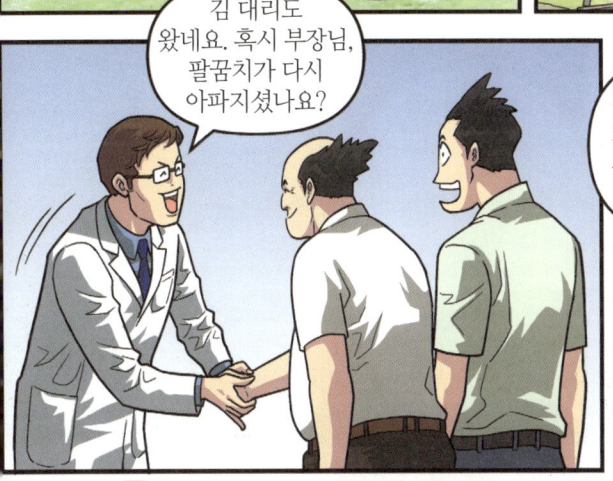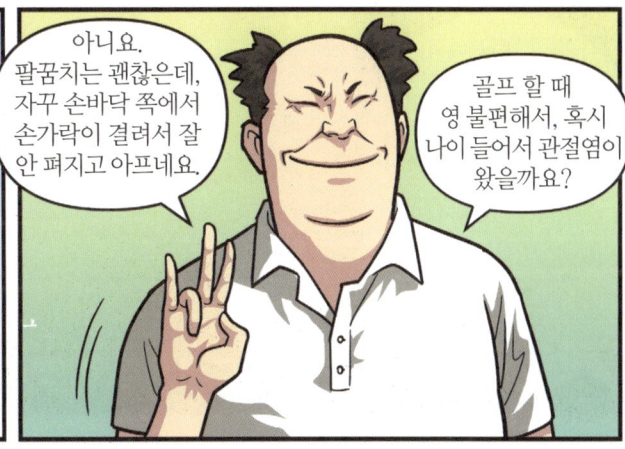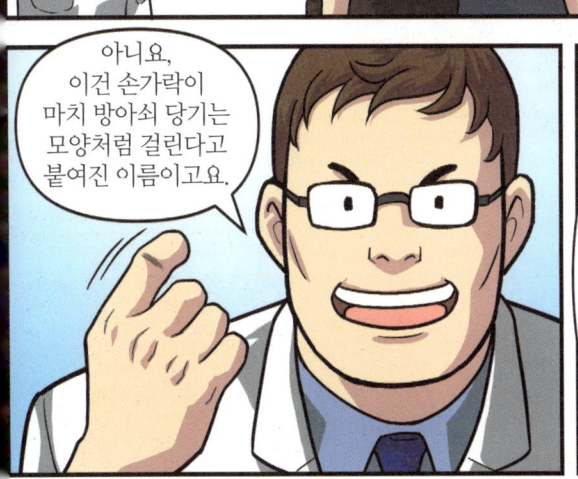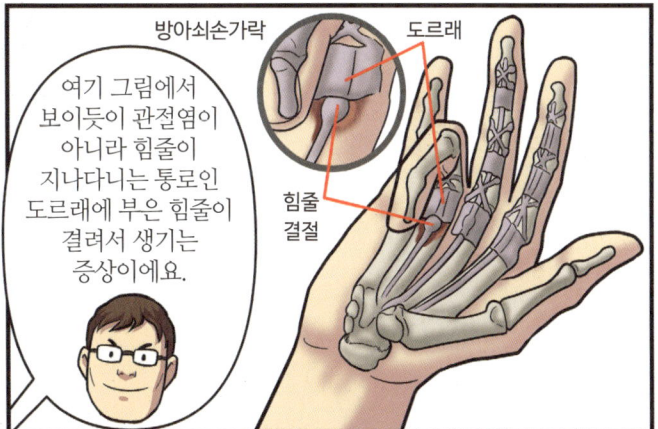

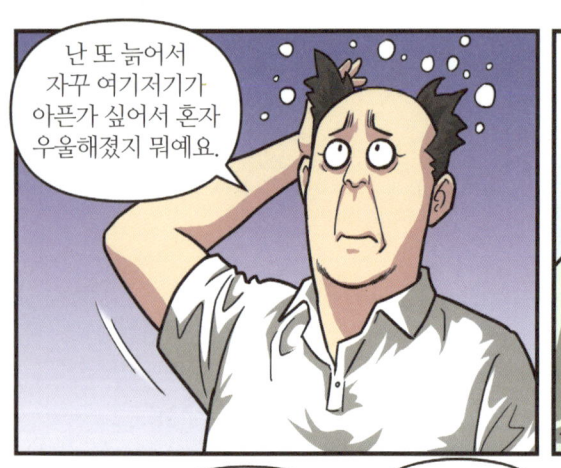
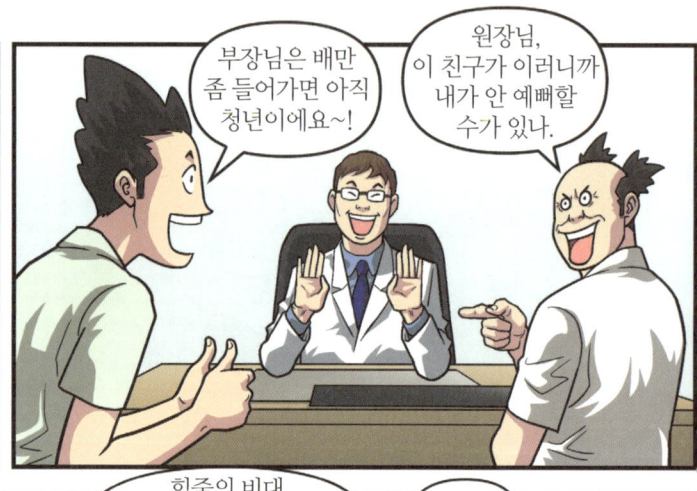
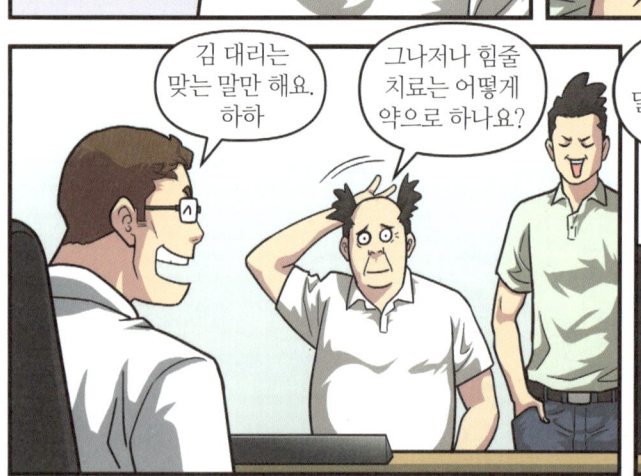
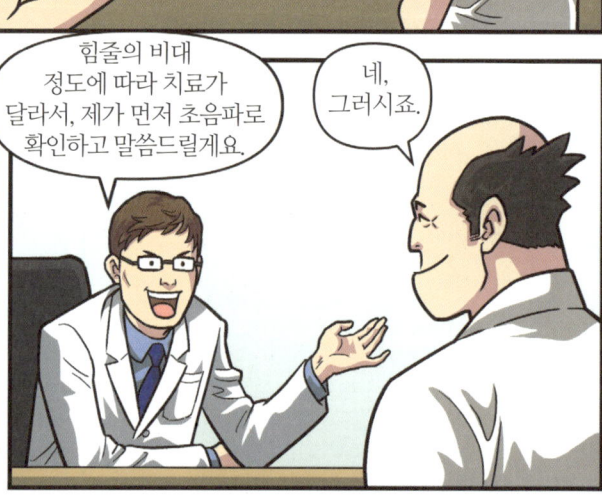
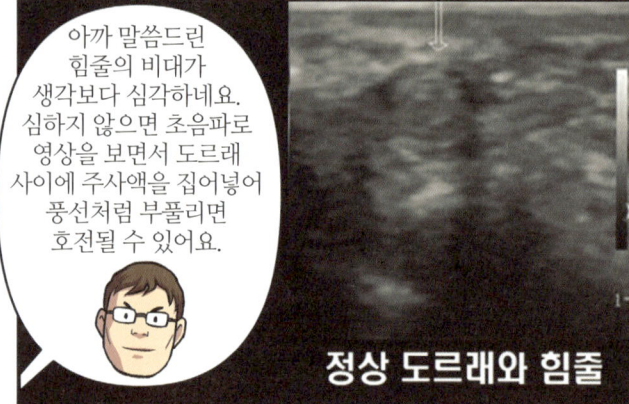
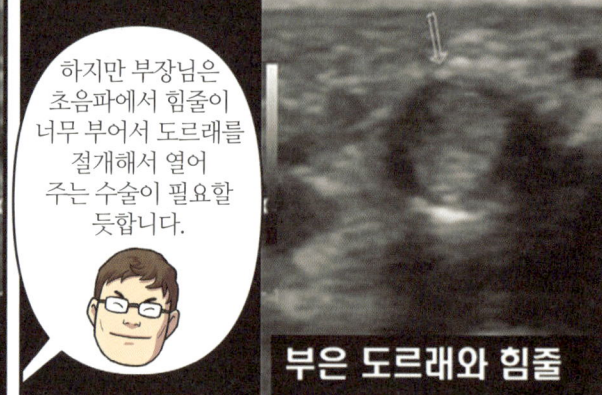
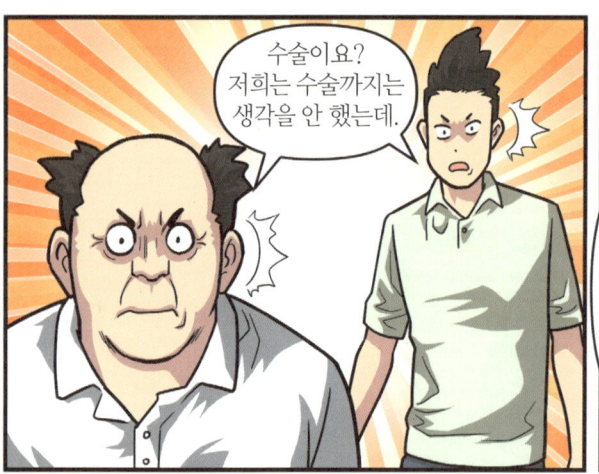
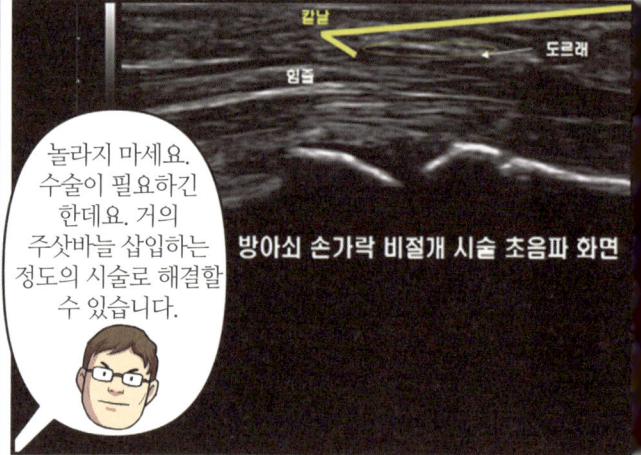

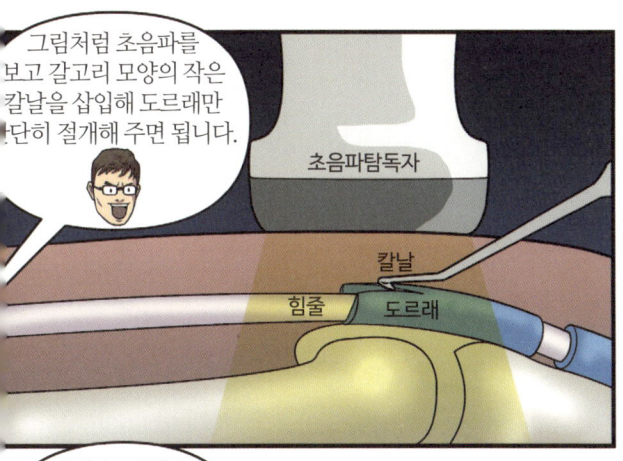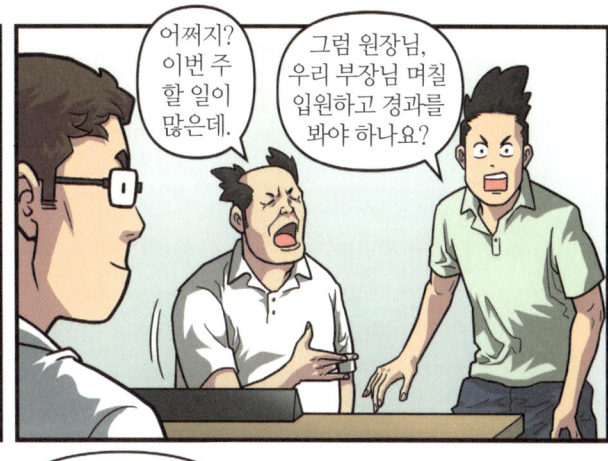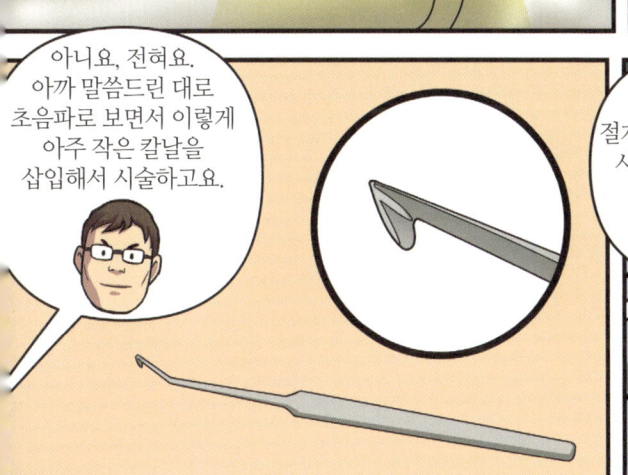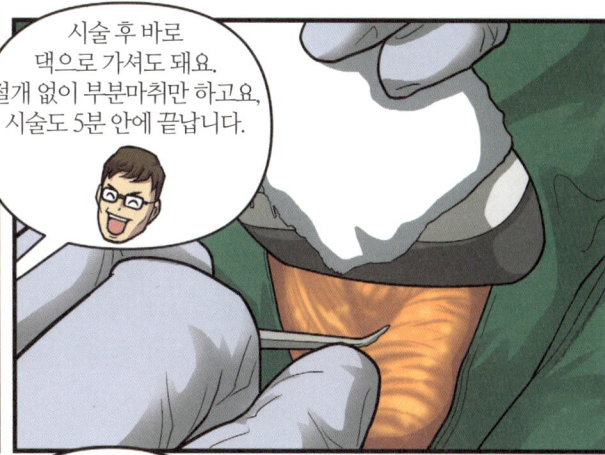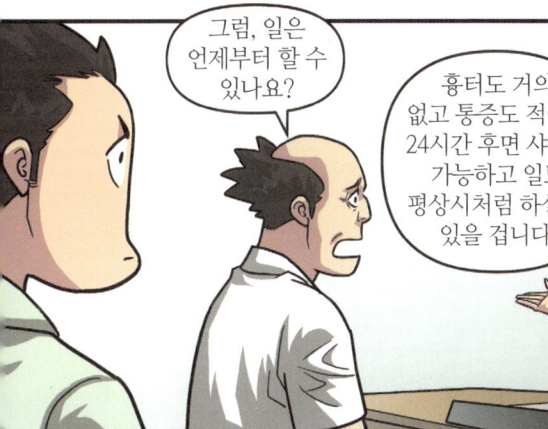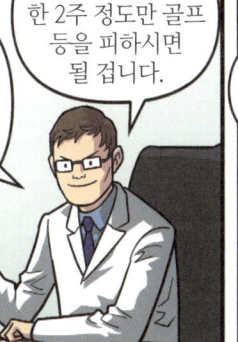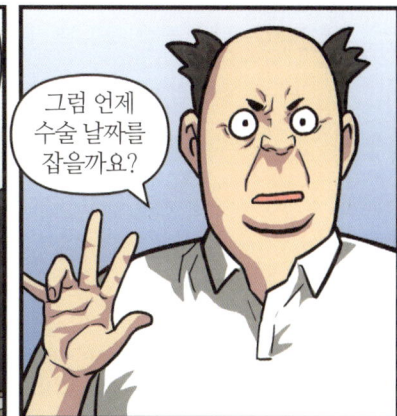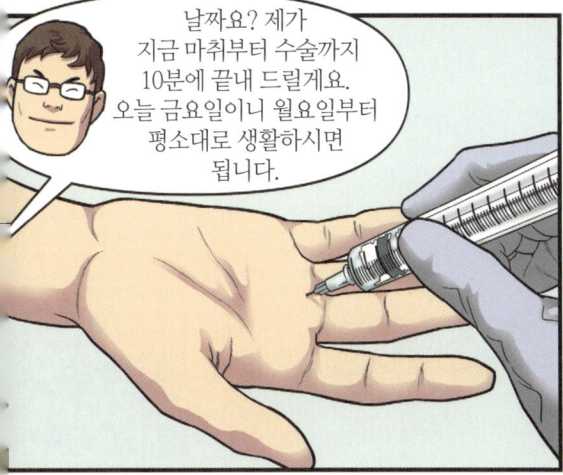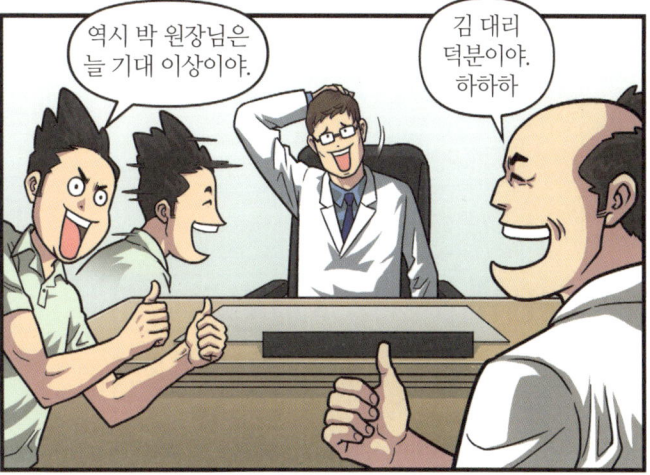

방아쇠수지증은 무조건 수술해야 하나요?

방아쇠 수지증은 기본적으로 위험한 질환이 아닙니다. 손가락이 자꾸만 딸깍거린다고 해서 무조건 수술이 필요한 질환도 아니랍니다. 박원장의 클리닉에서는 처음 방아쇠수지증 증상으로 방문하시면 처음부터 수술을 권하지 않습니다.

오히려 초음파 영상을 보며 힘줄을 조이고 있는 도르래를 수압을 이용해 터뜨리는 주사 시술을 먼저 합니다. 쉽지 않은 시술이지만 이렇게 해서 도르래가 수압에 의해 터지게 되면 수술과 거의 다름없는 효과를 볼 수 있습니다. 그러므로 무조건 방아쇠수지증은 수술을 한다고 여기지 않기를 바랍니다.

가끔 주사 시술을 할 때 스테로이드 성분 주입에 대한 염려가 있는데요. 이러한 주사 시술을 할 때 약물의 종류는 거의 영향을 미치지 않습니다. 오히려 생리식염수만을 주입하는 경우도 많습니다. 약효보다는 압력으로 치료의 효과를 내기 때문입니다. 혹 스테로이드 성분이 주입된다고 하더라도 힘줄이나 도르래에 거의 영향이 없을 정도로 희석된 약품을 소량만 투입하므로 전혀 염려하지 않아도 됩니다.

요즘은 손바닥에 절개를 최소로 하고 흉터도 거의 남지 않게 간단한 비절개 수술을 초음파를 보면서 시행합니다. 이에 대한 정확한 안내와 정보는 아래 영상을 통해 더 정확히 전달하겠습니다.

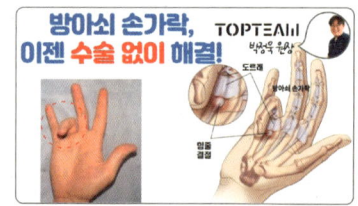  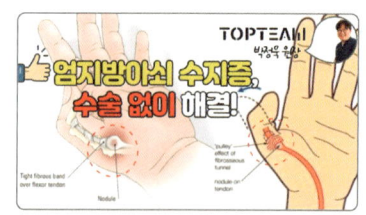 

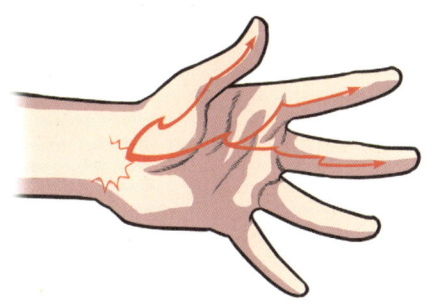

29화 손가락이 저릿저릿

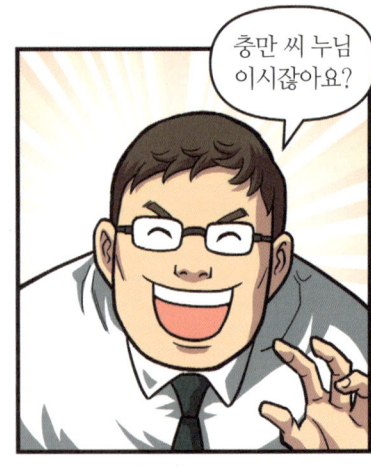
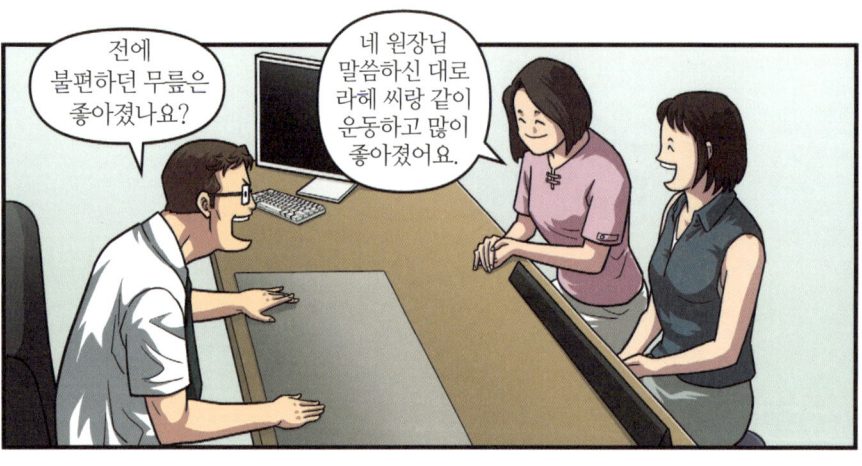
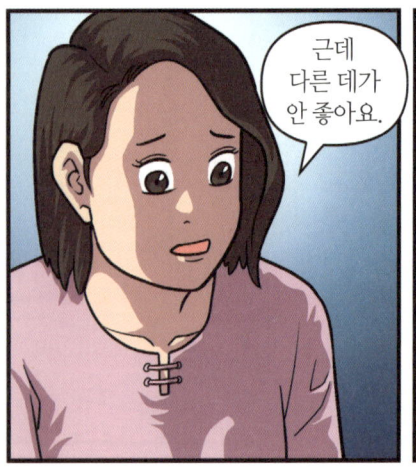
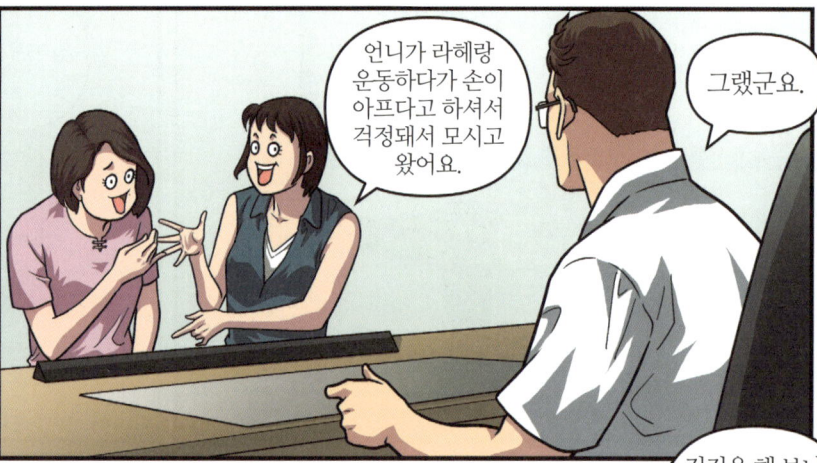
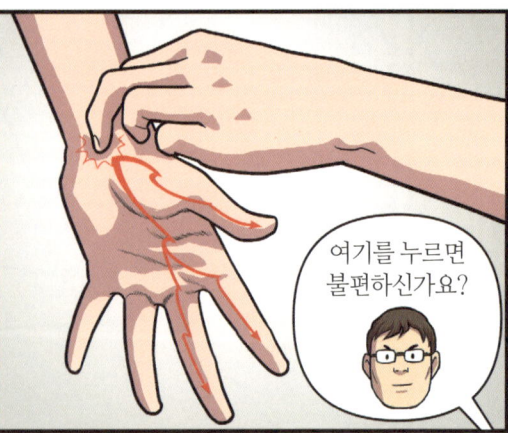
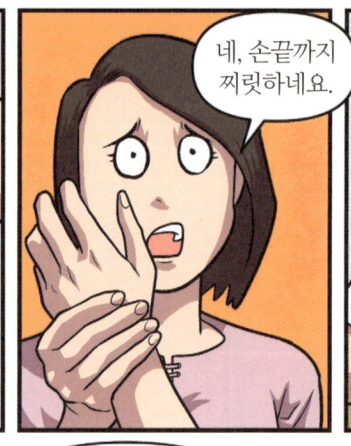
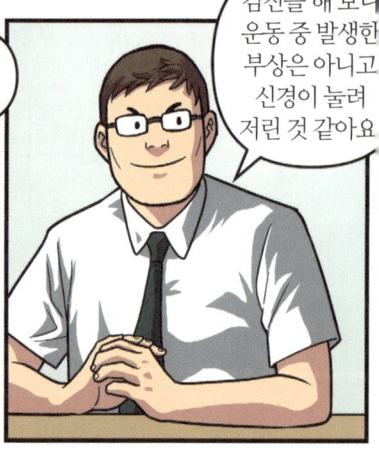
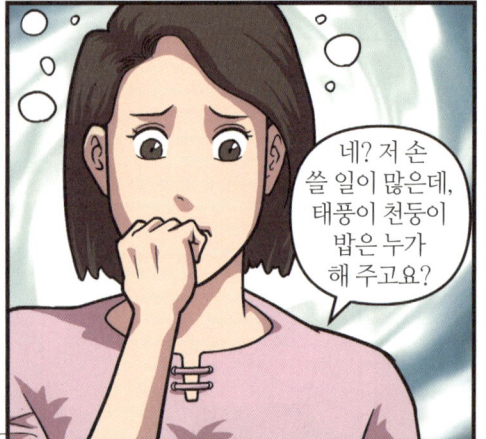
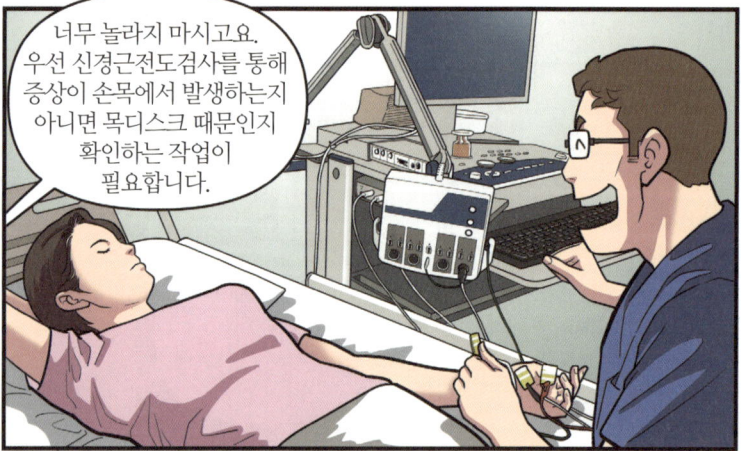

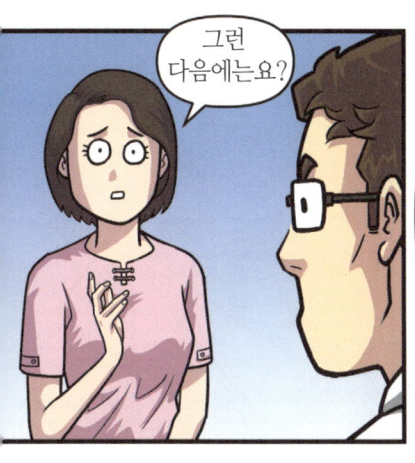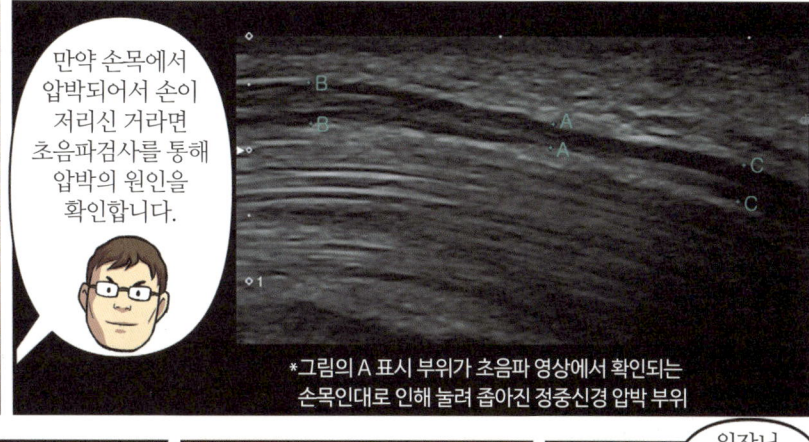

*그림의 A 표시 부위가 초음파 영상에서 확인되는 손목인대로 인해 눌려 좁아진 정중신경 압박 부위

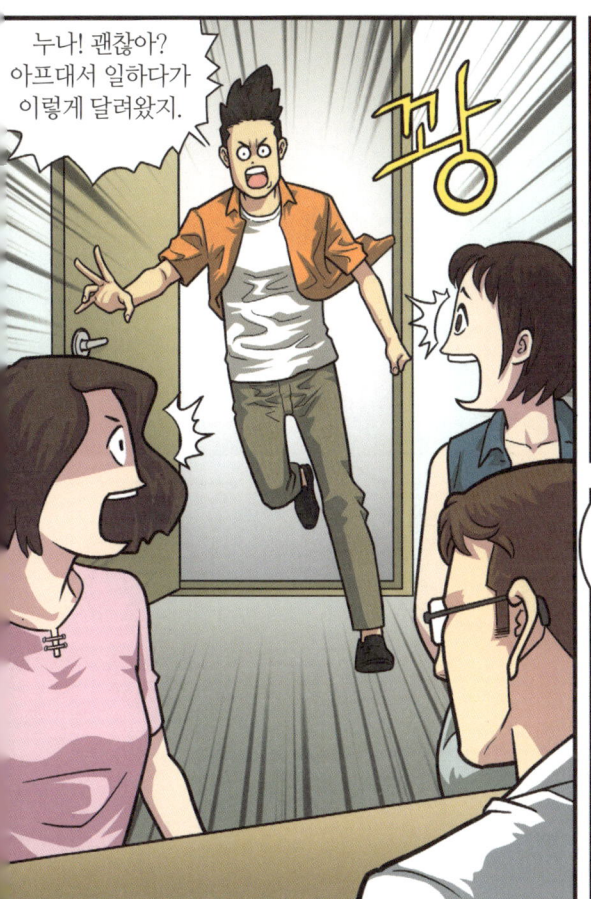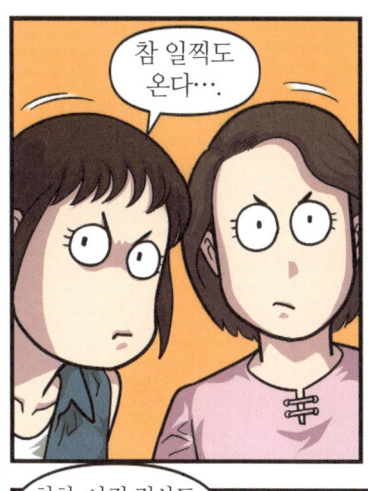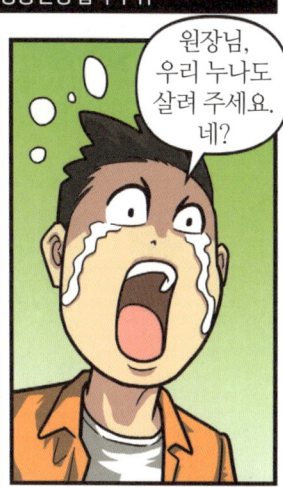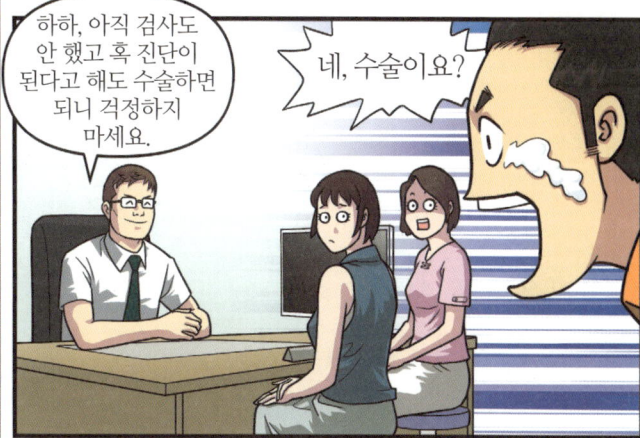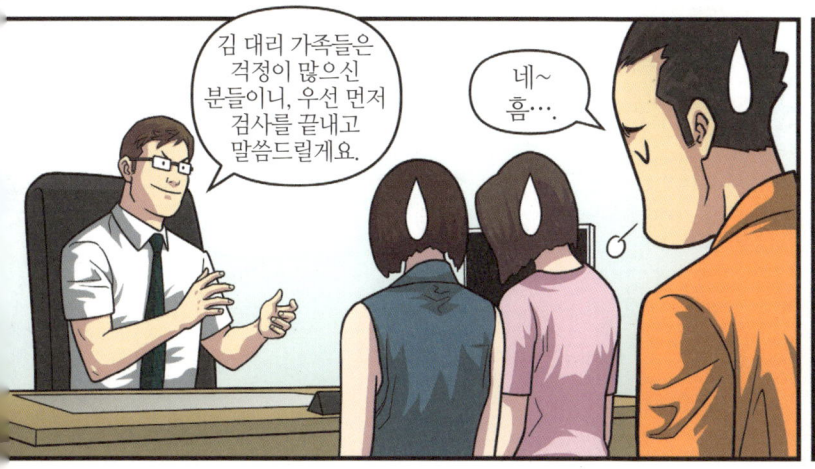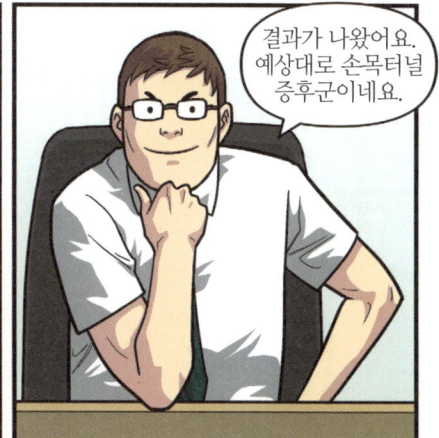

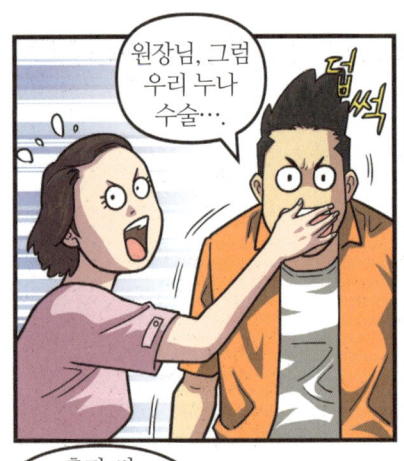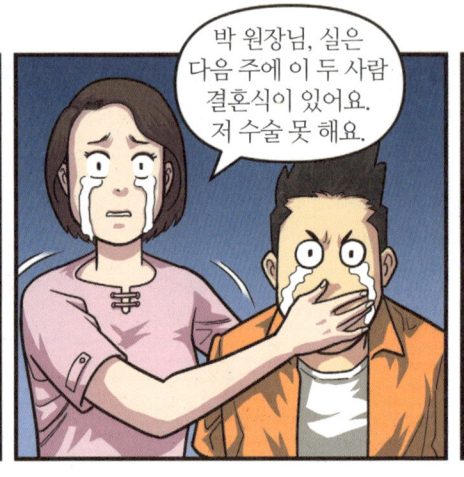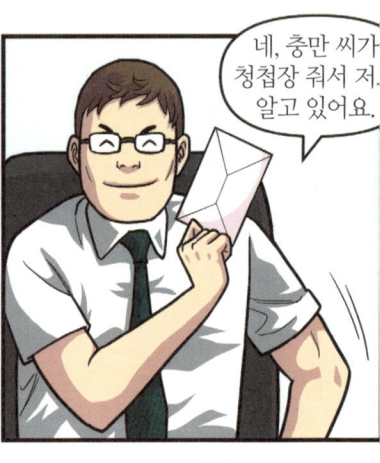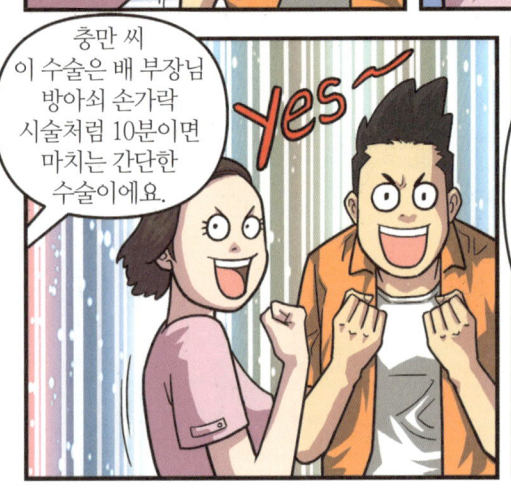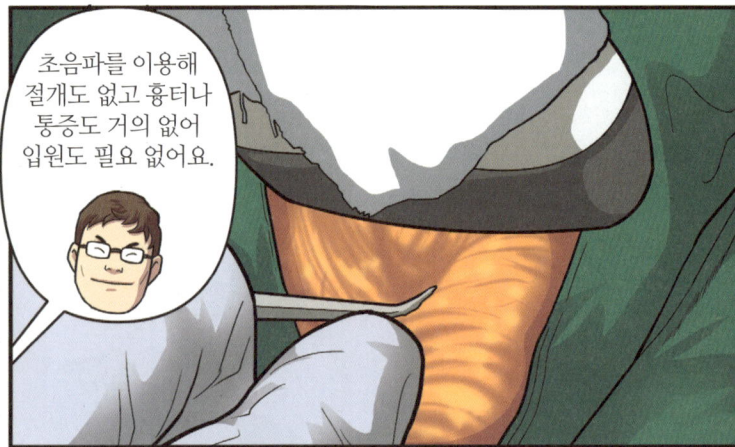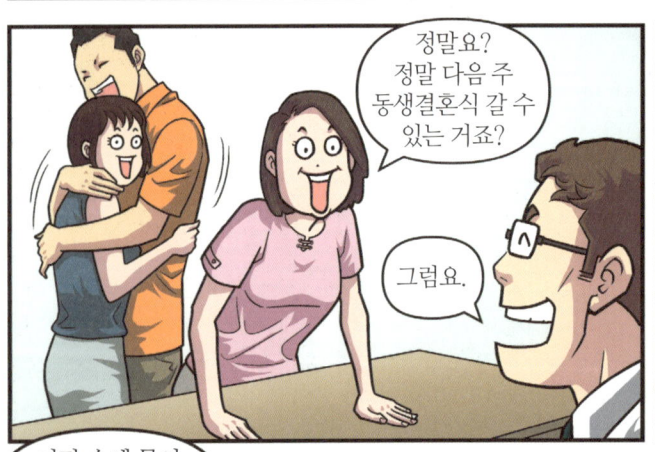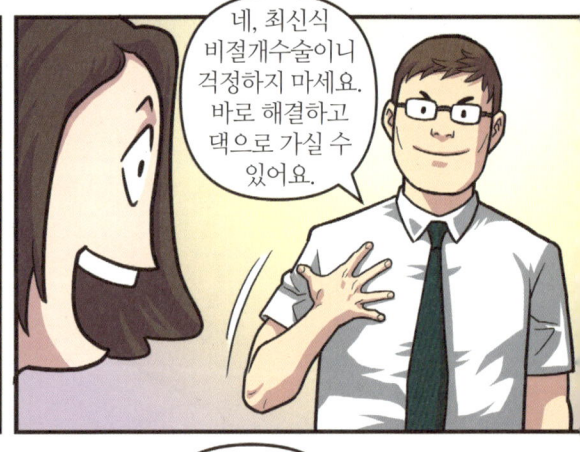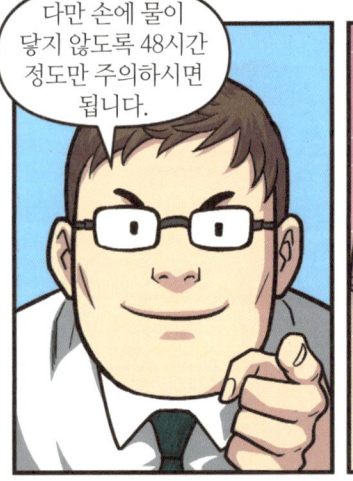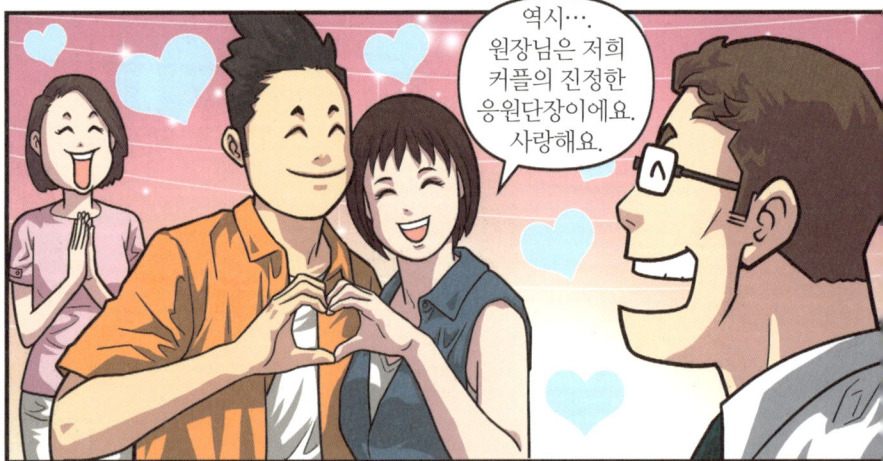

손목터널증후군 수술은 꼭 필요한가요?

손목터널증후군은 결코 증상만으로는 진단할 수 없습니다. 반드시 근전도검사를 통해 신경 기능을 확인하는 방법으로만 가능합니다. 가끔 증상만으로 진단하는 때도 있는데 이는 오진의 여지가 다분합니다.

근전도검사를 하면 손목터널증후군의 단계를 확인할 수 있습니다. 이중 가장 심각한 단계에서만 수술을 계획합니다. 이보다 증상이 경한 단계에서는 주사와 약물치료 그리고 재활운동을 시행합니다. 재활운동의 정확한 안내는 우측 아래 영상을 통해 제공합니다.

이 손목터널증후군의 주사치료도 방아쇠수지증의 치료처럼 약물의 효과보다는 신경을 압박하는 구조물을 압력으로 넓혀 주는 개념으로 치료합니다. 그러므로 고농도 혹은 잦은 주사치료보다는 단번에 식염수를 큰 압력으로 주입해 공간을 확보하고 유착을 해결하는 것이 전체적인 치료의 핵심입니다. 이 또한 초음파 영상을 보며 주변 조직에 전혀 손상 없이 정확히 치료해 낼 수 있습니다.

최근에는 수술적 인대 절제술도 거의 절개 상처 없이 초음파를 보며 인대를 절제할 수 있습니다. 내시경을 이용한 기존의 수술법보다 더 진일보한 비절개 수술법이 존재합니다. 이 또한 방아쇠수지증처럼 흉터가 거의 남지 않습니다. 회복도 빨라서 기존의 수술법을 빠르게 대체해 나가고 있습니다. 안전성도 훨씬 높아 머지않아 절개수술법은 거의 사라질 것으로 예상하고 있습니다. 그 내용은 좌측 아래 영상 강의를 통해 정확히 안내하겠습니다.

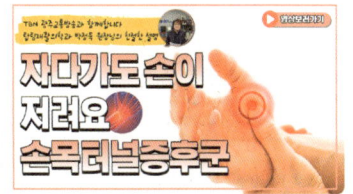  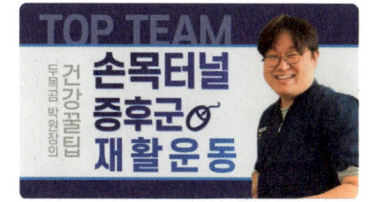 

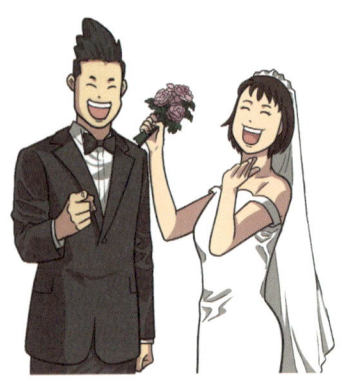

30화 행복한 삶을 향하여

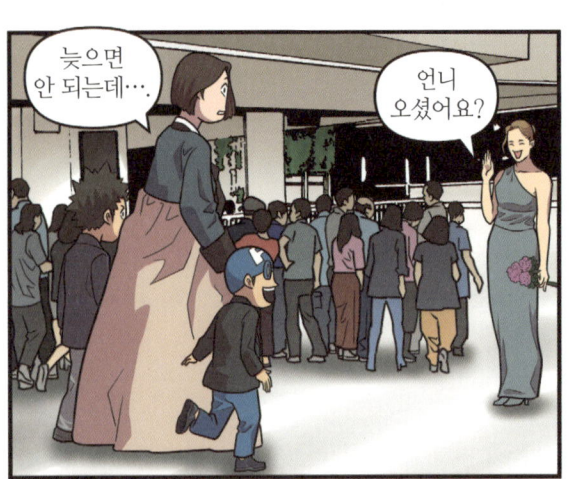
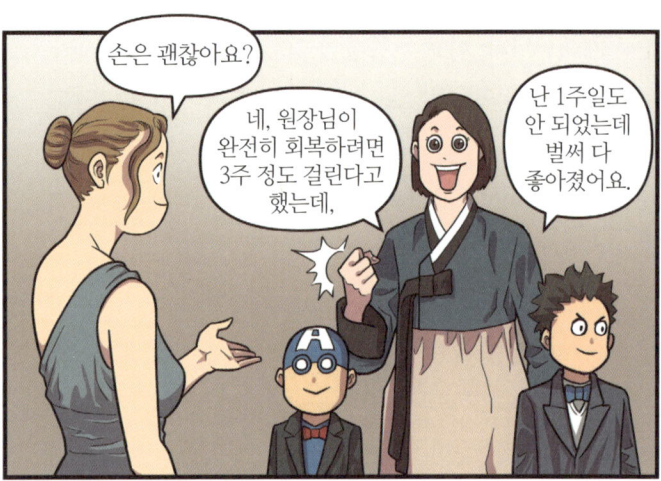
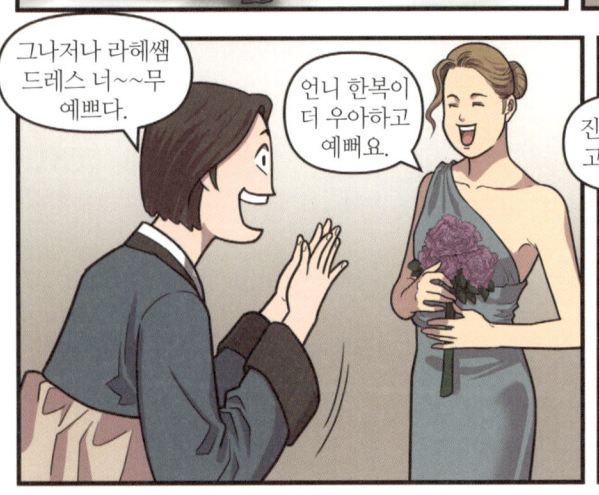
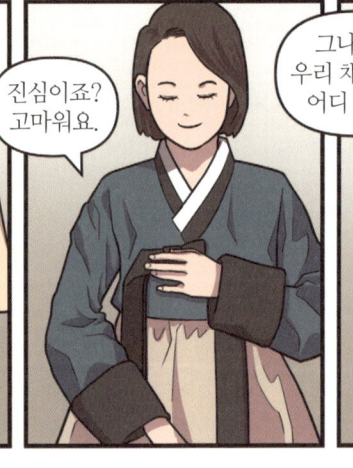
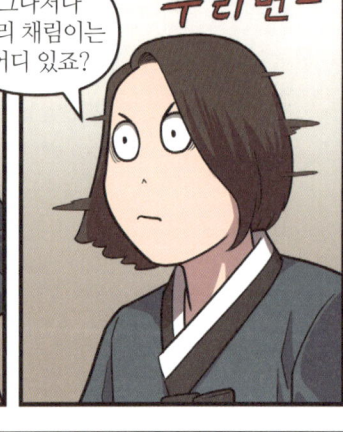
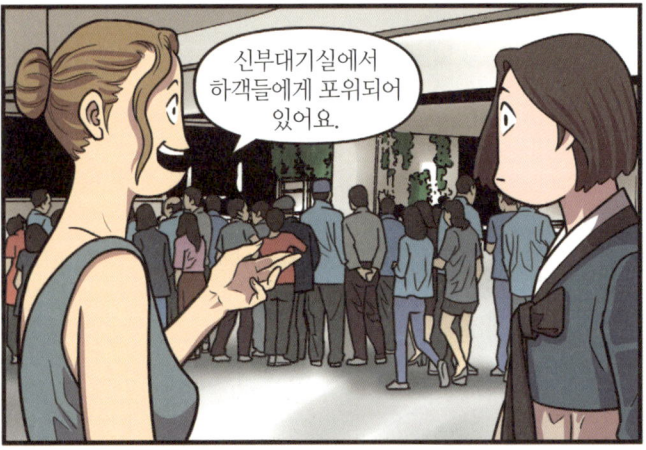
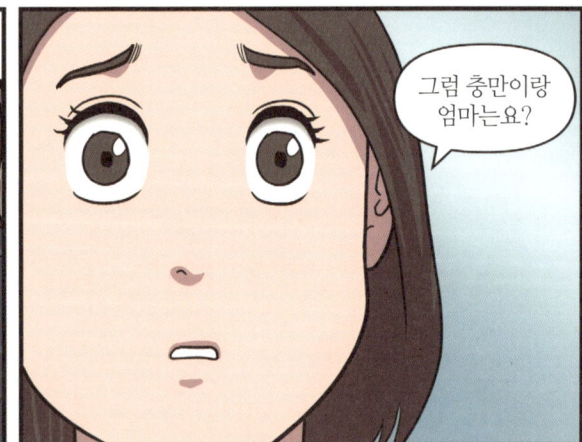

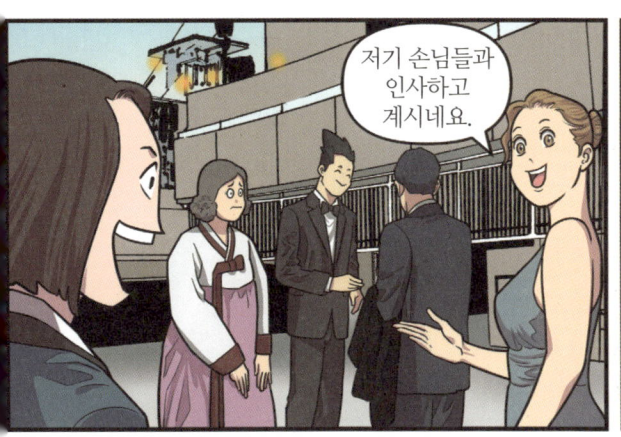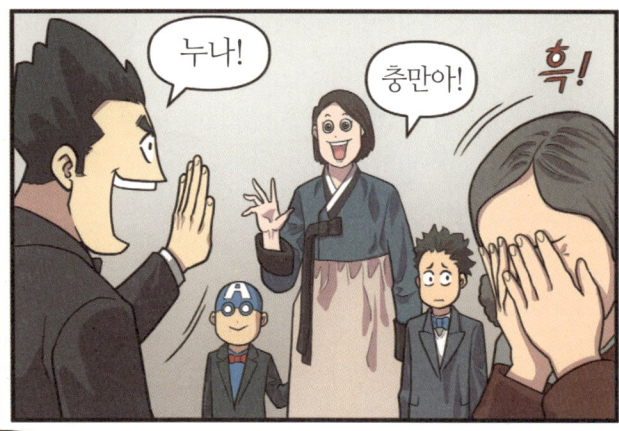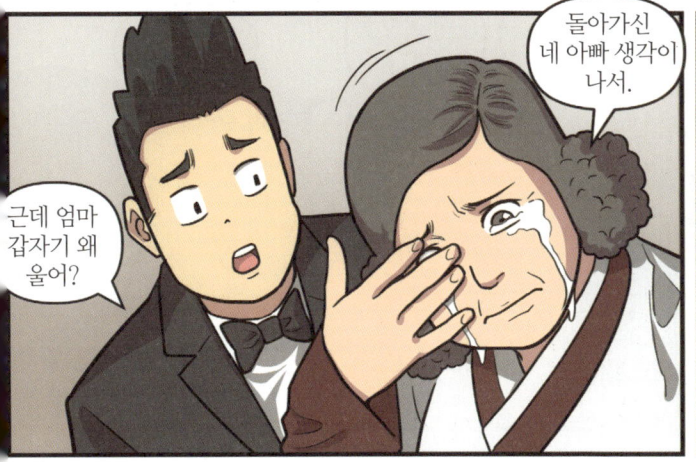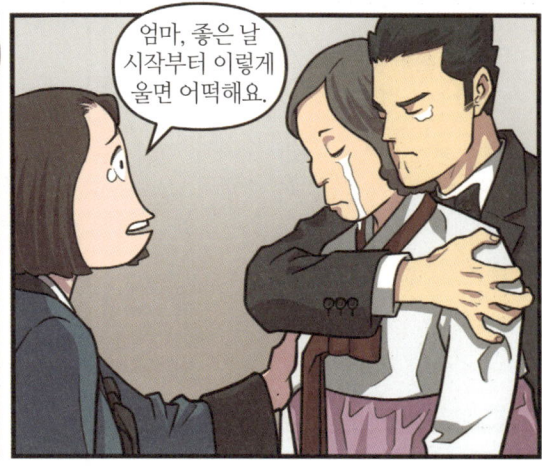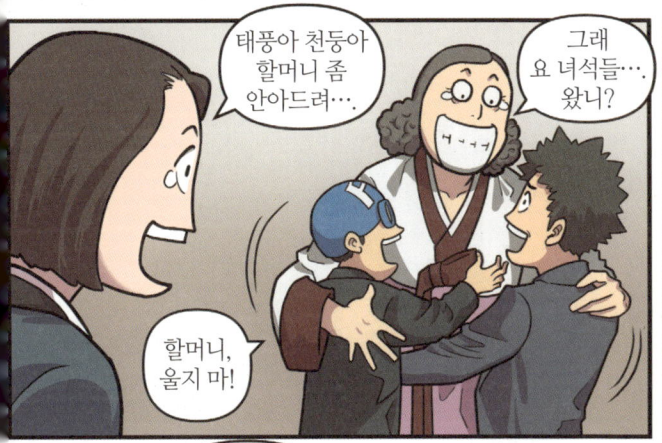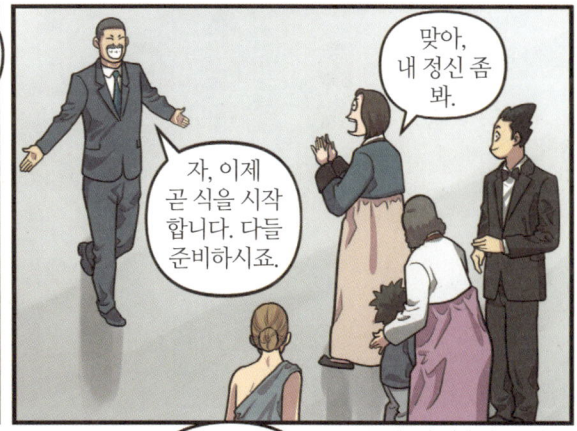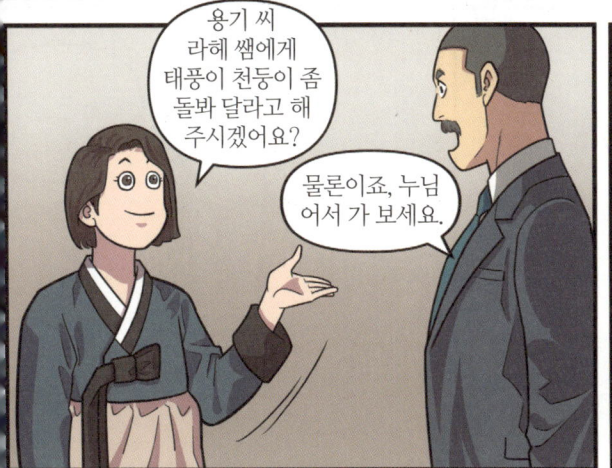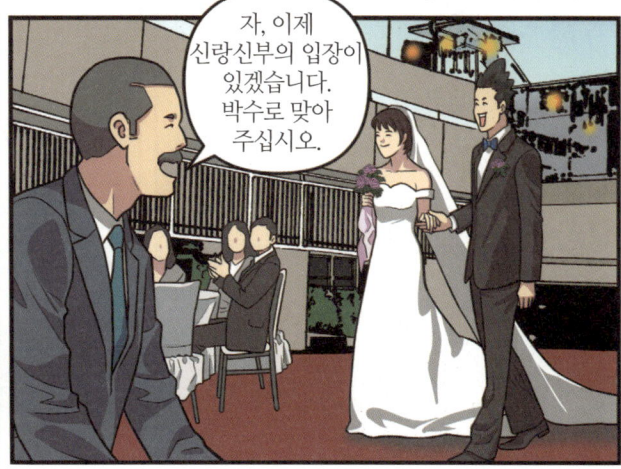

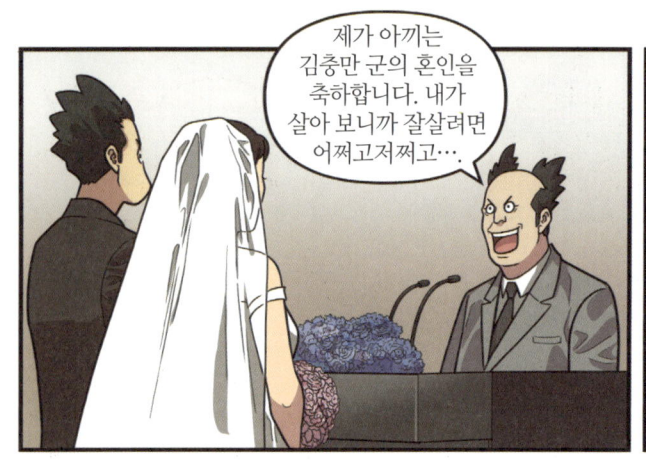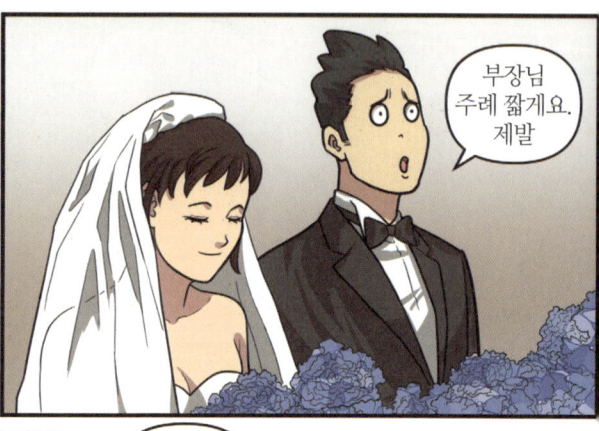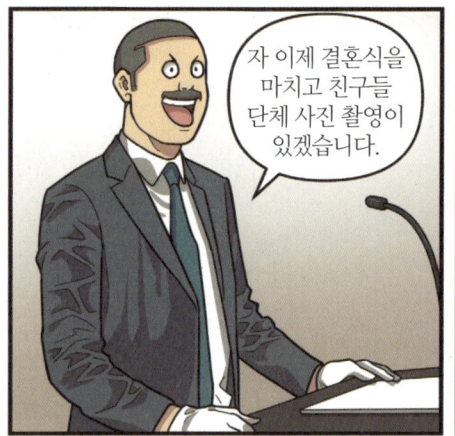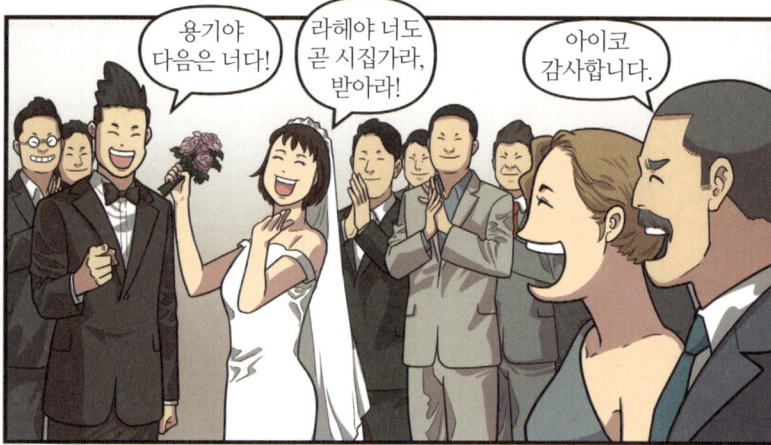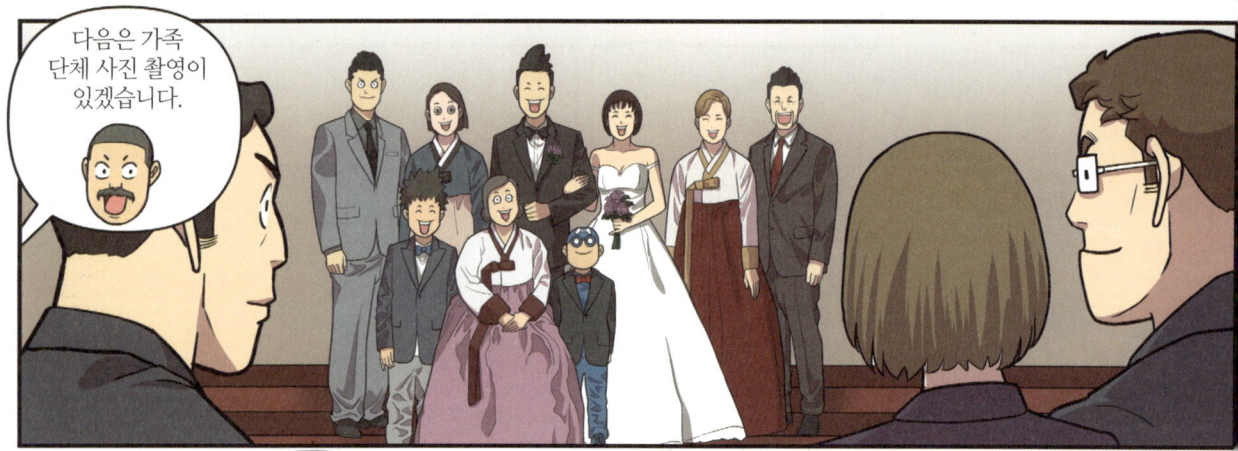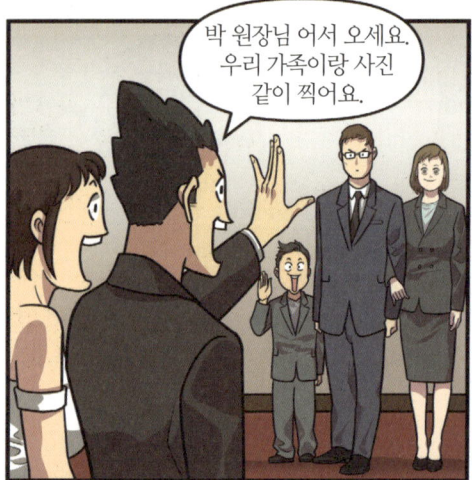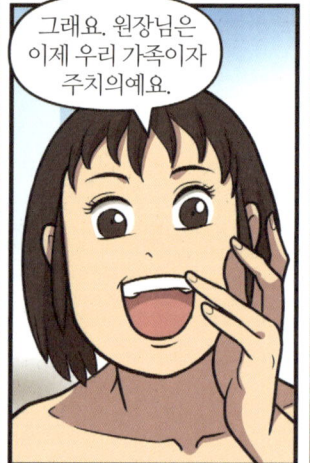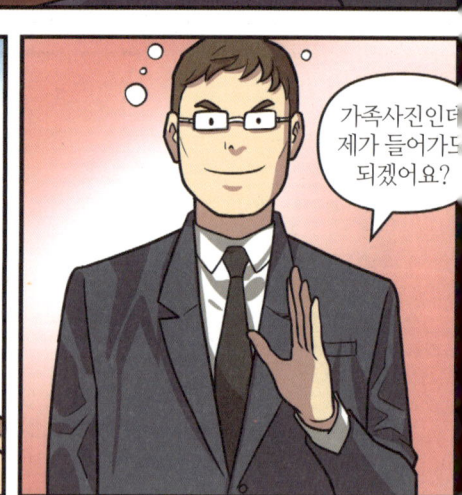

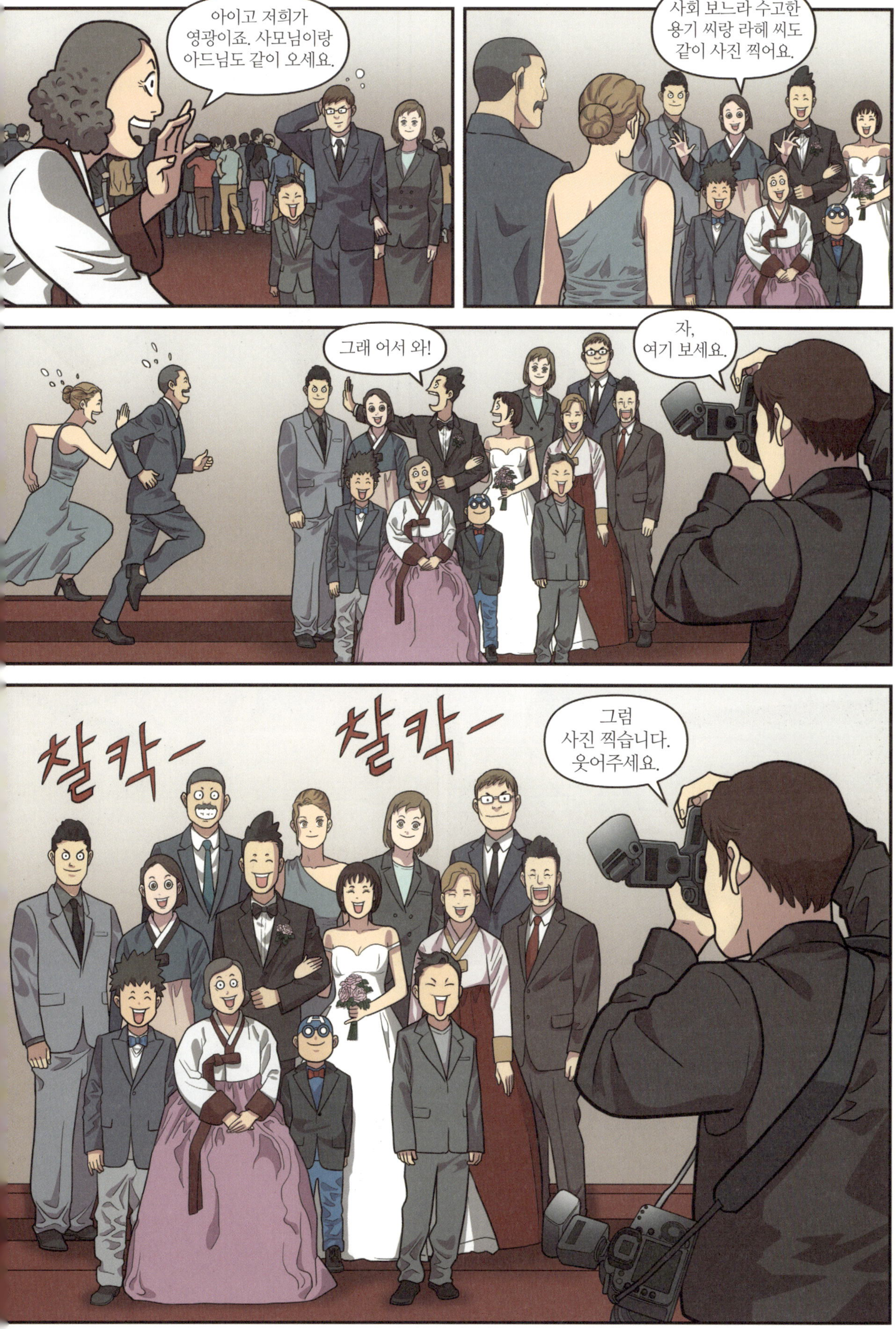

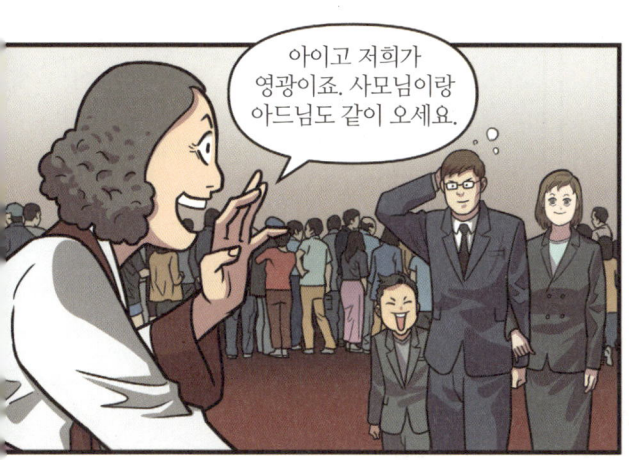
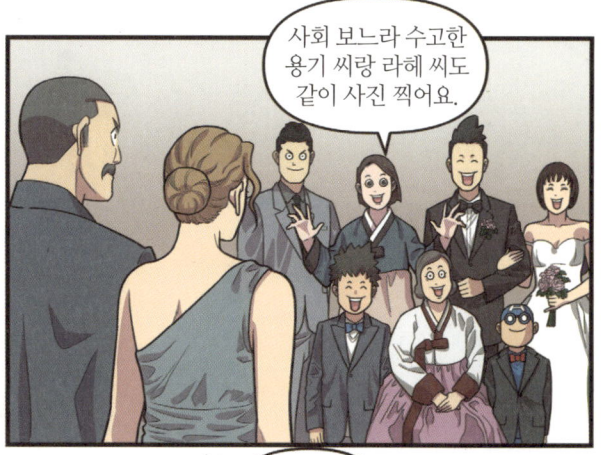
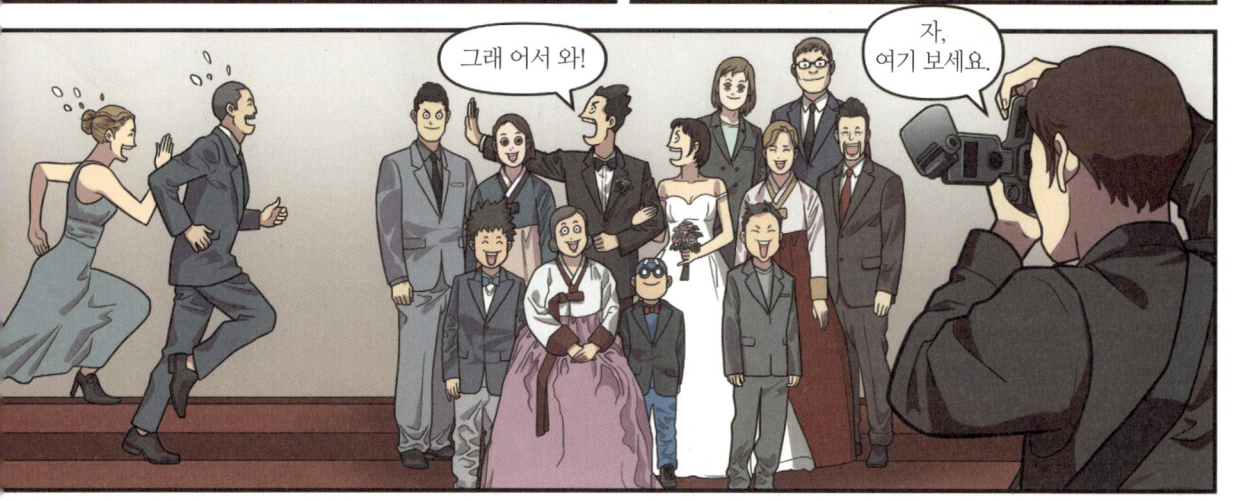

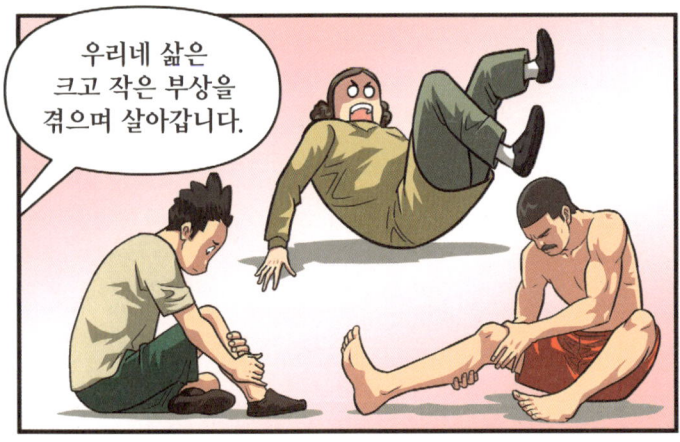
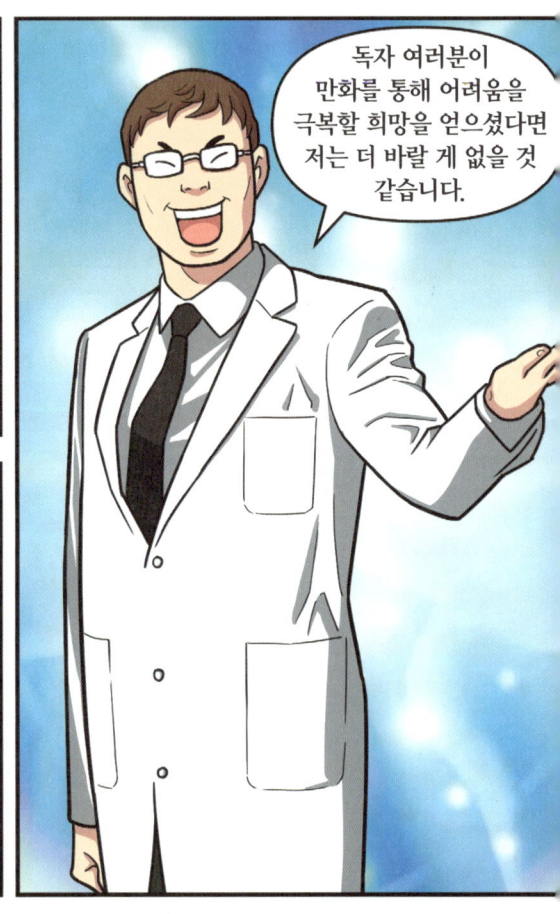
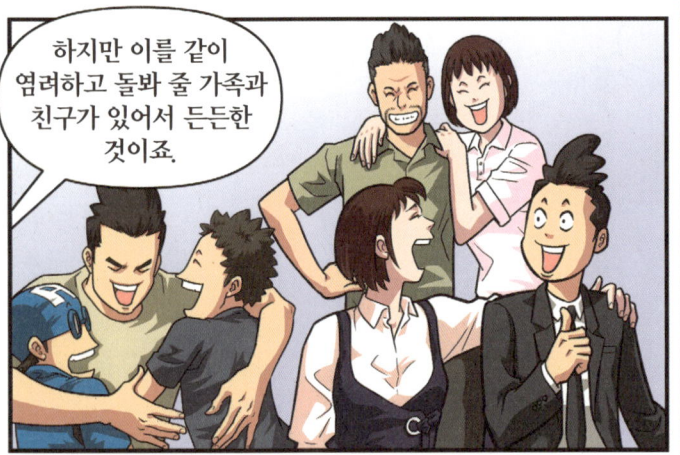
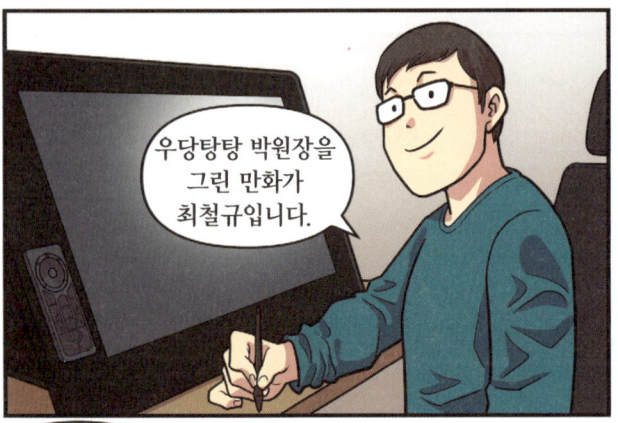
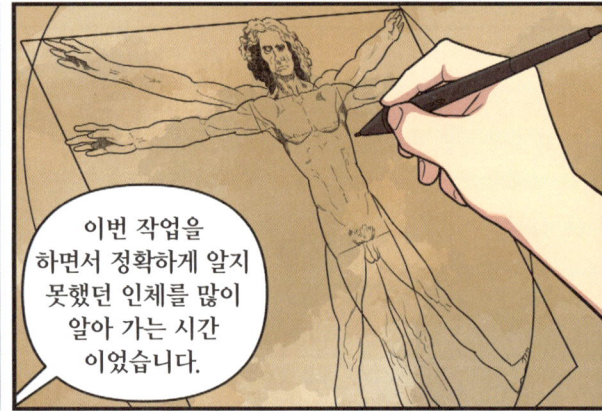
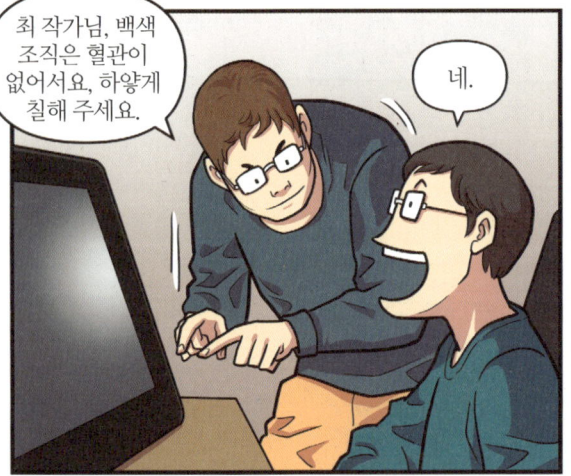
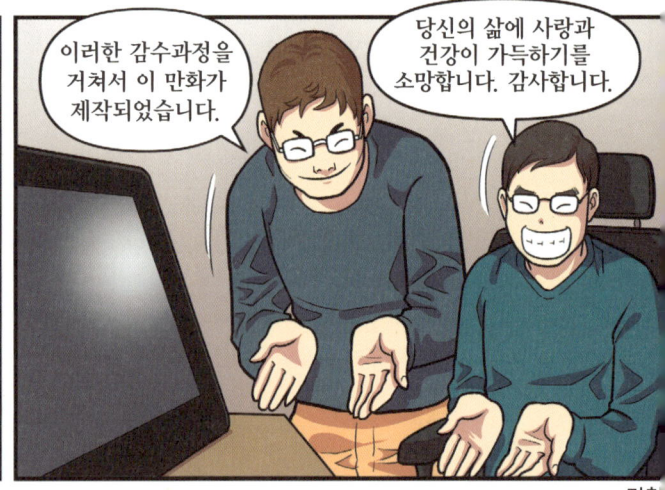